Die
Ayurveda-
Ernährung

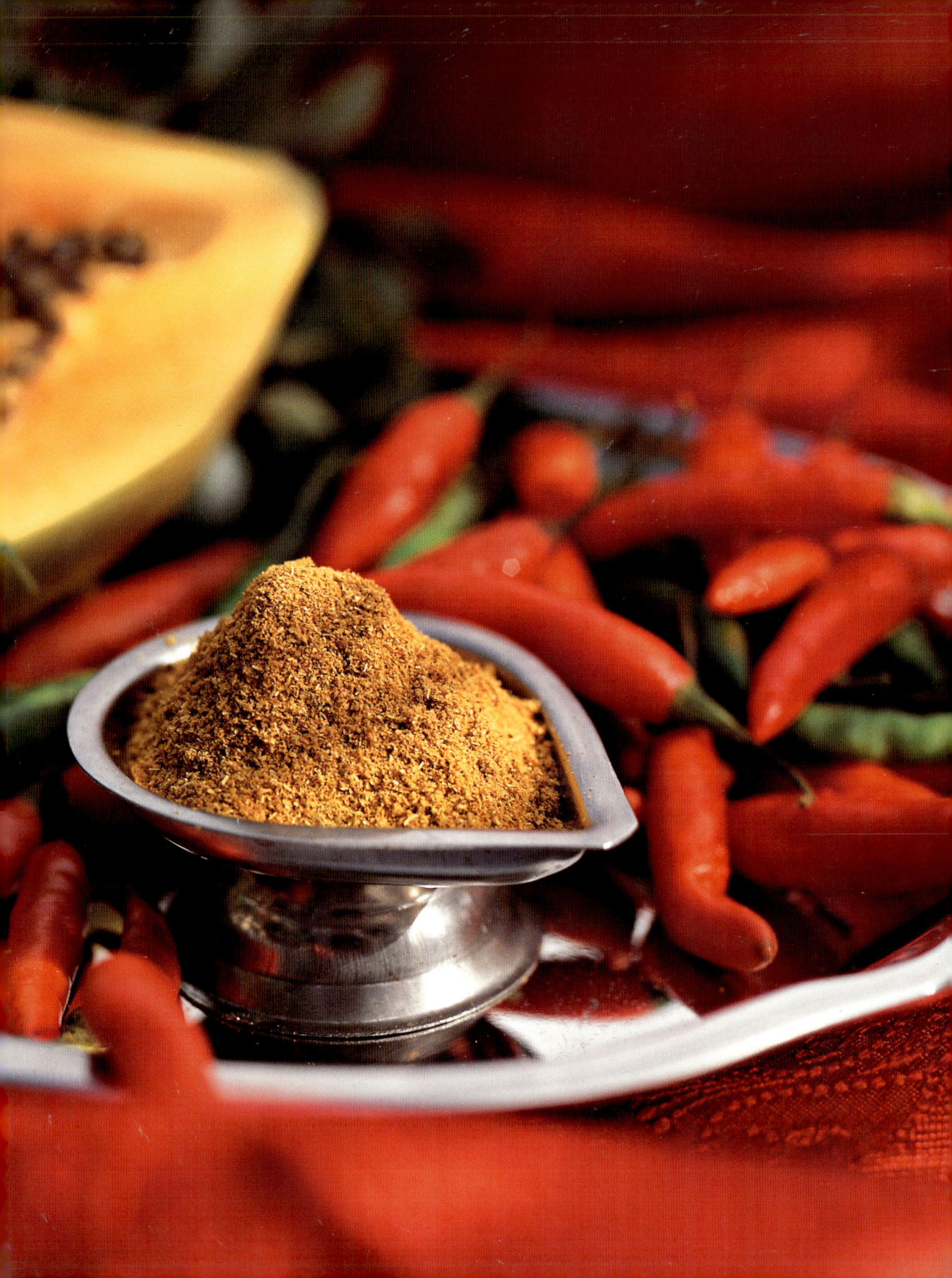

Kerstin Rosenberg

Die Ayurveda-Ernährung

Heilkunst und Lebensenergie
mit wohltuenden Rezepten zur Gesundheitsstärkung

südwest°

Inhalt

*Ayurveda, die älteste uns überlieferte
medizinische Wissenschaft, ist aktueller denn je.
Auch heute noch, in unserer modernen,
hektischen Zeit, wollen Körper, Geist und Seele
genährt und behütet werden.*

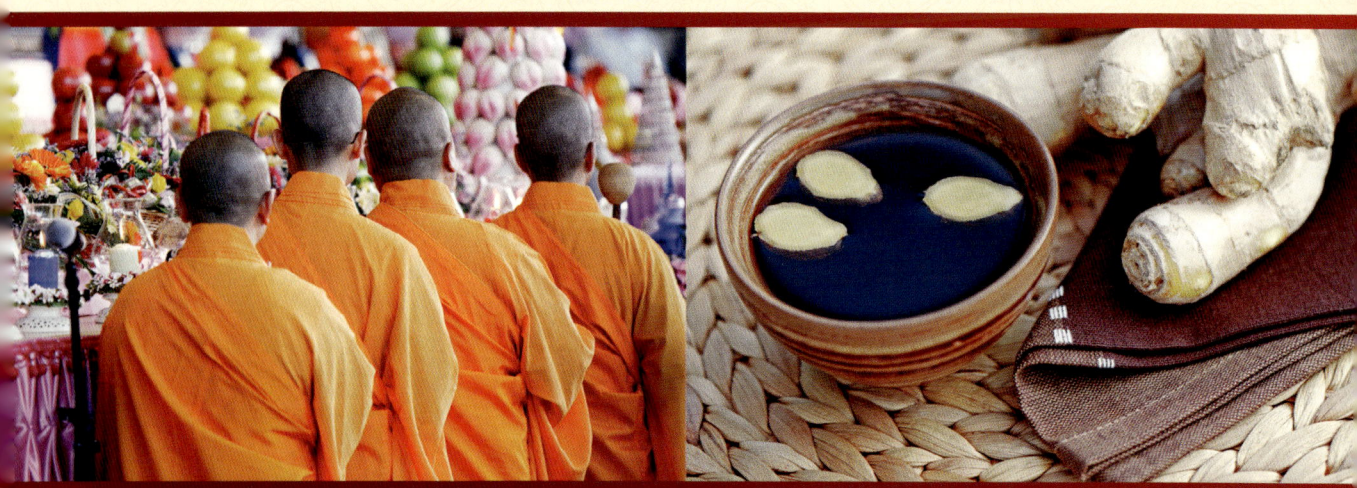

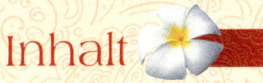

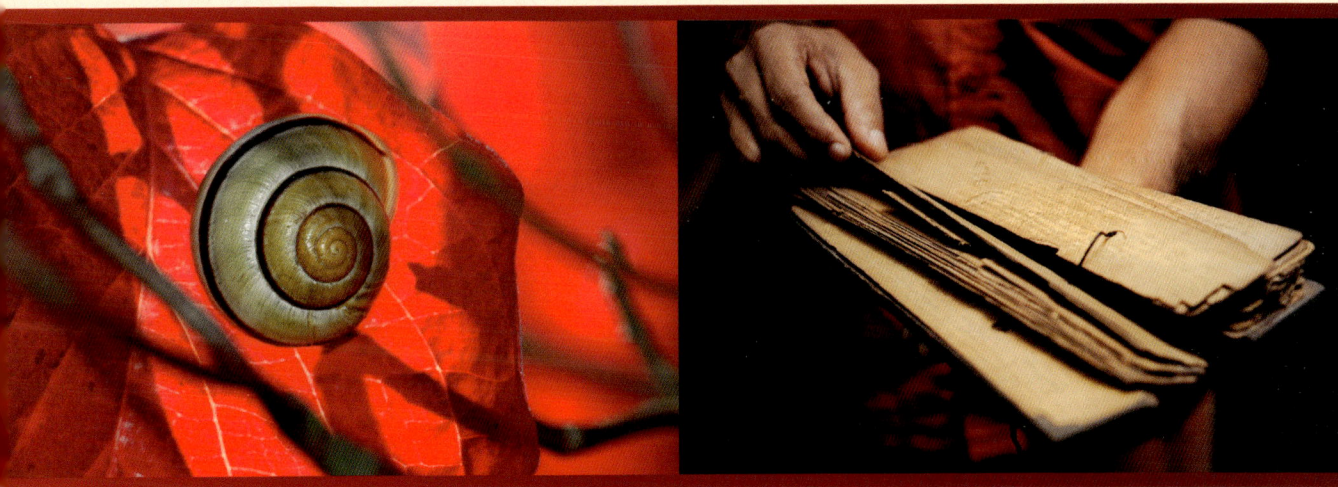

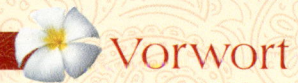

Das Leben genießen mit Ayurveda

Viele Menschen verspüren das Bedürfnis, sich gesund zu ernähren. Ob aus dem Wunsch heraus, möglichst naturverbunden und vital zu sein oder aus der Notwendigkeit einer ernährungsbedingten Erkrankung – sich bewusst mit seiner Ernährung auseinanderzusetzen ist längst nicht mehr nur den »Körnerfressern« vorbehalten, wie noch einige Jahrzehnte zuvor. Öffentliche Diskussionen und breit angelegte Aufklärungskampagnen forcieren den Trend zu gesunder Ernährung und schaffen eine neue Akzeptanz für alternative Ernährungs- und Lebensformen.

Als ich vor mehr als 20 Jahren begann, die ayurvedische Ernährung in den deutschsprachigen Ländern zu propagieren, war es für meine Klienten und Seminarteilnehmer zum Teil äußerst schwierig, die exotisch anmutenden Empfehlungen praktisch zu realisieren. Die im Ayurveda häufig verwendeten Gewürze wie Ingwer, Kurkuma oder Kreuzkümmel (Cumin) waren nur schwer erhältlich, das Kochen mit Ghee (geklärtem Butterfett) nahezu unbekannt, und als Vegetarier wurde man noch als Außenseiter der Gesellschaft angesehen.

Ayurveda im Alltag

Heute ist Ayurveda ein Trendbegriff und »Indien-Chai« ein Kultgetränk, das in jedem guten Café ganz oben auf der Karte steht. Anregende Currymischungen und Chutneys gibt es in jedem Supermarkt, und jeder gute Koch achtet auf ausgewogene Geschmacksrichtungen, leichte Verdaulichkeit, und die Verwendung frischer Produkte.

All dies zeigt, dass Ayurveda längst auch in unserer Gesellschaft angekommen ist und auf vielen Ebenen seine Integration gefunden hat: Mit seinen übergeordneten Prinzipien für ein gesundes und langes Leben eröffnet es uns neue Perspektiven, mit denen wir den Herausforderungen unseres modernen, zuweilen zu hektischen und kräftezehrenden Lebens trotzen können. Die alten Traditionen lassen sich den individuellen Bedürfnissen flexibel anpassen und verbinden gesundheitsfördernde Maßnahmen mit Genussfreude und Lifestyle für alle Altersgruppen. Dementsprechend sind die Anwendungsmöglichkeiten der ayurvedischen Ernährung in unserem Alltag äußerst vielseitig: Ob als Heilkost oder Gourmetküche – mit Ayurveda finden wir für jede Lebensphase und Gelegenheit die passende Ernährungsform. Das tägliche Essen wird zum Ausdruck unserer ganzen Persönlichkeit und schenkt uns Gesundheit, Zufriedenheit und Lebensfreude für Körper, Geist und Seele

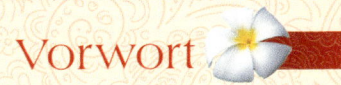

Mit diesem Buch »Die Ayurveda-Ernährung« lade ich Sie ein, das jahrtausendalte Wissen der ayurvedischen Heil- und Lebenskunst kennenzulernen und von meiner langjährigen Erfahrung als Ayurveda-Spezialistin, Ernährungsberaterin, Trainerin und Köchin zu profitieren. Nutzen Sie die vielen Ayurveda-Empfehlungen für Ihre körperliche Gesundheit und emotionale Ausgeglichenheit, lassen Sie sich von den Düften der ayurvedischen Küche verzaubern und genießen Sie ausgewogene Menükreationen für Ihren Konstitutionstyp.

Viele der in diesem Buch aufgeführten Ayurveda-Rezepte begeistern seit Jahren die Ausbildungsteilnehmer und Kurgäste an der »Europäischen Akademie für Ayurveda«. Gemeinsam mit meinem Mann leite ich diese gemeinnützige Gesellschaft für ganzheitliche Gesundheit und Bildung, die zu den renommiertesten Ayurveda-Einrichtungen Europas zählt und eigene Zentren in Birstein (Deutschland), Wien (Österreich) und Zürich (Schweiz) führt. Hier ist Ayurveda praxisnah und herzerfüllt erlebbar, wird auf anerkanntem Hochschulniveau gelehrt und von unserem großen Team mit Ayurveda-Ärzten, -Therapeuten und -Köchen innovativ weiterentwickelt.

Mit großer Zuneigung und Freude möchte ich mich bei allen für ihre wunderbare Unterstützung bedanken: An erster Stelle bei meinem Mann, der mich bei all meinen Unternehmungen stets liebevoll und tatkräftig begleitet, bei unserem Küchenchef Gregor von Holdt für einige neue Rezeptideen und bei all meinen Ayurveda-Lehrern, -Studenten und -Klienten für die tiefen Erfahrungen im lebendigen Austausch des ayurvedischen Wissens vom Leben.

Kerstin Rosenberg

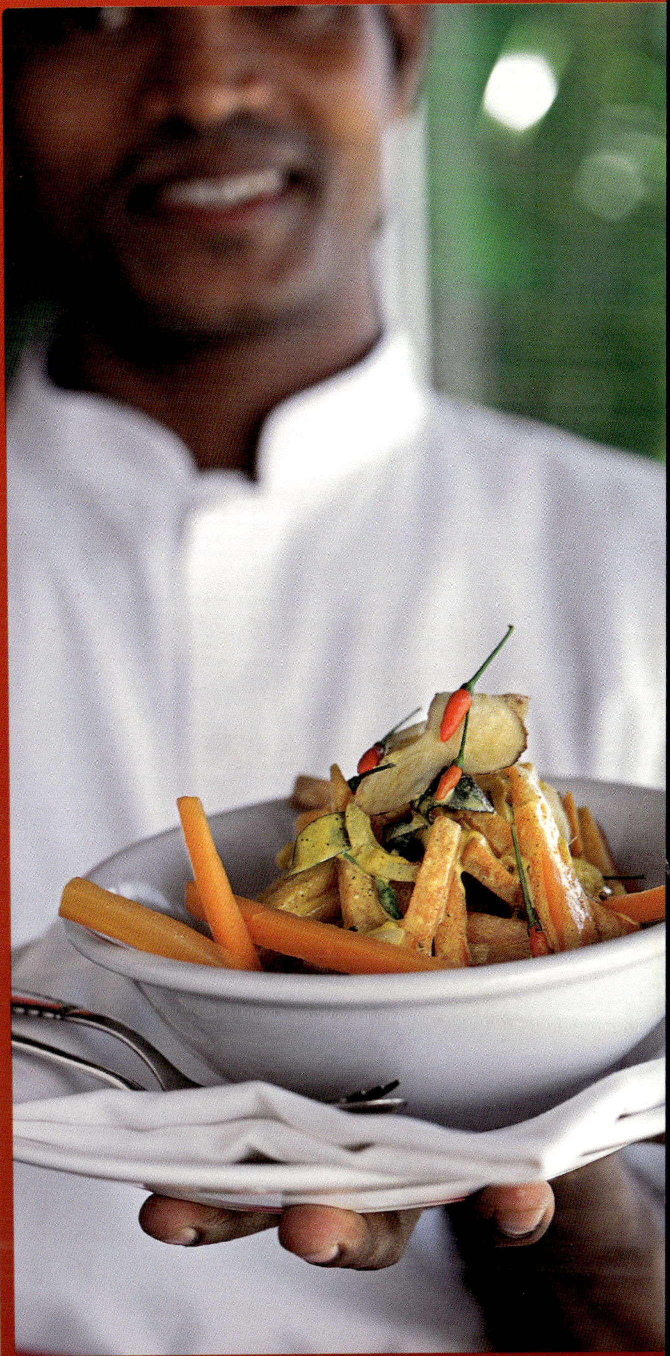

Lassen auch Sie sich entführen in die kulinarische Welt von Ayurveda. Einfache Rezepte mit gesunder Wirkung schenken Genuss und Lebensfreude.

Das alte Wissen vom gesunden Leben

»Gesundheit ist das dynamische Gleichgewicht aller körperlichen, geistigen und seelischen Anteile im Menschen«. Mit diesem Zitat bringen die klassischen Ayurveda-Schriften ihr ganzheitliches Weltbild um die individuelle Natur des Menschen mit seiner Gesundheit und Krankheit auf den Punkt. Um die Dynamiken des Lebens in all seinen Ausformungen zu betrachten – von den Zyklen der Jahres- und Tageszeiten bis zu den planetaren Einflüssen und psycho-mentalen Aspekten der unterschiedlichen Lebensphasen – ist im Ayurveda ein Studium notwendig, was neben der Wissenschaft auch Philosophie und Spiritualität integriert.

Die Ansätze der ayurvedischen Ernährungs- und Gesundheitslehre erschließen sich durch das Verständnis der anatomischen und physiologischen Grundlagen des Ayurveda: Begrifflichkeiten des Sanskrit wie *Vata, Pitta, Kapha, Agni, Ama, Dhatu, Srota* und *Mala* begegnen uns immer wieder und erklären die übergeordneten Zusammenhänge der Diätetik und Heilkunde. So möchte ich Sie einladen, sich zu Beginn dieses Buches mit den Ayurveda-Grundlagen vertraut zu machen. Wer diese schon kennt, der kann direkt mit der Ernährungslehre und Diätetik ab Kapitel 3 (Seite 68) beginnen.

Wenn wir Ayurveda studieren, so tauchen wir ein in die älteste uns überlieferte medizinische Wissenschaft. Diese entstammt den *Veden*, welche auch als die ältesten der Menschheit überlieferten Schriften Indiens bezeichnet werden. *Ayuh* bezeichnet die Verbindung von Körper, Seele und Geist, die die Grundlage des Lebens schafft, *Veda* lässt sich als »Wissen« übersetzen. Somit bedeutet *Ayurveda* das Wissen, die Wissenschaft vom Leben. *Samhitas,* die alten ayurvedischen Schriften, befassen sich mit allen Aspekten des Lebens und untersuchen sehr differenziert, was das Leben fördert und was ihm schadet. Sie beschreiben die Beschaffenheit und Größe der Lebenseinflüsse und in welcher Weise sie die Art und Dauer der Verbindung von Körper, Seele und Geist verändern und damit auf die Lebenslänge und -qualität, Gesundheit und Glück einwirken können.

Ayurveda ist wie ein Baum

Aufgrund dieser Vielschichtigkeit beschreibt die Literatur Ayurveda wie einen Baum: Die Wurzel des Ayurveda wird auch als die Kenntnis der Schöpfungsgesetze bezeichnet, der Stamm als die daraus erwachsende Weisheit der Lebensführung, und die Hauptäste werden als die Heil- und Lebenskunst beschrieben. Im Gegensatz zur west-

und sein Hauptsitz ist im Körper unterhalb des Nabels im Bereich des Dickdarms. Die zugeordneten Attribute sind: leicht, beweglich, kühl, trocken, rau, schnell, veränderlich und fein.

Menschen, bei denen *Vata* vorherrscht, bewegen sich und reden schnell, sind unruhig bis nervös und unstetig. Sie können ungeduldig und unzuverlässig sein, aber auch sehr wach und aktiv. Diese Menschen haben eine raue, rissige Haut, Schuppen und brüchige, starre Haare und Fingernägel. Sie haben deutlich hervortretende Venen.

Von *Vata* gibt es, wie bei den anderen *Doshas* auch, fünf wichtige Unterarten. Sie werden auch als die *Vayus* »Körperwinde« beschrieben.

Die fünf Sub-Doshas von Vata sind im Einzelnen:

✿ *Prana*: wirkt hauptsächlich im Bereich zwischen Kehlkopf und Zwerchfell, steuert die Atmungstätigkeit, den Schluckvorgang und unterhält den Herzschlag.

✿ *Udana* (»nach oben gerichtet«): wirkt vom Kehlkopf an aufwärts und steuert die Energie der Sinnesorgane. Es ermöglicht die Sinneswahrnehmung und trägt das Bewusstsein, das Gedächtnis und den Intellekt und regelt die Ausdruckshandlungen.

✿ *Samana* (»ausgeglichen«): befindet sich zwischen Herz und Nabel. Die Kräfte des Körpers und die der aufgenommenen Getränke und Speisen werden hier in ein Gleichgewicht gebracht. *Samana* hat somit eine zentrale Funktion bei der Verdauung und spaltet Nahrung in brauchbare und unbrauchbare Anteile auf.

✿ *Apana* (»nach unten gerichtet«): befindet sich vom Nabel an abwärts und bewirkt alle Ausscheidungsvorgänge wie Luftabgang, Harn- und Stuhlausscheidung, Samenerguss sowie Menstruation und die Geburt.

✿ *Vyana* (»verteilt«): ist, wie die Übersetzung schon andeutet, über den ganzen Körper verteilt und ermöglicht die Muskeltätigkeit, steuert den Kreislauf und den Blutdruck sowie die Betätigung der Augenlider und das Gähnen.

Gerät die Energie von Vata aus dem Gleichgewicht, so können als Symptome wie Schmerzen aller Art und Störungen des Nervensystems entstehen: Neurologische und Geisteskrankheiten, Lähmungen, Empfindungslosigkeit bzw. Empfindungsstörungen (Haut/Sinnesorgane), Trockenheit an Haut und Schleimhäuten, trockener Stuhl, wenig Urin, Steifheit der Gelenke, Verrenkungen und Knochenbrüche, Unruhe und Schlaflosigkeit, unregelmäßige *Agni*-Tätigkeit, welche zu Blähungen und Verstopfung (*Vata* sitzt im Dickdarm!) oder Schluckauf führen kann.

Wenn *Vata* zu sehr reduziert wird, kann daraus Schwäche, Dumpfheit, Apathie und Unbewusstheit entstehen. Die Schwäche kann so groß sein, dass keine offensichtlichen Symptome mehr entstehen können und dass kaum noch gesprochen wird. Außerdem können eigenartige Gliederbewegungen auffallen.

Vata ist sehr beweglich und kann dadurch auch Krankheiten, denen eine *Pitta*- oder *Kapha*-Störung zugrunde liegt, schnell und massiv verschlechtern.

Therapeutisch versucht man einerseits mit Substanzen und Arzneien, die *Vata* ausgleichen können, zu arbeiten. Da *Vata* im Dickdarm sitzt, wendet man in der klassischen ayurvedischen Behandlung dazu oft Einläufe an. Andererseits können auch Körper- und Atemübungen des Yoga die Standfestigkeit und den Bodenkontakt fördern sowie Ordnungstherapien helfen, das Leben in einen geordneten Rhythmus zu bringen.

Pitta

Pitta ist das Umsetzungsprinzip im menschlichen Organismus. Es setzt sich aus den Elementen *Agni* (Feuer) mit einem kleinen Anteil *Jala* (Wasser) zusammen. *Pitta* hat Verbindung zum Drüsen- und Enzymsystem und damit zum Stoffwechselprinzip im Körper. Es befindet sich vor allem zwischen Herz und Nabel. Die Attribute von *Pitta* sind: heiß, scharf, flüssig, feucht, sauer, bitter, leicht, sich gut verteilend und plötzlich auftretend.

Menschen, bei denen *Pitta* überwiegt, sind hitzig und vertragen keine Wärme – was im Umkehrschluss bedeutet, dass sie selbst im Winter selten frieren, auch weil sie sich gerne viel bewegen. Sie haben gelbliche bis kupferfarbene Haut mit Falten und neigen zu Pickeln und früher Haarergrauung. Sie schwitzen viel und riechen dabei meist recht stark. Der *Pitta*-Typ ist intelligent und hat ein gutes Gedächtnis, ist aber auch oft dominant in Gesprächen und Begegnungen. Diese Menschen sind meist unbeugsam, was sich im positiven Sinne auch als starke Belastungsfähigkeit und Stabilität ausdrücken kann.

Die fünf Sub-Doshas von Pitta sind im Einzelnen:

✿ *Pachaka* sitzt im Oberbauch und Dünndarm und stellt den Hauptteil der Verdauungskraft des *Pitta*. Es verdaut und spaltet die Nahrung in Nähr- und Schlackstoffe und unterstützt auch die anderen *Pitta*-Unterarten.

✿ *Ranjaka* ist ein grellrotes *Pitta,* und seine Aufgabe ist es, dem Verdauungsbrei *(Rasa)* die rote Farbe zu geben, also Nährstoffe ins Blut zu überführen und die Zusammensetzung des Blutes und die Entstehung der roten Blutkörperchen zu steuern. *Ranjaka* hat seinen Sitz hauptsächlich in der Leber und der Milz.

✿ *Sadhaka* (»erfüllend«, »vollfüllend«) befindet sich im Herzen und vertreibt *Kapha/Tamas* daraus. Es hilft dabei, religiöse Tugenden und Sehnsüchte zu erfüllen und erzeugt Zufriedenheit, kann aber auch Ego-Strukturen reifen lassen.

✿ *Alocaka* (Wahrnehmung, Sehen) befindet sich im Auge, hält das Sehvermögen aufrecht und ermöglicht den Ausdruck von Gefühlen mit den Augen.

✿ *Bhrajaka* (»leuchten«, »scheinen«) wirkt durch die Haut. Es hilft Öle, Cremes und andere auf die Haut aufgetragene Substanzen aufzunehmen und macht die »gesunde« Hautfarbe, den Teint. Es vermittelt außerdem die »Ausstrahlung« einer Person, das Leuchten der Aura.

Wird Pitta gestört, lassen sich die zugeordneten Beschwerden aus dem starken Bezug von *Pitta* zum Verdauungs- bzw. Enzym- und Hormonsystem und der Tatsache, dass *Pitta Agni*, das Verdauungsfeuer, produziert, herleiten: Hitzewallungen und Fieber, entzündliche Prozesse aller Art und starkes Brennen (kann am ganzen Körper auftreten), starkes Schwitzen und übler Körpergeruch, übler Geschmack im Mund und Trockenheit, großer Durst (auf Kaltes) und andauernder Hunger. Der Bezug zum Sauren manifestiert sich in Geschwüren der Haut und/oder Schleimhäute (Verdauungstrakt), Sodbrennen, Durchfall und Übersäuerung der Körpergewebe. Die Verbindung mit den Oberbauchorganen Leber und Milz wirkt sich bei Störungen vor allem auf das Blut aus: Verschlackung des Blutes, Blutvergiftung, Blutungen aller Art sowie Hepatitis (Leberentzündung) mit Gelbfärbung der Haut. Außerdem finden wir Hautkrankheiten mit Farbveränderungen und Pigmentierungsstörungen, Sehstörungen und Sehschwäche. Ist *Pitta* stark vermindert, können

auch niedrige Körpertemperatur, Verdauungs-
und Stoffwechselschwäche, Interesselosigkeit bis
zum Erlöschen des inneren »geistigen« Feuers
auftreten.
Die klassische Therapiemethode, um *Pitta* auszuleiten, ist das Abführen. Dafür ist Erfahrung notwendig, um nicht neue Schäden zu verursachen.
Helfen und harmonisieren können auch: Speisen
und Arzneien, die süß, zusammenziehend, bitter und kühlend sind, viel trinken, Diuretika zur
Ausleitung von Hitze und Säuren aus dem Körper, Ghee, sich mit einer ruhigen, entspannenden
Atmosphäre (z. B. Parks, Waldseen, Orte mit kühler Feuchtigkeit) und ruhigen, angenehmen Menschen zu umgeben.

Kapha

Kapha repräsentiert das erhaltende und stabilisie-
rende Prinzip im menschlichen Organismus. Es
setzt sich aus den Elementen *Jala* (Wasser) und
Prithivi (Erde) zusammen. *Kapha* hat seinen Sitz
oberhalb des Herzes im Oberkörper. Es trägt die
Funktion des Lymph- und Immunsystems und ist
über das Skelett und die Zellstruktur an der Form-
bildung des Körpers beteiligt. Seine Eigenschaften
sind: süß, schwer, beständig, weich, kalt, ölig, fettig, träge, trüb und weiß.

*Wasser ist das Lebenselixier für alle. Es reinigt den
Körper, ermöglicht die Arbeit der Transportkanäle
und hält alle Körperfunktionen aufrecht.*

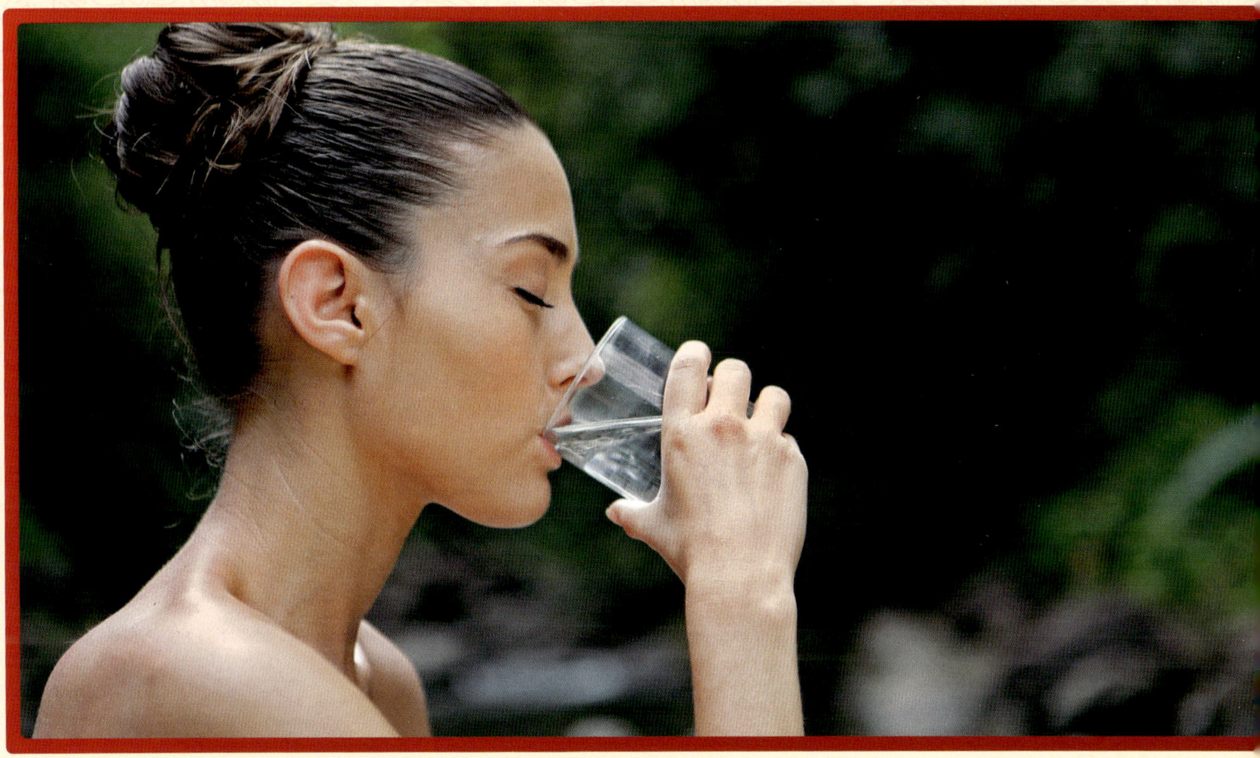

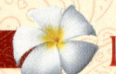

Das alte Wissen vom gesunden Leben

Menschen mit einem hohen *Kapha*-Anteil sind geduldig, schön, stark, selbstkontrolliert, vergebend, pflichtbewusst und nicht selbstsüchtig. Sie sind aufrichtig und konstant in ihren Beziehungen, aber manchmal auch etwas schwerfällig und langsam. Es sind Menschen mit wohlproportioniertem, schönem Aussehen und kühler, oft bläulicher Haut.

Die fünf Sub-Doshas von Kapha im Einzelnen:

✿ *Avalambaka* (»unterstützen«) befindet sich im Brustraum, hält diesen und die Lungen kräftig und in Form und unterstützt alle anderen *Kapha*s im Körper.

✿ *Kledaka* (»breiig«) sitzt im oberen Magen und verstärkt die wässrigen Kräfte im ganzen Körper. Es hält die Magenschleimhaut feucht und hilft bei der Verdauung durch Anfeuchten und Trennen der Speisebestandteile. Oft manifestiert sich ein Übergewicht von *Kapha* zuerst hier.

✿ *Bodhaka* (»schmecken«) befindet sich auf der Zunge und im Rachen und vermittelt die Geschmackswahrnehmung. Wenn *Bodhaka* geschwächt ist, ist die Aufnahmekontrolle gestört, was leicht typische *Kapha*-Krankheiten wie Fettleibigkeit, Allergien oder Diabetes zur Folge hat.

✿ *Tarpaka* (»nährend«) befindet sich im Kopf. Es unterstützt die Funktion der Sinnesorgane und hält sie feucht (auch die Nebenhöhlen) und gibt Augen, Ohren und Nase eine schöne Form.

✿ *Slesaka* (»zusammenhaften«) befindet sich in den Gelenken und hält sie zusammen, schmiert sie und schützt sie vor Überlastung.

Wird Kapha gestört, entsprechen die Beschwerden im Wesentlichen den Folgen eines entgleisten und überlasteten Lymph- und Immunsystems: Trägheit, Dumpfheit, Schläfrigkeit bis zur außerordentlichen Müdigkeit, viel Schlaf, Schweregefühl, Appetitlosigkeit und Verdauungsschwäche, Verlust der Körper- und Widerstandskräfte, Schwindel mit Übelkeit, Frösteln und Kälte der Glieder, Herzkrankheiten, Erbrechen, Zungenbelag, starker Speichelfluss und süßlicher Geschmack im Mund, (chronischer) Schnupfen oder Bronchitis, Fettleibigkeit, Ausschläge und Jucken am ganzen Körper, weißer Urin und Stuhl. Bei einem Mangel an *Kapha* können die Symptome denen einer *Pitta*-Störung sehr ähneln: Trockenheit des Körpers, brennen, Leeregefühl im Magen, großer Durst, Verstopfung, Schwäche und Schlaflosigkeit sowie lockere Gelenke (knacken!).

Therapeutisch werden Speisen, die scharf, zusammenziehend, bitter und trocken sind, eingesetzt. Insgesamt ist eine leichte Diätkost mit stark reduziertem Fettanteil notwendig (generell gilt: bei Vermehrung eines *Doshas* alles meiden, was es verstärken könnte), sowie Honig, Fasten, Bewegung und *Asanas*, heiße Bäder und verlängertes Wachbleiben.

Gunas

Als Entsprechung zu den *Doshas* – die als Funktionsprinzipien alle dynamischen Zustände des Körpers umfassen – beschreibt Ayurveda auf der mentalen Ebene die drei *Gunas Tamas*, *Rajas* und *Sattva*. Es sind sozusagen die *Doshas* des Geistes.

In der vedischen Philosophie wird beschrieben, dass sich am Anfang eines Schöpfungszyklus *Rajas*, *Tamas* und *Sattva* in einem harmonischen Kräfteverhältnis zueinander befinden, das dann zunehmend in ein Ungleichgewicht gerät. Aus der Folge dieser Disharmonie bildet sich, in unendlichen Kombinationen dieser drei Kräfte, das Uni-

Page number: **16**

versum heraus. Es manifestieren sich in endloser Vielfalt alle sichtbaren und unsichtbaren Stoffe dieser Welt. Die drei *Gunas* bilden in ihren mannigfaltigen Verbindungen alle feinstoffliche, organische und anorganische Materie – Steine, Pflanzen, Tiere und den Menschen mit all ihren groben und feinen Hüllen.

In der menschlichen Natur beschreiben *Rajas*, *Tamas* und *Sattva* spirituelle Gemütszustände und geistige Qualitäten, welche vor allem im feinstofflichen Körper ihren Ausdruck finden. *Sattva* verkörpert das Prinzip der Reinheit, Harmonie und der Ausgeglichenheit; *Rajas* steht für Aktivität, Ruhelosigkeit und Unstetigkeit, und *Tamas* ist das Prinzip der Trägheit, Dunkelheit und Passivität. Für ein glückliches und erfülltes Leben ist es erforderlich, dass *Sattva* als Harmonie- und Reinheitsprinzip über die beiden anderen *Gunas* dominiert.

Insgesamt aber hat jedes *Guna* seine eigene Wichtigkeit und durch die unendlichen Kombinationsmöglichkeiten dieser drei Kräfte seinen Anteil an der Vielfältigkeit der Schöpfung. So ist jedes Ding, das existiert, schließlich durch eine einzigartige Zusammensetzung der *Gunas* charakterisiert (siehe auch Kapitel 2, Seite 36ff.).

Agni

Neben den drei *Doshas* ist *Agni*, das Verdauungsfeuer, das vierte funktionale Prinzip in unserem Organismus. *Agni* wird von *Pitta* produziert und hat seinen Hauptsitz im Oberbauch. Als »Lebensfeuer« ist *Agni* auch in jeder Zelle vorhanden und für alle Lebensfunktionen unentbehrlich. Wir müssen es hüten wie das »Ewige Licht« auf einem Altar, denn es ist verantwort-

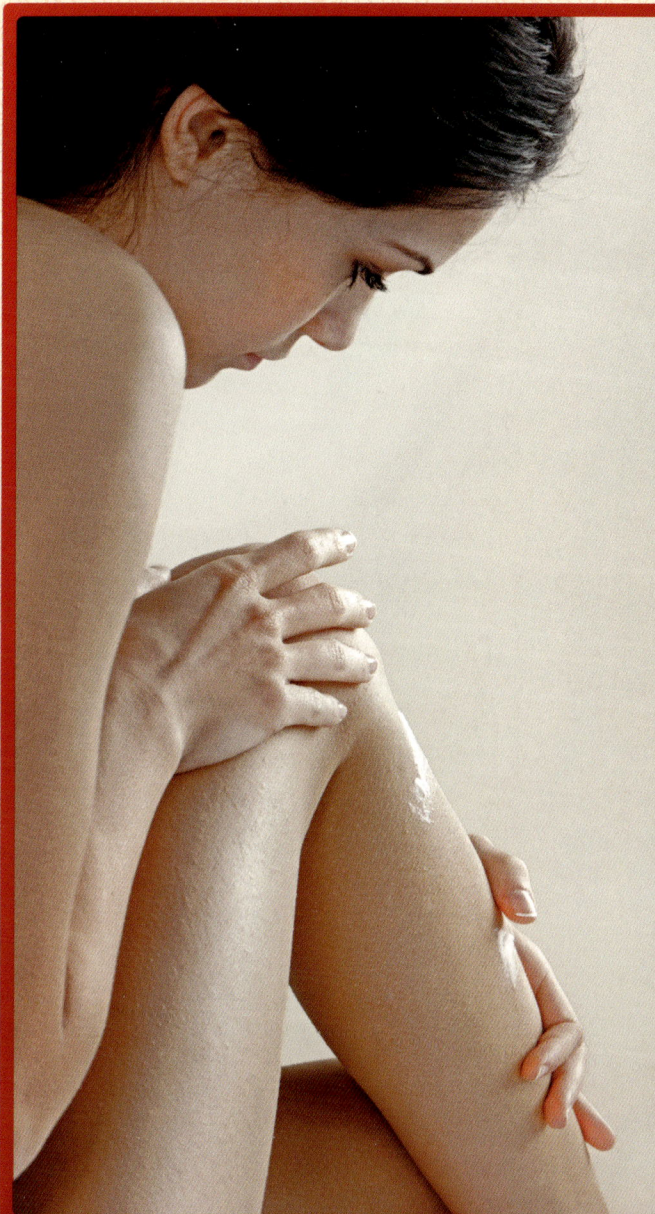

Die Haut ist unser größtes Organ. Sanfte Berührungen regen ihre Durchblutung an, stärken das Gewebe und entspannen dabei auch die Seele.

lich für unsere Lebensenergie und -länge. *Agni* gibt dem Körper seine Wärme und hilft, mit seiner Hitze aufgenommene Speisen aufzuschließen und Krankheitserreger zu verbrennen. Es hat also eine zentrale Bedeutung für alle Stoffwechsel- und Lebensprozesse, was oft erst dann auffällt, wenn es aus dem Gleichgewicht gebracht ist. Seine Eigenschaften sind: heiß, trocken, leicht, klar, wohlriechend und rein. Auch von *Agni* gibt es drei Unterarten, die aufgezählt werden sollen, um die Bedeutung von *Agni* zu verdeutlichen:

✿ *Jathragni* befindet sich im Bereich von Magen, Leber und Zwölffingerdarm. Es trennt den wertvollen von dem für den Körper unbrauchbaren Teil der Nahrung ab und steuert so die Verdauung und Assimilation. Es ist das Haupt-*Agni*, da die anderen beiden von seiner Vorarbeit abhängig sind.

✿ *Dhatvagni* entzieht dem wertvollen Teil der Nahrung die Essenz, um sie den *Dhatus*, den Körpergeweben, zur Verfügung zu stellen.

✿ *Bhutagni* hat zur Aufgabe, die einzelnen Elemente (*Bhutas*) so umzuwandeln, dass sie für die *Dhatus* und den Körper überhaupt eine verwertbare Struktur bekommen. Dies geschieht im molekularen, submolekularen und energetischen Bereich – so ist *Bhutagni* in jeder Zelle anzutreffen, vor allem in der Leber.

Die Funktionsweisen von Agni

Agni	verantwortlich für	anatomische Lage	Funktionen
Jathragni *Agni* für die Aufnahme und Verdauung	den ersten Kontakt zur aufgenommenen Nahrung, Andauung	vom Magen bis zum Ende des Dünndarms	Primäre Verdauung und Resorption aller Arten von Nahrung, Trennung von Nährstoffen und Abfallprodukten, Kontrolle der Sekretion, systemische Kontrolle über andere Arten von *Agni*, Kontrolle über alle *Pitta*-Arten, indirekte Regulation von Quantität und Qualität der Körpergewebe (*Dhatus*)
Bhutagni *Agni* für die fünf großen Elemente	die Umwandlung der Elemente	in der Leber	Spaltung der Nährstoffe und Lebensenergie aus der Nahrung, Zersetzung der Elemente (*Mahabhutas*) der Nahrungsmittel, Hervorrufung der Eigenschaften und der sinnlichen Eindrücke von Nahrung (Hörbarkeit, Tastbarkeit, Sichtbarkeit, Geschmack und Geruch, wahrnehmbar durch die fünf Sinne)
Dhatvagni *Agni* für die sieben Hauptgewebe	den Gewebestoffwechsel und die Bildung von Gewebematerial	im Gewebe	Steuerung des Zellstoffwechsels, Umwandlung der von jedem Gewebe benötigten Substanzen, Katalyse der Resorption der Elemente, Bildung der Grundessenzen der sieben Körpergewebe (*Dhatus*)

Vom Energieniveau gibt es ebenfalls unterschiedliche Zustände, in denen das Verdauungsfeuer brennen kann: stark, schwach, gleichmäßig und ungleichmäßig. Menschen mit einem starken *Agni* vertragen nahezu alle Ernährungsweisen, wohingegen bei schwachem *Agni* die Verdauungskraft fast völlig darniederliegt und sich viele Schlacken bilden können. Brennt das Verdauungsfeuer gleichmäßig, so wird es von einer unangemessenen Ernährungsweise nur wenig beeinträchtigt; brennt es schwach, so wird die Ernährung zum Glücksfall, und nur eine ausgesuchte Diät kann dann noch Stabilität bringen. Aber genau diese Stabilität in unsere Stoffwechselvorgänge zu bringen und das Auftreten von Schadstoffen und Schlacken soweit wie möglich zu reduzieren, ist die letzte und wichtigste Aufgabe von *Agni*.

Ama auf einen Blick

Wissenswertes über die »nicht gekochten« Schlacken im Überblick

Eigenschaften von Ama kalt, feucht, schwer, trübe, klebrig, übelriechend und unrein

Symptome von Ama *Srotorodha* (Blockade der *Srotas*), verminderte *Bala* (Körperkraft und Widerstandsfähigkeit gegen Krankheiten), Schweregefühl, Müdigkeit, Faulheit, Steifigkeit, Verdauungsstörungen, Appetitverlust, übermäßiger Speichelfluss

Typische Beschwerden mit Ama Übergewicht, Rheuma, Arthrose, Hauterkrankungen, Allergien, Herz-Kreislauf-Erkrankungen

---

Ama

Viele ayurvedische Ernährungs- und Therapieempfehlungen haben das Ziel, den Körper von Schlackstoffen zu befreien. Eine Art von Schlacken, die den Verdauungstrakt und Organismus belasten, ist *Ama*. *Ama* heißt wörtlich »nicht gekocht« und soll bedeuten, dass Teile unserer Nahrung nicht oder nicht ausreichend von *Agni* transformiert worden sind und so keinen Eingang in den Stoffwechsel- und Energiekreislauf der Körpergewebe gefunden haben. Da sie sich aber dennoch im Körper befinden, stellen sie eine Belastung für ihn dar und können deshalb als Schlacken bezeichnet werden. Schlacken können sowohl verdauungsbedingt als auch als nicht vernichtete und abtransportierte Zellgifte und -trümmer anfallen. Sie können sich, selbst eine Störung darstellend, mit jedem *Dosha* verbinden und so den Grad der Belastung oder Krankheit erhöhen. Das wird als *Sama* »mit *Ama*« bzw. *Nirama* »ohne *Ama*« bezeichnet.

Da *Ama* kalt, feucht, schwer, trübe, klebrig, übelriechend und unrein ist, hat es dem *Agni* diametral entgegengesetzte Eigenschaften und vermag es so in seiner Tätigkeit stark einzuschränken, gleichgültig mit welchem *Dosha* es verbunden ist. Das führt wiederum dazu, dass sich noch mehr *Ama* bilden kann, wenn diesem Kreislauf kein Ende gesetzt wird. Wenn aber *Agni* völlig unterdrückt wird oder alle drei *Doshas* gleichzeitig gestört sind, liegt meist ein so schweres Krankheitsbild vor, dass es zwar noch gelindert, aber nur sehr selten geheilt werden kann. Insgesamt kann *Ama* die Zeichen des gestörten *Doshas* verstärken oder sie seinen eigenen Eigenschaften

entsprechend verändern. Bei der Therapie einer Erkrankung, an der *Ama* beteiligt ist, steht die Reinigung an oberster Stelle, d. h. zuerst wird der *Sama*-Zustand in einen *Nirama*-Zustand umgewandelt und dann erst ist Heilung und Wiederaufbau der Kräfte möglich. Das geschieht einerseits über die Anregung von *Agni* und andererseits über die Ausscheidung von *Ama*, wobei die Entschlackungsmaßnahmen immer von dem mitgestörten *Dosha* abhängig sind. Fasten, nichtbelastende Diät und Arzneigaben können diesen Prozess unterstützen – am besten ist es jedoch, durch eine dem eigenen Konstitutionstyp entsprechende, angemessene und moderate Lebensweise derartige Belastungen so gering wie möglich zu halten.

Dhatus

Unsere strukturelle Anatomie orientiert sich an den verschiedenen Geweben und Organen. Dabei unterscheidet Ayurveda die strukturellen Bestandteile des menschlichen Körpers in sieben verschiedene Körpergewebe, die *Dhatus (*»aufbauendes Element«) genannt werden. Alle Gewebearten setzen sich aus den fünf Elementen (*Mahabuthas*) zusammen und sind fähig, untergeordnete Gewebe (*Upadhatu*) zu produzieren.

Die einzelnen Gewebe spielen in der ayurvedischen Heilkunde eine große Rolle, denn alle körperlichen Beschwerden, wie z. B. Hautkrankheiten, Rheuma oder starkes Übergewicht, resultieren aus einer Störung der Körpergewebe. Diese können mit speziellen Therapien, Ernährung und Pflanzenheilmitteln wieder ausgeglichen werden, so dass unser Organismus zu seiner optimalen und gesunden Verfassung zurückfinden kann.

Die sieben Hauptarten der Dhatus sind:
- *Asthi* (Knochengewebe)
- *Majja* (Knochenmark und Gehirn)
- *Mamsa* (Muskelgewebe)
- *Meda* (Fettgewebe)
- *Rakta* (rote Blutzellen)
- *Rasa* (Blutplasma)
- *Shukra* (Fortpflanzungssubstanzen).

Die *Dhatus* werden durch eine komplexe Zellerneuerung gebildet, indem jedes Gewebe mit einem eigenen Stoffwechselprozess aus dem anderen vorhergeht bzw. das Nächste nährt. So wird jedes *Dhatu* durch eine spezielle Umwandlung in drei Teile aufgespalten: einen gröberen und einen subtileren Anteil *Sara* (Essenz) sowie einen Abfallanteil. Der Abfallanteil wird ausgeschieden, der gröbere unterhält das *Dhatu*, aus dem er sich entwickelt hat, und der feinstoffliche, subtile Anteil nährt das nächste *Dhatu*, in welchem sich der eben beschriebene Prozess wiederholt.

Aus dem letzten *Dhatu* (*Shukra*) wird eine feinstoffliche, ganz feine Essenz abgesondert, *Ojas* (»das was belebt«), welche auf subtilster Ebene den grobstofflichen Körper energetisch unterhält und ihm Kraft und Gesundheit gibt. Wird der Ernährungskreis an irgendeiner Stelle gestört, können zunächst einmal die folgenden *Dhatus* nicht gebildet werden, was sich spätestens über ein Fehlen von *Ojas* auch auf die Arbeit der vorangehenden negativ auswirkt.

Der ständige Erneuerungsprozess der *Dhatus* ist sehr wichtig für die Gesundheit, Vitalität und Jugendlichkeit des Körpers. Ist die Zellerneuerungskette in einem Gewebe unterbrochen, so werden die darauf aufbauenden Gewebe automatisch nicht mehr oder nur in schlechterer Qualität gebildet. Das heißt z. B., wenn wir über ein

Störungen in den Gewebearten des Körpers

Eine Krankheit im Körper kann sowohl durch eine Zunahme als auch durch eine Abnahme der einzelnen *Dhatus* entstehen.

Dhatu	Körpergewebe	Störungen durch eine Zunahme der *Dhatus*	Störungen durch eine Abnahme der *Dhatus*
Asthi	Knochengewebe	Knochentumore, Extrazähne, Erkrankungen der Zähne, Nägel und Haare	Knochenschmerzen, Porosität der Knochen, Ausfall von Haaren, Zähnen und Nägeln, Lockerheit der Gelenke, Ermüdung
Majja	Knochenmark, Nerven	Schweregefühl in Augen und Körper, Furunkel und Wunden an Gelenken, Synkopen (Bewusstseinsverlust, Kreislaufkollaps)	Porosität von Knochen und Knochenmark, Gelenkschmerzen, Schwindel, *Vata*-Erkrankungen, degenerative Veränderungen des Gehirns
Mamsa	Muskelgewebe	Tumore, Zysten, Vergrößerung der Lymphknoten, Muskelhypertrophie	eingefallene Wangen, Abmagerung von Hüften, Brust, Beinen, Bauch, Mattigkeit der Augen und Augenmuskeln, Trockenheit der Augen, Schmerzen in Muskeln und Gelenken, allgemeine Mattigkeit
Meda	Fettgewebe	Fettleibigkeit, Kurzatmigkeit bei Anstrengung, schlechter Körpergeruch	Trockenheit, Abmagerung des Bauches, Verlagerung der Milz, Gelenkschmerzen oder ein Gefühl der Leere in den Gelenken, Abmagerung des Körpers, Verlangen nach Fettigem
Rakta	Blut	Hautkrankheiten, Hämorrhoiden, Abszesse, Proktitis, periphere vaskuläre Erkrankungen, Blutungen, Vergrößerung von Leber und Milz, Gelbsucht, Ohnmacht, Rötung der Haut, Augen und des Urins	Verlangen nach Kaltem und Saurem, Schlaffheit der Gefäße, Trockenheit der Haut, Blässe
Rasa	Plasma	Schwere, Energielosigkeit, Verschleimungen, Wasseransammlungen, *Kapha*-Störungen	Trockenheit, Rauheit, Durst, Ermüdung, Schmerzen in der Brust, Abmagerung, Depression, Palpitation, Geräuschempfindlichkeit, Kurzatmigkeit bei Anstrengung
Shukra	Fortpflanzungsgewebe	exzessives und anormales sexuelles Verlangen	Impotenz, Schwäche, Mattigkeit, ausbleibende oder verzögerte Ejakulation, Schmerzen in den Hoden, Sterilität

schlechtes *Rakta-Dhatu* (Blut) verfügen, das sich durch eine leichte Übersäuerung und Hautunreinheiten bemerkbar macht, so können wir davon ausgehen, dass die weiteren Körpergewebe, wie Muskeln, Fettgewebe, Knochen usw., über kurz oder lang ebenfalls gravierende Störungen entwickeln, da sie keine gute Essenz aus *Rakta* erhalten.

So besteht ein wesentlicher Unterschied von Ayurveda zum schulmedizinischen Verständnis der Gewebe darin, dass jeder Gewebsaufbau einen eigenen Stoffwechsel, Umwandlungs- oder Verfeinerungsprozess durchläuft, wobei ein Körperge-

Sich eins zu fühlen mit den Elementen der Natur ist eine wichtige Quelle, um die Abwehrkraft und die Lebensenergie zu stärken.

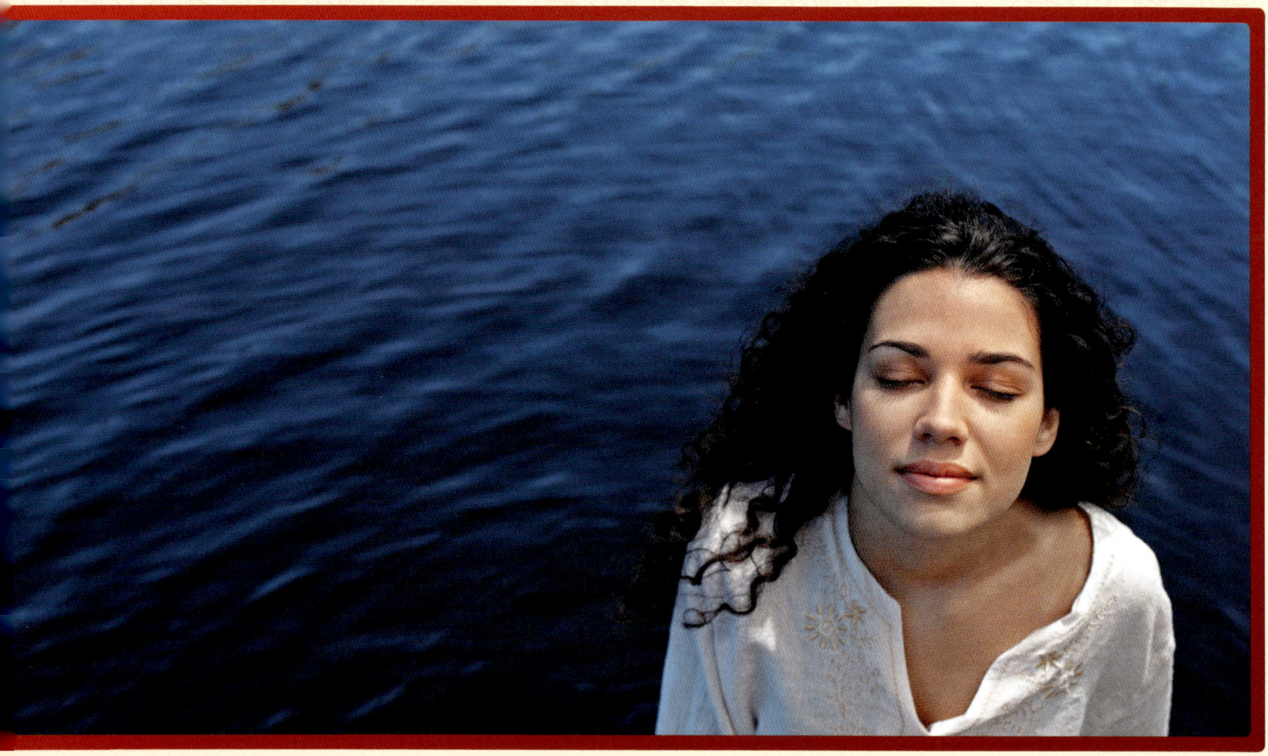

webe aus dem jeweils Vorgeschalteten hervorgeht. Neben den *Dhatus* bilden noch weitere Gewebe die materielle Grundlage des Körpers. Sie sind aber nicht in der Lage, sich in andere Gewebe umzuwandeln. Von daher werden sie »Nebengewebe« *(Upadhatus)* genannt.

Die sieben Gewebearten der Upadhatus sind:

✿ *Artava* (weibliche Fortpflanzungssubstanzen)
✿ *Kandara* (Sehnen)
✿ *Sira* (Blutgefäße)
✿ *Snayu* (Bänder und Nerven)
✿ *Stanya* (Muttermilch und deren Produktionsgewebe)
✿ *Tvak* (Haut)
✿ *Vasa* (Muskelfett)

Die Dhatu-Erneuerung im Detail

Gerade in der ayurvedischen Ernährungslehre wird der Zellerneuerung und dem Gewebsstoffwechsel eine große Bedeutung beigemessen. Betrachten wir deshalb den Kreislauf genauer:

✿ Aus der aufgenommenen Nahrung wird in den Oberbauchorganen als erstes *Rasa* (Plasma) hergestellt. Dabei fallen Urin und Stuhl als Abfallprodukte an. Nun wird *Rasa* in drei Teile gespalten: einen groben Anteil, der *Rasa* im Körper erhält und mit seinen Nährstoffen alle Systeme und Organe des Körpers grobstofflich ernährt, einen subtilen, der dann *Rakta*, das Blutgewebe, nährt, und den Abfallteil *Kapha*, der in der Speiseröhre und den Bronchien nach oben wandert und abgeräuspert und ausgespuckt werden kann.

✿ *Rakta* regelt die Oxidation in allen Geweben und hält so das Leben aufrecht. Der subtile Anteil nährt *Mamsa*, der grobe verbleibt und unterhält *Rakta,* und der Abfallanteil wird als *Pitta*, als Gallensäfte, Blutgifte und Gallensäuren, ausgeschieden.

✿ *Mamsa* bewegt den Körper (aktiver Bewegungsapparat) und hält die Kraft des Körpers aufrecht. Der Abfallanteil wird über die Körperöffnungen ausgeschieden. Nasenschleim, Ohrenschmalz, Mund, Augen, Genitalien, etc.

✿ *Meda* unterstützt das *Kapha*-Prinzip und erhält alle Gelenke gleitfähig. Als Ausscheidungsprodukt entsteht Schweiß.

✿ *Asthi* gibt als Knochen dem Körper Halt und Struktur. Als Abfall werden im Ayurveda die Haare und Nägel verstanden.

✿ *Majja* ist das Knochenmark und das Nervengewebe. Es füllt die Knochen und vermittelt Nervenimpulse. Als Abfall entstehen fettige Anteile im Ohrenschmalz, Stuhl und Hautfett (Talg).

✿ *Shukra* enthält als letztes *Dhatu* in der Reihe Bestandteile aller Gewebearten und dient (bzw. kann deswegen erst dienen) der Fortpflanzung. Es wird nur noch in zwei Anteile gespalten: einen groben, der als *Shukra* verbleibt und einen subtilen, der *Ojas* bildet und den ganzen Körper belebt. An dieser Stelle wird der Hinweis der Yogis deutlich, mit der sexuellen Energie und dem Samen (bzw. dem Ei und den begleitenden Säften) sparsam umzugehen, weil dies die Vitalität steigere, auch auf der grobstofflichen Ebene.

Der Kreislauf von Ernährung und Transformation eines *Dhatus* in das nächstfolgende dient der Aufrechterhaltung aller Körperfunktionen und der Gesundheit. Fehlt es an einem Baustein oder ist das Gleichgewicht zwischen *Vata*, *Pitta* und *Kapha* gestört, so wirkt sich das unmittelbar auf das betroffene *Dhatu* aus. Da es sich hierbei um eine zusammenhängende Abfolge handelt, wirkt sich eine Störung auch auf die vorangehenden und folgenden *Dhatus* aus. Das macht sich zunächst nur in einer Verringerung der Vitalität und Lebensenergie bemerkbar – es wird meistens ja auch weniger *Ojas* hergestellt. Hält dieser Zustand länger an, so ist Krankheit die Folge der Schwächung des Gesamtorganismus mit seinen vielfältigen Kreisläufen.

Deshalb ist eine alle benötigten Nährstoffe in der richtigen Zusammensetzung enthaltende Ernährung die Grundvoraussetzung für einen gesunden Körper. Die Beobachtung der Körperfunktionen zeigt dann, wie der Organismus im Einzelfall arbeitet, und die Ausscheidungen *(Malas)* ermöglichen noch einmal, die Stoffwechselprozesse und Verdauungsorgane zu kontrollieren, um so ein Bild unseres Gesundheitszustandes zu erhalten.

Die Transportkanäle

Die Srotas werden in drei Systeme unterteilt:

Kanäle für Atem, Wasser und Nahrung

Anna-Vaha-Srotas Nahrungsführende Leitungsbahnen

Prana-Vaha-Srotas Transportkanäle, die *Prana* (Vitalenergie, u. a. Atemluft) befördern

Udaka-Vaha-Srotas Wasserführende Leitungsbahnen

Kanäle, die die sieben Gewebe befördern und versorgen

Rasa-Vaha-Srotas Kanäle, die Plasma führen

Rakta-Vaha-Srotas Kanäle, die Blut führen

Mansa-Vaha-Srotas Kanäle, die Muskelgewebe führen

Medo-Vaha-Srotas Kanäle, die Fettgewebe führen

Asthi-Vaha-Srotas Kanäle, die Knochengewebe führen

Majja-Vaha-Srotas Kanäle, die Knochenmark und Gehirnsubstanz führen

Shukra-Vaha-Srotas Kanäle, die Fortpflanzungsgewebe führen

Kanäle, die die Abfallprodukte des Körpers entsorgen:

Mutra-Vaha-Srotas Kanäle zur Entsorgung von Urin

Purisha-Vaha-Srotas Kanäle zur Entsorgung von Stuhl

Sveda-Vaha-Srotas Kanäle zur Entsorgung von Schweiß

Srotas

Im Ayurveda heißen die Räume, in denen Substanzen transportiert oder ausgetauscht werden können, *Srotas*. Sie sind sozusagen verbindende Kanäle für die Vitalität. Diese Transportkanäle *(Srotas)* können sehr grob, sehr schmal oder von veränderlicher Form sein. Eine Anzahl von *Srotas* wird *Srotansi* genannt. Diese umfassen alle Gefäße, Hohlräume, tubulären Strukturen sowie alle extra- und intrazellulären Räume. Es existieren unzählige *Srotansi*, für praktische Zwecke wurden jedoch dreizehn Typen besonders herausgehoben.

Sieben davon sind für den Transport der einzelnen Gewebe *(Dhatus)* bzw. ihrer Grundpartikel im Stadium der Umwandlung verantwortlich. Weitere drei bilden die Transporträume für die Formung und Ausscheidung der Abfallstoffe (der drei *Malas* Stuhl, Urin und Schweiß*)*. Die letzten drei sorgen für den Transport von *Prana* (Atemgase und Energie), *Anna* (Nahrungsbestandteile) und *Udaka* (Wasser und andere Flüssigkeiten).

In einem gesunden Körper können die Körpersäfte durch die *Srotas* ungehindert fließen und sich gleichmäßig an den gewünschten Stellen verteilen.

Sind unsere *Srotas* blockiert, so können vielfältige Störungen auftreten, wie Wasseransammlungen, Lymphstauungen oder Verstopfung. Ebenso können viele Krankheiten durch die Ansammlung in den *Srotas* verstärkt werden. Aus diesem Grunde ist die Öffnung und Befreiung der *Srotas* ein wichtiger Teil der Ayurveda-Therapie.

Hilfe von außen

Alle äußeren Behandlungsmethoden der ayurvedischen Medizin wie diverse Massagetechniken und Schwitzbehandlungen dienen unter ande-

Störungen innerhalb der Transportkanäle

Srotas	Kanal für	Störung
Anna-Vaha-Srotas	Nahrung	Appetitverlust, Verdauungsstörungen, Erbrechen
Prana-Vaha-Srotas	Atem	zu tiefe oder eingeschränkte Atmung, verstärkter Atem, flacher Atemschmerz oder geräuschvolle Atmung
Udaka-Vaha-Srotas	Flüssigkeit	Trockenheit von Mund, Zunge, Lippen und Rachen, übermäßiger Durst, Ödeme
Mutra-Vaha-Srotas	Urin	zu viel oder zu wenig Urin, vollständige Unterdrückung des Urinierens, anormale Zusammensetzung des Urins, schmerzvolles Urinieren
Purisha-Vaha-Srotas	Stuhl	wenig Stuhlgang mit Schwierigkeiten, Durchfall oder verhärteter Stuhl, schmerz- oder geräuschvoller Stuhlgang
Sveda-Vaha-Srotas	Schweiß	wenig, gar keine oder übermäßige Schweißbildung, raue oder zu glatte Haut, brennende Empfindungen, erhöhte Temperatur

rem dem Zweck, die *Srotas* wieder zu öffnen und von Blockaden zu befreien. Ebenso helfen Ernährungsempfehlungen, *Srota*-Blockaden vorzubeugen. Damit wird die Zirkulation der Körpersäfte angeregt und die Voraussetzung für eine tiefgreifende Erneuerung und Entschlackung geschaffen.

Auch die Psyche wird unterstützt

Auch für das psychische Gleichgewicht sind die *Srotas* von elementarer Bedeutung, denn durch die im ganzen Organismus verteilten Leitbahnen fließen nicht nur die aufbauenden Körpersekrete und Ausscheidungsprodukte, sondern auch jede Menge feinstoffliche Energien, Gefühle und Gedanken. So hängen viele positive Eigenschaften wie Einfühlungsvermögen, Feinspürigkeit, emotionale Sensibilität und geistige Vorstellungskraft

auch von den gesunden Funktionen unserer *Srotas* ab, mit denen alle dynamischen Prozesse im Leben gesteuert und weitergeleitet werden. Nur in einem gesunden Körper kann ein gesunder Geist zur Entfaltung kommen.

Ursprung von Krankheiten

Im Ayurveda werden vier pathologische Zustände innerhalb der Transportkanäle unterschieden, je nachdem, welchen Durchfluss sie zulassen:

❁ Exzessiver Fluss, Hyperfunktion, z. B. Durchfall
❁ Behinderter Fluss oder verminderte Aktivität, z. B. Sklerose, Verstopfung
❁ Flussabweichung in Gegenrichtung, z. B. Erbrechen, Pylorusverschluss
❁ luminöse Verengung, z. B. durch Aneurysma, Hämorrhoiden oder Arteriosklerose.

Malas

Arbeiten die Verdauung und der Gewebestoffwechsel gut, so werden die nicht zu verwertenden Abfallprodukte *(Malas)* über die *Srotas* transportiert und über die Ausscheidungsorgane ausgeschieden. Unter *Mala* versteht man die Abfallprodukte des menschlichen Körpers. Diese sind nicht nur essenzielle Produkte des Verdauungsprozesses und Stoffwechsels, sondern auch Bestandteile, die beständig aus dem Körper ausgeschieden werden. So wie ein Feuer auch Asche und Rauch im Verbrennungsprozess bildet, so produziert unser Stoffwechsel natürliche Ausscheidungsprodukte. Dazu gehören die Grobstofflichen *(Sthula)* wie Stuhl, Urin und Schweiß, sowie die feinstofflichen Abfallprodukte *(Sukama Mala* oder *Kleda),* welche der Körper über die Haut, Augen, Nase, Mund, Ohren und Geschlechtsorgane ausscheidet.

Als Hauptquellen der Ausscheidung werden die Exkremente *(Purisha),* der Urin *(Mutra)* und der Schweiß *(Sveda)* angesehen. Diese genießen in der ayurvedischen Heilkunde und Diagnostik eine große Aufmerksamkeit, da die Gesundheit von der richtigen Eliminierung der Abfallprodukte abhängt. Bereits in der ersten Diagnose befragt der Ayurveda-Arzt seinen Patienten sehr detailliert über seine Ausscheidungsprodukte, deren Farbe, Geruch und Häufigkeit, und beschnuppert dessen Urin und Schweiß.

Viele Erkrankungen kündigen sich bereits durch Veränderungen oder Störungen der Verdauung und Ausscheidungsprodukte an. Beobachten wir unsere täglichen Ausscheidungen bewusst, so können wir aufgrund deren Beschaffenheit, Farbe, Geruch und Menge direkt auf den Gesundheitszustand der *Doshas, Dhatus* und des *Agnis* rückschließen. Eine Korrektur zur Verbesserung ist einfach, wenn wir die Symptome der *Dosha*-Veränderungen oder *Ama*-Ansammlungen kennen:

Bei einer Stuhluntersuchung *(Purisha Pariksha)* wird festgestellt, dass

✿ zu viel *Vata* den Stuhl bläulich, braun und trocken werden lässt,

✿ zu viel *Pitta* den Stuhl grünlich, gelblich, rötlich oder mit fauligem Geruch werden lässt,

Die Abfallprodukte

Malas	Abfallprodukte	Symptome bei Zunahme	Symptome bei Abnahme
Purisha	Exkremente (Stuhl)	Schwellung des Bauches, vermehrte Darmgeräusche, Schweregefühl und Schmerzen im Bauch	ein durch Gasbildung aufgeblähter Bauch
Mutra	Urin	Schmerzen in der Blasengegend, Harndrang selbst nach dem Wasserlassen, anormale Farbe und Beschaffenheit des Urins	Schmerzen und Schwierigkeiten beim Wasserlassen, Verfärbung des Urins
Sveda	Schweiß	exzessives Schwitzen, Juckreiz, schlechter Körpergeruch	Ausfall der Körperhaare, Risse in der Haut

✤ zu viel *Kapha* den Stuhl weißlich, schleimig und ölig werden lässt.

✤ *Ama* zeigt sich im Stuhl durch einen exzessiv schlechten Geruch und exzessiv schleimige Konsistenz. Der Stuhl ist schwer und sinkt im Wasser.

Bei einer Urinuntersuchung (*Mutra Pariksha*) wird festgestellt, dass

✤ zu viel *Vata* eine bläuliche oder braune Farbe, Mangel an Öligkeit und reduzierte Menge hervorbringt,

✤ zu viel *Pitta* eine grüne, gelbe und rote Farbe, Hitze und einen fauligen Geruch hervorbringt,

✤ zu viel *Kapha* eine übermäßige Menge hervorbringt und den Urin farblos, klar, schleimig und ölig werden lässt.

Die Gesundheit

Die ayurvedische Heilkunde beschäftigt sich mit allem, was das Leben beinhaltet. Die Gesundheit des Einzelnen hängt sehr stark von seinen täglichen Lebensgewohnheiten, seiner Ernährungsweise und der positiven Erfüllung seiner körperlichen und emotionalen Bedürfnisse ab. So basiert ein großer Teil der Ayurveda-Medizin auf individuell anwendbaren Empfehlungen der Lebenskunde, Ernährungslehre und ganzheitlichen Therapieformen. Darauf aufbauend werden kurative Reinigungsverfahren, wirkungsvolle Präparate aus Pflanzen und Mineralien sowie spirituelle Therapieformen (wie z. B. Meditation) zur spezifischen Behandlung von Krankheiten angewendet.

Dabei beschreibt Ayurveda sein übergeordnetes Ziel unter zwei Aspekten: Der Erhaltung und Förderung der Gesundheit des Gesunden und der Beseitigung der Krankheit des Kranken. Um dies

Gesundheitsebenen

Die ayurvedischen Schriften definieren Gesundheit *(Svastha)* auf eine sehr komplexe Weise, welche die Ganzheitlichkeit des Ayurveda widerspiegeln, da sie die körperliche, mentale, sinnliche und spirituelle Ebene mit einbeziehen. Demnach verfügt ein gesunder Mensch über:

Sama-Dosha Gleichgewicht der *Doshas*

Sama-Agni normale Funktion des Verdauungsfeuers und des Stoffwechsels

Sama-Dhatu normaler Zustand der *Dhatus* bzw. gute Gewebsqualität

Sama-Mala normale Funktion der Ausscheidungen

Prasanna-Indriya normale Funktion der Sinnes- und Handlungsorgane

Prasanna-Manas Freude und Klarheit des Geistes. Dies ist eine relative bzw. vergängliche Freude, wenn man z. B. etwas erlangt, was man sich gewünscht hat

Prasanna-Atma Freude der Seele. Dies ist eine absolute bzw. ewige Freude oder tiefe Glückseligkeit, welche unabhängig von äußeren Rahmenbedingungen immer bestehen bleibt.

zu erreichen, werden im Ayurveda eine Vielzahl von Heilmethoden eingesetzt, welche eine ganzheitliche Wirkung auf die Ursache, Symptome und Auswirkungen einer Krankheit ausüben und zur Vorbeugung, Prävention oder Akutbehandlung eingesetzt werden können.

Die acht Fachbereiche zur Gesundheitserhaltung

Sanskrit	Fachbereich	Erklärung
Kayacikitsa	Allgemeine Medizin	Neben der Ursachen- und Symptomforschung beinhaltet die allgemeine Medizin alle reinigenden und aufbauenden Behandlungsweisen (*Panchakarma, Rasayana*) sowie die Pflanzenheilkunde und individuelle Ernährungs- und Verhaltensempfehlungen.
Balacikitsa	Kinderheilkunde, Pädiatrie	Dieser Zweig befasst sich mit der Pflege des Kindes im Mutterleib, nach der Geburt und in seinen ersten Lebensjahren.
Bhutavidya	Psychiatrie	Zur Beseitigung oder Linderung von seelischen Störungen und Geisteskrankheiten werden vor allem die spirituellen und psychischen Therapien praktiziert.
Salakyatantra	Krankheiten des Kopfes und der Augen, Hals-, Nasen-, Ohrenheilkunde	In den klassischen Schriften des Ayurveda werden 72 Krankheiten des Kopfes beschrieben, welche in dieser medizinischen Ausrichtung ganzheitliche Behandlung erfahren.
Salyatantra	Chirurgie	Dies ist die Lehre der operativen Behandlung von krankhaften Störungen und Veränderungen des Organismus, die auf den bekanntesten chirurgischen Ayurveda-Arzt *Susrutha* zurückzuführen ist.
Agadatantra	Toxikologie	Die Toxikologie befasst sich mit pflanzlichen, mineralischen und tierischen Giften und der Vergiftung des menschlichen Körpers.
Rasayana	Die Wissenschaft der Verjüngung, Altersheilkunde	Die Verjüngungstherapien des Ayurveda beinhalten die Herstellung von Pflanzenpräparaten, die Krankheitsverhütung und eine zellerneuernde Ernährungs-, Lebens- und Verhaltensweise.
Vaijikarana	Sexualheilkunde	Durch spezielle Aphrodisiaka wird die sexuelle Vitalität und Potenz des Einzelnen gestärkt. Die Therapien des *Rasayana* und *Vajikarana* sind eng verwandt und werden häufig gemeinsam eingesetzt.

Die Prävention ist ein Grundpfeiler

In der ayurvedischen Medizin genießt die Prävention einen sehr großen Stellenwert, denn die Gesundheitserhaltung des Menschen ist der wichtigste Aspekt eines ganzheitlichen Heilsystems. Hierbei wird Gesundheit nicht nur als ein statistischer Durchschnittswert oder ein allgemeines Wohlbefinden betrachtet, sondern als Zustand voller Vitalität, Widerstandskraft und Lebensfreude. Der ayurvedische Ausdruck für einen gesunden Zustand ist »Svastha« – was soviel bedeutet wie »im Selbst verweilen«. Damit erklärt allein der Begriff Gesundheit (*Svastha*) seine spirituelle und ganzheitliche Bedeutung: Solange wir

in Kontakt mit unserem wahren Selbst, unserer innersten Natur *(Prakriti)* sind, befinden wir uns in einem ausgeglichenen und kraftvollen Zustand auf allen Ebenen unserer Persönlichkeit. Krankheit bedeutet eine Disharmonie der dynamischen Kräfte in Körper und Psyche. Und damit schließt sich wieder der Kreis zu unserem Ausgangspunkt im Ayurveda, der individuellen Konstitution. Gelingt es uns, die eigene wahre Natur *(Prakriti)* zu erkennen und zu leben, so ist dies die Voraussetzung und das Ziel für ein gesundes, erfülltes und spirituelles Leben *(Svastha).*

Wie Krankheiten entstehen

Krankheit wird im Ayurveda als die Disharmonie des inneren Gleichgewichts und als der »Kontakt mit Schmerz« definiert. Unsere Krankheiten beginnen immer dann, wenn der natürliche Zustand *(Prakriti)* mit einem krank machenden Faktor *(Hetu)* in Berührung kommt. Nun werden wir in unserem Gleichgewicht gestört, die Konstitution verändert sich *(Vikriti),* und wir leiden nach einer gewissen Zeit unter den daraus entstehenden Krankheiten und Beschwerden.

Alle ayurvedischen Therapiekonzepte, gesundheitsfördernden Maßnahmen und Heilmittel zielen nun darauf ab, den Menschen wieder in seiner individuellen Natur *(Prakriti)* zu stärken, und seine Störungen *(Vikriti)* zu beseitigen. Hierbei wird dem Erkennen der krankheitsauslösenden Ursachen und den darauf abgestimmten Behandlungsweisen *(Aushadha)* weit mehr Aufmerksamkeit zuteil als den einzelnen Symptomen *(Linga).* Das heißt, für einen Ayurveda-Arzt ist es weniger wichtig, welche genaue Bezeichnung eine Krankheit hat und welche Symptome sie entwickelt. Vielmehr verwendet er seine gesamte Diagnose und Heilkunst darauf, die wahre und gesunde Natur eines Menschen zu erkennen und die Ursachen für deren Störungen zu beseitigen. Dementsprechend können die gleichen Beschwerdenbilder völlig unterschiedlich behandelt werden, da die krankheitsauslösenden Ursachen bei jedem Menschen unterschiedlich sein können. Mit dieser ganzheitlichen Herangehensweise unterscheidet sich die ayurvedische Heilkunde grundsätzlich von der in der heutigen Zeit praktizierten Medizin, welche

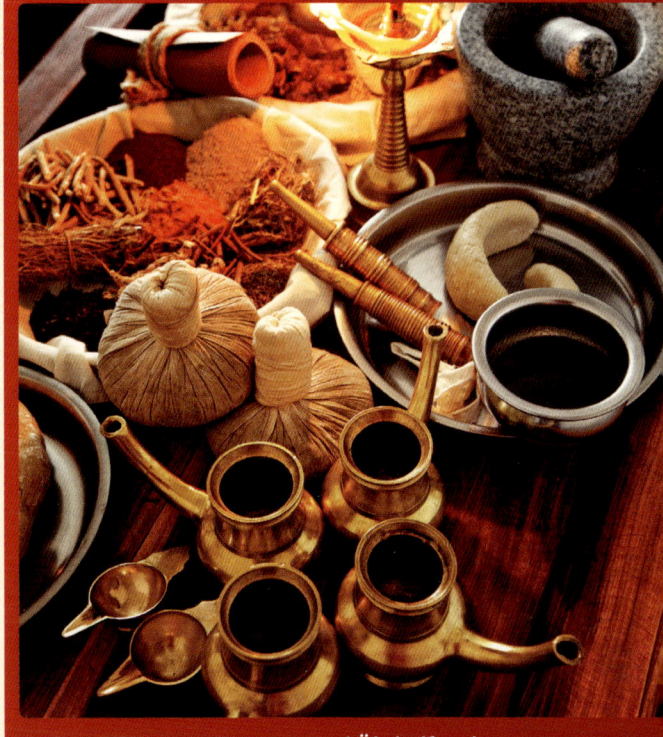

Düfte und Klänge, Gewürze und Öle helfen dem Körper, sein Gleichgewicht wiederzufinden und seine Abwehrkräfte zu stimulieren.

oft sehr standardisierte Behandlungsmethoden bevorzugt. In der medizinischen Ayurveda-Praxis unterscheidet man acht Fachbereiche (siehe Kasten Seite 28), die alle das Ziel haben, die Gesundheit des Menschen zu erhalten, die Gesellschaft vor Krankheiten und Epidemien zu schützen und der Seele Frieden und Erlösung zu schenken.

Vorbeugen ist besser als Nachsehen. Dieses Prinzip gilt auch im Umgang mit Gesundheit und Krankheit. So ist die Vermeidung von Ursachen der wichtigste Aspekt der Prävention. Die Krankheitsursachen werden im Ayurveda unter dem Begriff *Hetu* zusammengefasst und in unterschiedliche Kategorien unterteilt. Dabei sind die Ursachen für körperliche Beschwerden am einfachsten zu verstehen und zu erklären. Aus ayurvedischer Sicht entstehen physische Erkrankungen durch

✿ eine übermäßige, falsche oder mangelnde Tätigkeit des Körpers, des Geistes oder der Rede

✿ einen übermäßigen, falschen oder mangelnden Gebrauch der Sinne

✿ eine übermäßige, falsche oder mangelnde Ausprägung der normalen Qualitäten der Jahreszeiten.

Für die Behandlung von körperlichen Beschwerden werden vor allem die rationalen Therapiemethoden wie wirkungsvolle Kräuterrezepturen, ausgleichende Ölmassagen oder reinigende Ausleitungsbehandlungen eingesetzt. Auch die ayurvedische Ernährung zählt in diesem Rahmen mit ihren allgemeinen und konstitutionsgerechten Ernährungsempfehlungen sowie den diätetischen Extra-Formen dazu. Die ernährungstherapeutischen Maßnahmen sind ein wichtiger Teil der Ayurveda-Heilkunde und machen mindestens 50 Prozent des Therapieerfolgs aus. So sagten bereits die alten Ayurveda-Meister zu ihren Schülern: »Was sollen die ganze Heilmittel nützen,

wenn die Ernährung des Einzelnen nicht stimmt?« Die richtige Ernährung stärkt nicht nur das Abwehr- und Selbstheilungssystem, sondern wird auch zur Behandlung von vielen Krankheitsarten eingesetzt. Denn häufig zählt die falsche Ernährung zu den Hauptverursachern von weitverbreiteten Beschwerdenbildern.

Aber auch ganz normale Arbeits- und Lebensbedingungen stellen aus ayurvedischer Sicht bereits ausgeprägte Krankheitsursachen, speziell für *Vata*-Störungen dar. So gibt es ganze Berufsgruppen, die aufgrund ihrer unregelmäßigen Arbeitszeiten und massiven Bewegungseinschränkung unter Übergewicht und Verdauungsstörungen leiden. Oder aufgrund von Geräuschbelastungen und Zeitdruck prädestiniert sind, *Vata*-Störungen zu entwickeln. So gehört z. B. das übermäßige Betrachten von kleinen Objekten, wie es die Arbeit am Computer auslöst, oder das andauerndes Sprechen, wie es Lehrer, Verkäufer oder Mitarbeiter im Telefonmarketing leisten müssen, zu den häufigsten Krankheitsursachen bei *Vata*-Störungen. Ganz zu schweigen von dem Schaden, den die modernen Medien mit ihren abstoßenden Horrorfilmen und Gewaltvideos anrichten können. Das viele Reisen und die damit verbundene Veränderung von Klima und Jahreszeit, wie sie z. B. Piloten oder international tätige Manager erleben, stellt ebenfalls eine große Belastung für den Organismus dar.

Leider sind unsere modernen Lebensgewohnheiten so ausgerichtet, dass sie fast unweigerlich zu einem Ungleichgewicht der *Doshas* und Abwehrkräfte führen. Wenn wir nicht bewusst dagegen angehen, wird unser Alltag mit seinen täglichen Belastungen zur Krankheitsursache, bei dem unser körperliches und emotionales Wohlbefin-

Klassische Unterscheidung der Krankheiten

Innere Erkrankungen resultieren aus der Störung der *Doshas* und *Dhatus*. Sie werden medizinisch mit Reinigungstherapien *(Panchakarma)*, Heilkräutern *(Dravyaguna)* und gesundheitsfördernden Maßnahmen *(Svastavritta)* behandelt.

Äußere Erkrankungen resultieren aus äußeren Einflüssen wie Unfällen, Insektenstichen und Gewalteinwirkungen. Sie können hervorragend mit der *Marma*-Therapie und den ayurvedischen Ölmassagen behandelt werden. Manche benötigen auch eine chirurgische Behandlung.

Psychische Erkrankungen manifestieren sich aus negativen Gedanken und Gefühlen. Ihre häufigsten Auslöser sind andauernde Angst, Kummer, Zorn, Hass und Grausamkeit. Sie werden mit den psychologischen und spirituellen Therapien des Ayurveda *(Sattvavajaya)* behandelt.

Natürliche Erkrankungen werden durch Alterserscheinungen, Geburt und Konfrontation mit dem Tod verursacht. Sie werden mental, feinstofflich und subtil behandelt (Yoga, *Rasayana* und *Sattvavajaya*).

den auf empfindliche Weise gestört wird. Dabei ist das *Vata-Dosha* am sensibelsten und reagiert meist als Erstes auf die Stress- und Umweltbelastungen. So leiden mehr als 80 Prozent der Westeuropäer unter mehr oder weniger ausgeprägten *Vata*-Störungen, die früher oder später zu den unterschiedlichsten Erkrankungen führen.

Krankheitsverlauf in sechs Phasen

Ayurveda beschreibt den Krankheitsverlauf in sechs Stadien. Dabei beginnt die Erkrankung weit vor dem Auftreten von diagnostisch erfassbaren, pathogenen Symptomen in den strukturellen Körperanteilen der *Dhatus* und *Srotas*, welche erst ab dem vierten Krankheitsstadium auftreten. Vielmehr zeichnen sich die Störungen zuerst im funktionalen und energetischen Bereich ab durch eine Dysbalance der *Doshas* und des *Agnis*. Auch wenn unsere Körpergewebe in den ersten Krankheitsstadien noch nicht betroffen sind, entwickeln wir

häufig Symptomatiken wie Müdigkeit, Nervosität, Verdauungsstörungen, Schlafstörungen, innere Reizbarkeit und viele andere sogenannte Befindlichkeitsstörungen. Je früher diese innere Disharmonie erkannt wird, umso leichter können die Störfaktoren mit einfachen Maßnahmen ausgeglichen werden. Hierzu ein praktisches Beispiel:

Stellen wir uns einen Mann mit einer *Pitta*-Konstitution vor. Er liebt sehr scharfes Essen und trinkt regelmäßig Alkohol. Eines Tages fühlt er in seinem Bauch ein leichtes Unwohlsein und ein Gefühl von Hitze (erstes Stadium!). Er ignoriert dies jedoch und kümmert sich nicht um dieses Alarmsignal. Nach einigen Tagen fühlt er ein saures Aufstoßen, aber er achtet nicht weiter darauf und ändert seine Essgewohnheiten nicht (zweites Stadium!). Mit der Zeit entwickelt er ein immer stärkeres Aufstoßen mit Brennen in Brust und Rachen (drittes Stadium!). Er unternimmt immer noch nichts. Nach einiger Zeit bekommt er Bauchschmerzen und geht zum Arzt. Nach der Untersuchung vermutet der Arzt eine beginnende Gastritis (viertes Stadium!) und rät ihm, seine Essgewohnheiten zu ändern. Dies tut er jedoch nicht. Das Problem verstärkt sich. Die Schmerzen werden stärker. Beim nächsten Arztbesuch entdeckt dieser ein Geschwür im Magen-Darm-Bereich (fünftes Stadium!). Wieder warnt ihn der Arzt vor den ernsten Folgen, doch er ignoriert die Warnung. Eines Tages wurde er, nach heftigen Schmerzen, Erbrechen und mit aufgeblähtem Bauch, in die Notfallaufnahme eines Krankenhauses gebracht. Dort musste er sich einer Operation unterziehen, da eine Perforation des Zwölffingerdarms bei ihm diagnostiziert wurde (sechstes Stadium!). Viele

Alltagbeschwerden, wie Erkältungen, Migräne, Menstruations- oder Verdauungsbeschwerden können wir in ihrem Verlauf auf diese Weise beobachten. Durch einfache Maßnahmen der Ernährungs- und Lebenskunde können wir die meisten Störungen in den ersten Stadien beheben.

Mentale Krankheiten

Die Entstehung von mentalen Erkrankungen ist jedoch sehr viel komplexer und manifestiert sich aus der Verknüpfung von drei Ursachenebenen. Als dahinterstehende kausale Faktoren sind immer ein Übermaß an *Rajas* (Aktivität, Leidenschaft, Ego) und/oder *Tamas* (Unwissenheit, Trägheit, Dunkelheit) verantwortlich, welches eine

Die sechs Stadien der Krankheitsentwicklung

Stadien	Grad der Störung	Auswirkungen
1. Stadium	Ein *Dosha* ist erhöht, gestaut oder geschwächt	Ein krankheitsauslösender Faktor setzt sich im Körper fest. Dessen Ursache kann geringfügig sein, wie z. B. eine unpassende Mahlzeit, ein Wettersturz oder mentale Überbelastung.
2. Stadium	Die *Dosha*-Störung festigt sich	Das angesammelte *Dosha* zeigt nun die ersten Symptome durch seine nun überbetonten Eigenschaften wie z. B. trockene oder sensible Haut, Nervosität, Müdigkeit o. Ä.
3. Stadium	Die Störungen verteilen sich im ganzen Körper	Das gestörte *Dosha* beeinträchtigt nun auch andere Körperfunktionen, dabei ist nicht zu übersehen, dass man etwas »ausbrütet«.
4. Stadium	Die gestörten *Dosha*-Energien lokalisieren sich in den Körpergeweben	Nun treten konkrete Krankheitssymptome in den Körpergeweben auf, und die Krankheit wird offensichtlich erkennbar.
5. Stadium	Die Krankheit nimmt spezifische Formen an	Der Körper ist schwach und überempfindlich. Das Krankheitsbild ist klar erkennbar und bedrohlich.
6. Stadium	Das Abwehrsystem des Körpers kann die Krankheit besiegen oder unterliegt ihr	In diesem Falle wird die Krankheit chronisch, führt zur Invalidität oder zum Tod.

Störung der gesunden Geistesfunktionen verursacht. Diese spiegeln sich auch im Weltbild und der Lebensmotivation des Einzelnen wider. So leiden Menschen mit zu viel *Rajas* und *Tamas* häufig unter ihren falschen Betrachtungsweisen, welche sie zu leidvollen Gedanken, Gefühlen und Handlungen führen.

Mit *Dharma*, *Artha* und *Karma* beschreiben die Veden sehr genau, worauf es für einen gesunden Menschen in einem gesunden Leben ankommt:

✿ *Dharma* – die Erfüllung der individuellen Pflichten und Verantwortlichkeiten

✿ *Artha* – der Verdienst bzw. Erwerb von Wohlstand

✿ *Karma* – der bewusste und selbstreflektierte Umgang mit Wünschen und Begehrlichkeiten.

Immer dann, wenn die mentalen Kräfte im Ungleichgewicht sind und *Tamas* oder *Rajas* den Geist dominieren, werden unser Denken, unser Fühlen und unsere Selbstkontrolle über unsere Gedanken und Emotionen gestört. Damit werden mentale Störungen erzeugt, die auch viele psychosomatische oder vegetative Erkrankungen (wie Schlafstörungen, Erschöpfungszustände, Depressionen und vieles mehr) erzeugen.

Die fehlerhaften Funktionen unseres Geistes werden in ihren drei Aspekten unterschieden:

✿ exzessiver Gebrauch – übermäßiges Denken oder Fühlen, unabhängig von Relevanz oder Irrelevanz der Gedanken und Emotionen

✿ falscher Gebrauch – das Denken unwichtiger Dinge und das Nicht-Denken entscheidender Dinge sowie unangemessene Emotionen

✿ ausbleibender Gebrauch – fehlender Einsatz der kontrollierenden Geistesfunktion (wenn man z. B. weiß, dass Rauchen schädlich ist und es trotzdem tut); das Ausschalten der Denkfunktion hin-

Gesundheit und Glück

Gesundheit und Glück basieren auf der Analyse und positiven Erfüllung von *Dharma, Artha* und *Karma*. Um hier das rechte Maß und die angemessenen Entscheidungen für die eigene Lebensgestaltung und Handlungsausrichtung zu finden, sollte man berücksichtigen:

Atma die Prägung des innersten Selbst bzw. der Seele

Deca die Lebensprägungen von Ort, Land, Region, Umgebung

Kula die Lebensprägungen des familiären Umfelds

Kala der zeitliche Faktor, wie Tages- und Jahreszeit, Alter, Zeitalter

Bala die eigenen Stärken und Fähigkeiten

gegen ist unschädlich, abgesehen vom fehlenden Trainingseffekt über längere Zeiträume.

Mit seinen psychologischen und spirituellen Therapieformen wirkt Ayurveda direkt auf das psychische Gleichgewicht des Menschen ein und unterstützt die Bildung von positiven Gedanken, Gefühlen und Handlungen. Damit legt es die Grundlage für einen ganzheitlichen Gesundheitsprozess, bei dem sich Körper, Geist und Seele im Gleichgewicht befinden. Hat sich eine Krankheit jedoch bereits entfaltet, so ist Prävention allein nicht genug. Nun müssen nachhaltige Methoden zur Reinigung, Regeneration und Erneuerung eingesetzt werden. Solange sich die Störung vor allem in den ersten drei Krankheitsstufen manifestiert und damit vor allem durch *Dosha*-Störungen erkennbar ist – mit oder ohne mentale Komponente – , sprechen wir im Ayurveda von einer temporären Störung. Hier genügt die Vermeidung der auslösenden Ursache (Nidana Parivarjana), um eine Heilung zu erzielen, da die Dhatus, Malas und Srotas noch nicht geschädigt wurden. Beachten wir nun die Dosha-regulierenden Maßnahmen mittels Ernährungs-, Ordnungs- und Kräutertherapie, so normalisieren sich das körperliche und mentale Gleichgewicht wieder von allein. Leiden wir hingegen unter einer manifesten Erkrankung in den oberen Stadien, so ist diese durch eine bloße Vermeidung der Ursache nicht mehr heilbar. Um die Schäden in den strukturellen Körperbestandteilen (Dhatus und Srotas) zu behandeln, benötigen wir medizinische Hilfe mit weiterführenden therapeutischen Maßnahmen. Nun reichen die ayurvedischen Therapiestrategien von körperlich-medizinisch ausgerichteten Behandlungsverfahren, wie z. B. eine Ausleitungskur oder eine medikamentöse Behandlung bis zu spirituellen Heilmethoden mit Edelsteinen oder Mantras. Eine ayurvedische Heildiät kann den Therapieprozess unterstützen, aber nicht ersetzen.

Therapiemethoden

- Gesundheitserhaltende Handlungsweisen
- Individuelle Ernährung
- Öl-Massagen und -Behandlungen
- Heilmittel pflanzlicher, tierischer und mineralischer Herkunft (Dravyaguna)
- Ausleitende Verfahren (Panchakarma)
- Yoga-Bewegungstherapie, Entspannungs- und Atemübungen, Meditation

Die ayurvedische Heilkunde

Die Ayurveda-Medizin betrachtet Krankheiten mit einem sehr komplexen Ansatz und unterteilt ihre Behandlungsmöglichkeiten in rationale, spirituelle und geistige Therapieformen.

Im Mittelpunkt einer jeder Behandlung steht immer der Mensch und nicht die Krankheit. Selbst wenn wir an einer unheilbaren Krankheit leiden sollten, so ermöglicht eine ayurvedische Therapie Hilfe, Linderung und Befreiung für das gesamte Wohlergehen. Durch die intelligente Kombination vielfältiger naturheilkundlicher Maßnahmen werden im Ayurveda Erfolge bei Erkrankungen erzielt, die in der Schulmedizin als schwer behandelbar gelten.

Ein Schwerpunkt der traditionellen und alt überlieferten Therapieformen in der ayurvedischen Heilkunde liegt auf der spirituellen und geistigen Behandlung. In der gleichen Tradition wie die Schamanen, die in allen Kulturen und Zeitaltern in der Verbindung der geistigen und sichtbaren Welt Menschen auf ihrem Lebensweg begleiten und heilen können, so arbeiten auch die ayurvedischen Eingeweihten (Vaidyas). Mehr als die Hälfte der traditionell indischen Medizin wird von Behandlungsformen der spirituellen Therapie (Devavyapashraya) und geistigen Heilungsformen (Sattvavajaya) bestimmt. Die rationalen Therapien (Yuktivyapashraya), wie z. B. die manuelle Therapie oder Pflanzenheilkunde, sind diejenigen, die man im Westen normalerweise mit Ayurveda in Verbindung bringt. Ihr Heilungsansatz ist vor allem auf die beeinträchtigten Körperkomponenten abgestimmt, bezieht aber in der ganzheitlichen Durchführung auch viele Ebenen der feinstofflichen Therapieformen mit ein.

Die Therapieformen im Einzelnen

In der ayurvedischen Heilkunde werden die einzelnen Therapieformen nach ihrer Art in drei Gruppen eingeteilt:

Die spirituellen Therapieformen (*Yuktivyapashraya Chikitsa*). Mit den spirituellen Therapien können Menschen behandelt werden, die unter Krankheiten leiden, die nicht auf eine konventionelle Behandlung ansprechen. Oft liegen die Krankheitsursachen auf der spirituellen Ebene (unverarbeitete Traumata, negative Informationen verstorbener Familienmitglieder o. Ä.), die dann mit speziellen Ritualen, Meditationen (Mantra) und Gebeten erfolgreich im Transformations- und Heilungsprozess unterstützt werden können.

Die geistigen Heilungsformen (*Sattvavajaya*). *Sattvavajaya* unterstützt durch die richtige Philosophie und Meditationen für eine gelassene Geisteshaltung eine schnelle Genesung und schaltet negative Gedanken und Konditionierungen aus, die den Krankheitsprozess beschleunigen würden.

Die rationalen Therapieformen (*Devavyapashraya Chikitsa*). Die rationalen Behandlungsformen werden vor allem für die Störungen in den funktionellen und strukturellen Körperkomponenten eingesetzt. Sie verfolgen drei hauptsächliche Ansätze:

✿ Vermeidung der Ursache (*Nidana Pariarjanam*). Viele Krankheiten können behandelt werden, indem die Aktivitäten und die Ernährung, welche auf die Krankheit begünstigend wirkten, vermieden werden. So kann z. B. eine schwierige Erkrankung wie Migräne durch das bloße Vermeiden von sauren, heißen und scharfen Lebensmitteln mit beachtlichem Erfolg behandelt werden.

✿ Reinigung (*Samshodanam*). Um schädliche, krankheitsverursachende Faktoren aus dem Körper zu entfernen, bedient sich die Ayurveda-Heil-

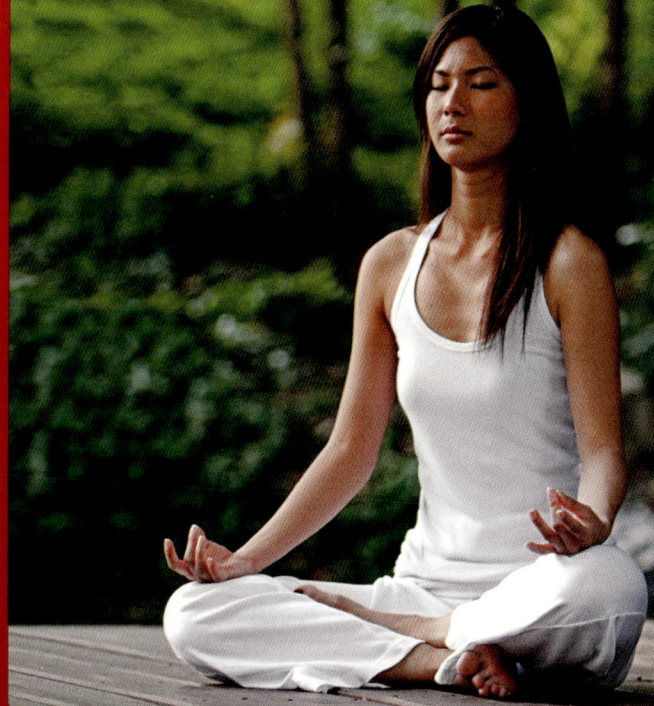

Heilen durch Yoga braucht seine Zeit. Durch regelmäßiges Üben wird der Körper ganz behutsam in den Zustand des Wohlgefühls geführt.

kunde sehr wirkungsvoller Therapien wie Ölung (*Snehana*), Schwitzen (*Svedana*) und Ausleitungstherapien (*Panchakarma*).

✿ Besänftigung (*Samshamanam*). Die besänftigenden Therapien werden immer dann angewendet, wenn der Patient zu schwach für eine intensive Reinigungstherapie (*Samshodanam*) ist. Ebenso dienen sie als Aufbaukur und Gesundheitsprophylaxe und umfassen gesunde Nahrung (*Ahara*), gesunde Aktivitäten (*Vihara*) und pflanzliche Heilmittel (*Aushadha*).

Die Konstitutionslehre des Ayurveda

Ayurveda betrachtet jeden Menschen als einzigartiges Individuum. Um seine vielfältigen Eigenarten wahrnehmen und bestimmen zu können, bedient es sich des Konzeptes der *Doshas*. Diese bilden entsprechend der individuellen Konstitution die körperlichen und psychischen Qualitäten des Einzelnen. So bestehen wir aus ayurvedischer Sicht alle aus einer einmaligen Mischung aus *Vata*, *Pitta* und *Kapha*. Je nach Ausprägung der einzelnen *Doshas* wird die persönliche Konstitution mit den hervortretenden Eigenschaften auf vielfältigste Weise geprägt.

Mit der Betrachtung des Körperbaus, des Stoffwechsels sowie der Ernährungsvorlieben oder Charaktereigenschaften erfahren wir die wahren Anteile unserer konstitutionsgeprägten Persönlichkeit.

Mit dem Wissen um unsere individuelle Konstitution führt uns Ayurveda zu einer tiefen Selbsterkenntnis und bewussten Lebensweise. Wir suchen nach der ursprünglichen Prägung und dem natürlichen Ausdruck unserer Persönlichkeit, und finden mit unserer Konstitutionsbestimmung neue Gesundheit und Lebenserfüllung. Mit der Betrachtung des Körperbaus, des Stoffwechsels sowie der Ernährungsvorlieben oder Charaktereigenschaften erfahren wir die wahren Anteile unserer konstitutionsgeprägten Persönlichkeit.

Je nachdem, wie die körperlichen, geistigen und psychischen Eigenschaften unserer individuellen Persönlichkeit beschaffen sind, erhalten wir typgerecht abgestimmte Ernährungs- und Gesundheitsempfehlungen. Ebenso verhilft die richtige Einschätzung der individuellen Natur, die persönlichen Verhaltensstrukturen und Krankheitsanfälligkeiten bereits im Vorfeld zu erkennen und durch geeignete Maßnahmen auszugleichen. Liegen bereits *Dosha*-Störungen und daraus resultierende Krankheitsbilder vor, so können nun typgerechte Diäten, Ausleitungsverfahren und Heilkräuter zu direkt spürbaren Verbesserungen des Gesundheitszustandes beitragen. Damit stellt die Konstitutionsbestimmung den Ausgangspunkt der gesamten Ayurveda-Heilkunde und Ernährungslehre dar, und alle Therapiestrategien und Empfehlungen werden darauf aufgebaut.

Bei der Konstitutionsbetrachtung unterscheiden wir die Grundkonstitution (*Prakriti*), die den *Dosha*-Status von Geburt an definiert, und den derzeitigen, oftmals aus dem Gleichgewicht geratenen Jetzt-Zustand der *Doshas* (*Vikriti*).

Der Grundkonstitution (*Prakriti*) des Menschen wird im Ayurveda eine sehr große Bedeutung zugeordnet, denn sie ist der Ausgangspunkt unseres Lebens. Die ursprüngliche Bedeutung von *Prakriti* ist »Natur« und bezeichnet vor allem das ursprüngliche Verhältnis der *Doshas* seit dem Lebensbeginn. Das heißt, die seit der Geburt bestehende Manifestation und Verteilung der *Doshas* bestimmt die Ausprägung unserer Grundkonstitution *(Prakriti)*. Je nachdem, welches *Dosha* oder welche *Dosha*-Kombination nun besonders vordergründig ausgeprägt ist, bestimmt, ob wir über die körperliche Konstitution eines *Vata-*, *Pitta-* oder *Kapha-*Typs verfügen. Dabei wird jeder Konstitutionstyp ganz wertfrei und positiv betrachtet, denn jedes *Dosha* birgt einzigartige Möglichkeiten und Potenziale für ein erfülltes Leben in sich.

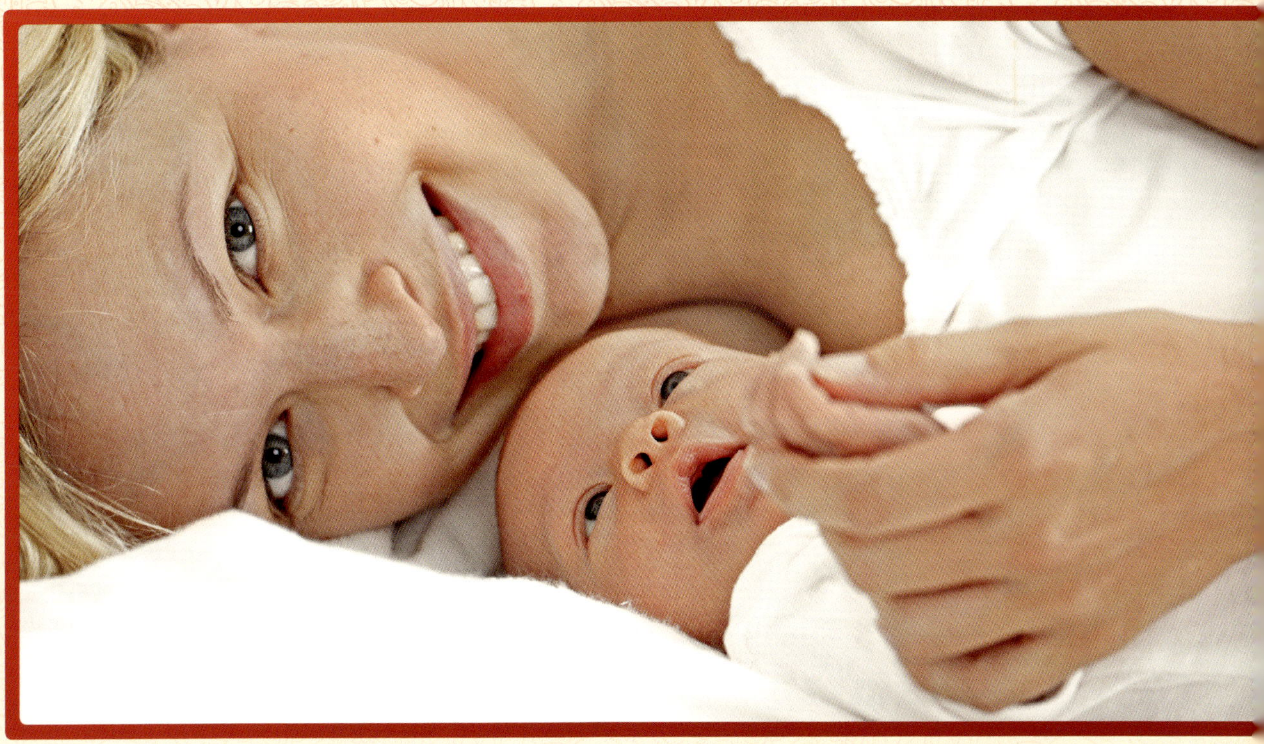

Schon vor der Geburt werden die Weichen für die individuelle Konstitutionsausprägung gestellt.

Leben im Einklang mit der eigenen Konstitution

Das Leben im Einklang mit der eigenen Konstitution zu gestalten, ist eines der wichtigsten Ziele des Ayurveda. Ohne spezielles Training ist oft jedoch nur wenigen von uns möglich, die eigene Konstitution mit ihren körperlichen Anlagen, psychischen Ausprägungen und mentalen Potenzialen von allein zu erkennen. Gelingt es uns, die Bedürfnisse unserer Konstitution positiv zu erfüllen, so sind wir erfüllt von vitaler Gesundheit und fröh-

licher Zufriedenheit. Erfährt unser *Dosha*-Gleichgewicht jedoch Störungen und wir unterdrücken die natürlichen Ausdrucksformen unserer Konstitution, so kompensieren sich die unerfüllten Wünsche oft mit ehrgeiziger Arbeit, unkontrolliertem Essen oder durch psychosomatisch bedingte Krankheiten. Um eine stabile Gesundheit zu erhalten, ist es aus ayurvedischer Sicht unbedingt notwendig, einen positiven Ausdruck für die eigene Natur (*Prakriti*) zu finden und das ganze Persönlichkeitspotenzial zu leben und weiterzuentwickeln. Damit stellen die ayurvedischen Therapiemethoden für den Menschen von heute nicht nur eine natürliche Heilkunde dar, sondern fördern auch ein neues Selbstverständnis und Vertrauen in den Ursprung der eigenen Persönlichkeit.

Wenn wir die individuelle Konstitution des Menschen bestimmen möchten, bedienen wir uns im Ayurveda umfassender Diagnosetechni-

Ausgeglichen ist, wer in der Kindheit das Glück hatte, seine eigenen Grenzen wohlbehütet austesten zu können, und Vertrauen aufbauen durfte.

ken – anhand des Pulses, der Zunge, der Körperbetrachtung, der Befragung und vielem mehr. Damit gewinnen wir einen umfassenden Eindruck des ganzen Menschen, in dem all seine körperlichen Anlagen, Reaktions- und Erkrankungsmuster erkennbar sind, die vollkommen wertungsfrei analysiert und betrachtet werden. Aus ayurvedischer Sicht ist jedes *Dosha* gleich gut und wichtig, auch wenn manche *Dosha*-Eigenschaften oder Typbeschreibungen nicht unseren persönlichen Vorlieben oder Idealbildern entsprechen.

In den klassischen Ayurveda-Lehrbüchern wird eine Tri-*Dosha*-Konstitution besonders hervorgehoben: Hier sind alle drei *Doshas* gleichmäßig verteilt, und die betreffende Person verfügt damit über eine sehr ausgeglichene Persönlichkeit und stabile Gesundheit. Verfügen wir jedoch seit Geburt an über ein ausgesprochen ausgeprägtes *Dosha*, wie z. B. sehr viel *Vata* oder *Kapha*, so kann daraus schnell ein »Zuviel« von diesem *Dosha* werden. Bereits von Beginn unseres Lebens an sind wir besonders störungsanfällig in diesem

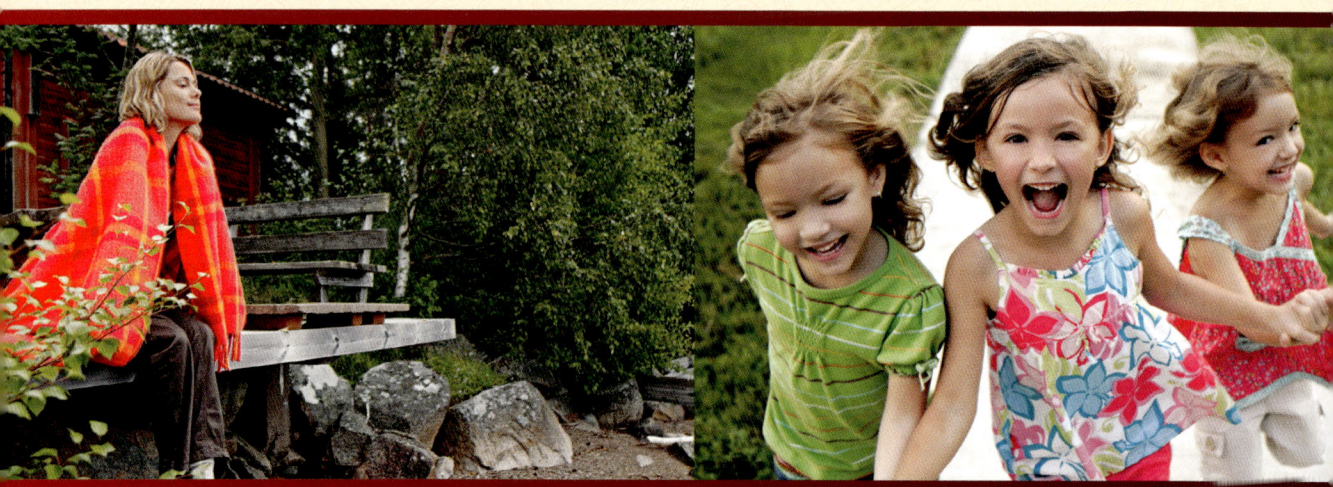

Dosha-Bereich und müssen auf uns aufpassen. So sagte einer meiner Ayurveda-Professoren immer: »Die wenigsten Menschen werden mit einer völlig ausgeglichenen *Prakriti* geboren, sondern haben bereits eine angelegte *Vikriti*. Damit wirkt die Ayurveda-Therapie vom ersten Tag.«

Von Geburt an

Viele Mütter berücksichtigen unbewusst die ayurvedischen Prinzipien in der Säuglingspflege: Das nervöse *Vata*-Baby bekommt viel Körperkontakt, Wärme und Ruhe, damit es keine Blähungen und Schreikrämpfe kriegt, und für das hautempfindliche *Pitta*-Baby achtet die stillende Mutter auf eine säurearme Ernährung.

Bei einer Konstitutionsbestimmung handelt es sich nicht um eine Wertung der Persönlichkeit, sondern um das Erkennen der wahren Natur, die von ihrem Ursprung her auf menschliche Weise vollkommen ist. Die deutlichste Manifestation unserer Grundkonstitution *(Prakriti)* finden wir in der Kindheit: Die Betrachtung der körperlichen und mentalen *Dosha*-Ausprägung unserer ersten Lebensjahre lässt uns den wahren Ursprung unserer Persönlichkeit erkennen. Hier ist die Grundkonstitution *(Prakriti)* mithilfe von alten Kinderfotos und authentischen Erinnerungen am unverfänglichsten zu sehen, so dass wir auch gut unterscheiden können, inwieweit wir uns heute eventuell von unserer Ursprungskonstitution entfernt haben. Wichtig bei diesen Selbstanalysen ist es, dass wir jeden Konstitutionstypen bewertungsfrei und positiv betrachten können. Im ayurvedischen Verständnis gibt es kein einheitliches Schönheitsideal, keine genormten Verhaltensformen, sondern jeder Mensch sollte sich entsprechend seiner Möglichkeiten entfalten und

ausdrücken können. Denn die Faszination einer Persönlichkeit entsteht durch den Ausdruck ihrer Einzigartigkeit und der positiven Betonung der typgerechten Potenziale und Anlagen. In diesem Sinne dient die Konstitutionsbestimmung nicht nur der Gesundheitsstärkung und Therapieplanung, sondern der ganzheitliche Erkennungsprozess um die eigenen Konstitutionsanteile erfüllt uns mit neuem Selbstbewusstsein, Charisma und Handlungskompetenzen, die wir auf allen Ebenen des Lebens erfolgreich einsetzen können.

Prakriti – Die Grundkonstitution

Für unsere natürliche Konstitution *(Prakriti)* sind verschiedene Faktoren verantwortlich. Die grundlegenden Anlagen werden mit dem Zeitpunkt der Zeugung auf genetischer und biologischer Ebene festgelegt. Dabei spielen die körperliche und psychische Verfassung der Eltern, die Jahreszeit und der Ort eine große Rolle. In der Gebärmutter der Frau wird die Konstitution weiter geformt und gefestigt. Das Verhalten der Mutter während der Schwangerschaft hat eine sehr große Bedeutung für das Leben und die Konstitution des ungeborenen Kindes. Manche Ayurveda-Ärzte sprechen davon, dass die Zeit im Mutterleib bis zu 80 Prozent unserer Konstitution ausmacht. Zusätzlich beeinflussen noch andere Elemente, wie z. B. der Zeitpunkt der Geburt sowie die Nahrung und Umgebung der ersten Lebensmonate während und nach der Geburt das *Prakriti*. Zusammenfassend lässt sich also sagen, dass im Ayurveda die Konstitutionsbildung von zwei verschiedenen Faktoren abhängig gemacht wird:

1. Von den Anlagen und Einflüssen vor der Geburt und in der Gebärmutter *(Garbhaj)*.

Konstitutionsbildung vor und nach der Geburt

Wichtige Faktoren für eine gesunde Konstitutionsbildung **vor** der Geburt *(Garbhaj Prakriti)*

Der Zustand der Gebärmutter Die Gebärmutter beherbergt das Kind neun Monate lang und sollte deshalb gesund und frei von *Dosha*-Störungen sein.

Ernährung und Lebensweise der Mutter In der Schwangerschaft beeinflussen sowohl die Ess- und Lebensgewohnheiten als auch der Gemützustand der Mutter die Konstitutionsbildung des Kindes in sehr starkem Maße. Falsche Ernährungs- und Verhaltensweisen sowie starke psychische Belastungen in der Schwangerschaft führen zu bleibenden Schwachpunkten der Konstitutionsausprägung.

Seelisch-geistige Komponenten Der Ayurveda geht davon aus, dass die Manifestierung der individuellen Natur ein Abbild und eine Hülle für die eigene spirituelle Natur, das persönliche Schicksal und das übergeordnete Lebensziel ist.

Wichtige Faktoren für eine gesunde Konstitutionsbildung **nach** der Geburt *(Jathaj Prakriti)*

Die Lebensweise der Eltern *(Jati)* Entsprechend der täglichen Lebensweise (z. B. Sport, Ernährung) und Belastungsfaktoren (Stress, Bewegungsmangel) werden sich die Konstitution und physische Belastbarkeit ausprägen.

Familientraditionen und erbliche Faktoren *(Kula)* Bestehen traditionelle Berufsbilder und Lebensmodelle in einer Familie, so hat auch dies einen großen Einfluss auf die grundlegende Persönlichkeitsbildung des Kindes.

Rassenfaktoren und klimatische Bedingungen *(Deshanupatini)* Verschiedenartige Länder und Klimabedingungen beeinflussen durch ihre ortsbedingten Faktoren die verschiedenartige *Prakriti*.

Jahreszeiten und saisonale Faktoren *(Kala)* Je nachdem ob ein Kind im Winter oder Sommer geboren wurde, weist seine *Prakriti* spezielle Eigenschaften seiner ersten Jahreszeit auf.

Altersfaktoren *(Vaya)* Die Konstitution eines Menschen verändert sich auch langsam entsprechend dem Alter und der vorherrschenden Lebensphase.

2. Von der Ernährung, Lebensweise und Prägung direkt nach der Geburt *(Jathaj)*, wie z. B. in der Familie gültigen Traditionen oder spezielle kulturelle Lebensgewohnheiten.

Ayurveda betont, dass beide Elternteile ihre *Doshas* vor der Zeugung eines Kindes durch Reinigungsmaßnahmen oder andere gesundheitsfördernde Empfehlungen in der Ernährung und Lebensführung ins Gleichgewicht bringen sollten. Falls vor der Empfängnis die Eltern unter Störungen oder Unausgeglichenheit auf der körperlichen oder mentalen Ebene leiden, so werden diese sich ganz offensichtlich in der Grundkonstitution des Kindes nach dessen Geburt widerspiegeln.

So gibt es in der ayurvedischen Medizin sehr viele Empfehlungen zur Vorbereitung der Zeugung und Empfängnis. Denn der positive Gesundheitszustand beider Eltern gewährleistet ein gesundes Baby mit einer so starken und ausgeglichenen Konstitution, dass das Kind sein ganzes Leben davon profitieren kann.

Dieser pränatale Einfluss auf die Konstitutionsbildung kann manchmal frappierend sein. So habe ich in meiner eigenen Ayurveda-Praxis viele Patienten erlebt, die beispielsweise eine konstitutionsbedingte Anlage zu Übergewicht hatten, da ihre Mütter während der Schwangerschaft unter massivem Bewegungsmangel und Übergewicht litten. Oder in der heutigen Zeit schon alte Menschen, die während der kargen Kriegsjahre gezeugt und ausgetragen wurden, litten konstitutionsbedingt an einer Herzschwäche, die durch die existenziellen Nöte und Ängste dieser Zeit hervorgerufen wurden. Andererseits habe ich aber auch schon viele Menschen erlebt, die aufgrund ihrer außerordentlich stabilen Grundkonstitution äußerst belastbar sind. Wenn ein gesundes Baby in einer gesunden Familie heranwächst, so kann es als Erwachsener oft für viele Jahre Raubbau mit seiner Gesundheit treiben, bis sich daraus resultierende Beschwerden einstellen.

Vikriti – Veränderung unserer Dosha-Anteile

Wenn unser jetziges Dosha-Gefüge nicht mehr mit der Grundkonstitution (Prakriti) übereinstimmt, so wird dies als »Vikriti« bezeichnet.

Sobald die Doshas aus dem Gleichgewicht geraten sind und sich im Körper ansammeln, verändert sich die Ursprungskonstitution. Durch die Disharmonie in dem ursprünglichen Dosha-Gleichgewicht werden körperliche Störungen, geistige Beschwerden und emotionale Belastungen ausgelöst. Die vermehrten Doshas sammeln sich nun an verschiedenen Stellen im Organismus an, belasten die Körpergewebe Dhatus und blockieren die Körperkanäle Srotas. Auf die mentalen Persönlichkeitsanteile wirkt sich dieser Prozess ebenfalls unvorteilhaft aus, da ein Ungleichgewicht der Doshas immer zu einer Verminderung der emotionalen Stabilität und Ausgeglichenheit in unserer Persönlichkeit führt.

So wie in der Grundkonstitution (Prakriti) das gesamte Persönlichkeitspotenzial liegt, so ist das Ungleichgewicht der Doshas (Vikriti) die Wurzel von Krankheit, Leid und Unglück. Mit dem Erkennen bzw. der Diagnose der Vikriti in ihrem »Ist-Zustand« wird die Wurzel aller gesundheitlichen Probleme deutlich, auch wenn daraus noch keine schwerwiegenden Erkrankungen erwachsen sind.

Wenn der Kontakt zur wahren Natur unterbrochen wird, so ist der Maßstab für das persönliche Wohlbefinden und eine erfüllte Lebensweise oft ebenfalls verloren gegangen. Die täglichen Verhaltensweisen und Essgewohnheiten arbeiten nun oft gegen die eigene Konstitution und gestörte Doshas dominieren die Sinnesorgane und Befindlichkeitsstörungen.

In meiner langjährigen Ayurveda-Praxis bin ich fast keinem Menschen begegnet, der sich noch im Einklang mit seiner ursprünglichen Natur (Prakriti) befindet. Die Ursache für unsere veränderte Konstitution (Vikriti) liegt immer in einer Dosha-Erhöhung und -Ansammlung. Dafür gibt es zwei auslösende Faktoren, die auf den äußeren Einflüssen und der inneren Stagnation beruhen.

Erste Ursache

Zum einen reagiert der Körper sehr sensibel durch die äußere Vermehrung eines von Natur stark ausgeprägten *Dosha*. Wenn z. B. ein *Kapha*-Typ im Frühling eine Woche graues, nasses Regenwetter erlebt, er sich in dieser Zeit überwiegend von fettigen, schweren und süßen Speisen ernährt und zusätzlich noch unter Bewegungsmangel leidet, so wird er aufgrund dieser *Kapha*-erhöhenden Faktoren garantiert bereits nach einer kurzen Zeit mit einer starken *Kapha*-Störung wie Gewichtszunahme, Verschleimung, Trägheit oder Wasseransammlungen reagieren. Ein *Pitta*- oder *Vata*-Typ hingegen würde zwar ebenfalls auf diese *Kapha*-erhöhenden Faktoren reagieren, aber es würde sehr viel länger dauern, bis er die typischen *Kapha*-Beschwerden entwickelt. Dafür reagiert *Pitta* äußerst sensibel auf alle *Pitta*-anregenden Aspekte wie heißes Wetter oder scharfe und saure Speisen, und *Vata* zeigt unmittelbar seine Symptome bei Wind, Kälte und einer unregelmäßigen Lebensweise.

In diesem Sinne stellen sowohl eine ungesunde Lebens- und Ernährungsweise, das Wetter als auch stressbedingte Belastungen in der Arbeitswelt oder dem Privatleben die häufigsten Ursachen für eine durch äußere Bedingungen provozierte *Dosha*-Störung dar.

Zweite Ursache

Die zweite Ursache für *Dosha*-Ansammlungen liegt im emotionalen Ungleichgewicht von konstitutionsbezogenen Persönlichkeitsstrukturen und Bedürfnissen. Gemäß der individuellen Natur benötigt jeder Konstitutionstyp spezifische Ausdrucksformen seines Persönlichkeitsprofils und liebt Verhaltensweisen, die seinen Fähigkeiten und

Eigenschaften entsprechen. So lieben *Vata*-Typen z. B. den kreativen und flexiblen Ausdruck ihrer Visionen, *Pitta*-Typen brauchen eine Möglichkeit, ihre Führungsqualitäten unter Beweis zu stellen, und *Kapha*-Menschen sehnen sich nach Ruhe, Sicherheit und Zufriedenheit. Werden diese natürlichen Wünsche und Charaktereigenschaften nicht gelebt, so entwickeln sie sich zu einer unsichtbaren Zeitbombe für die Gesundheit des Einzelnen. Durch die Stagnation der unterdrückten Persönlichkeitsanteile und ungelebten Fähigkeiten sammeln sich die betreffenden *Doshas* auf die gleiche Weise an, wie wenn sie von außen vermehrt zugeführt würden. Auf diese Weise kann ein Magengeschwür durch den übermäßigen Genuss von sauren Speisen, Alkohol, Kaffee und Stress produziert werden. Oder auch durch unterdrückten Ärger, immer wieder heruntergeschluckte Wut und ein Mangel an Bewegung und Handlungsfreiheit, die zu den gleichen Symptomen führen können.

In westlichen Ländern verbreitet

Die psychosomatisch bedingten *Dosha*-Störungen sind besonders in den westlichen Ländern sehr verbreitet. Viele Menschen haben sich aufgrund einengender Erziehungsideale, unpassender Ernährungs- und Verhaltensweisen, persönlicher Ängste und schmerzhafter Erfahrungen von ihrer ursprünglichen Natur entfernt. Vergleicht man die heutige Persönlichkeit mit den Anlagen, die in der Kindheit sichtbar wurden, so sind häufig keine Übereinstimmungen mehr zu finden. Erhält ein Kind nicht den Raum, um seine konstitutionsbedingten Anlagen zu entfalten, so stagnieren die dominanten *Doshas* und sammeln sich ebenso im Körper an, wie durch eine *Dosha*-erhöhende bzw. -störende Lebens- oder Ernährungsweise.

Konstitutionsbedingte Unterschiede

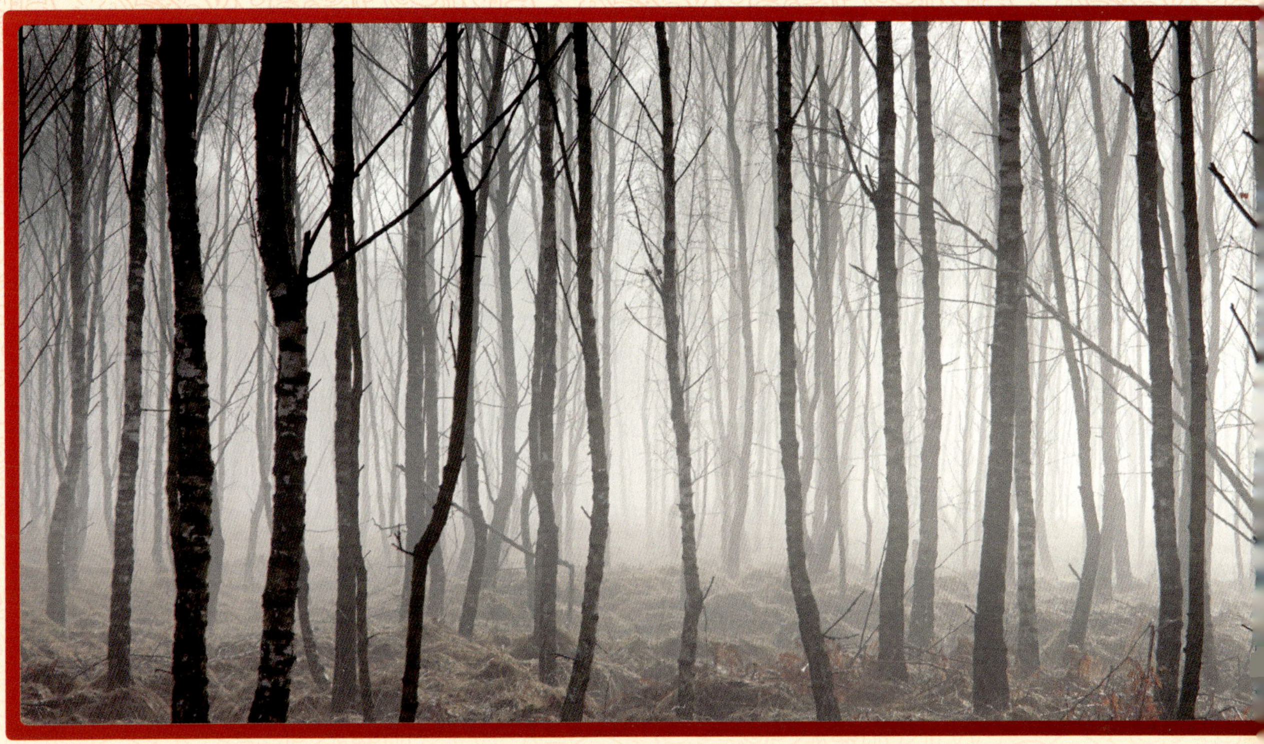

Eine Pitta-betonte Persönlichkeit benötigt ab ihrem ersten Lebenstag außergewöhnlich viel Aufmerksamkeit und möchte die Führung übernehmen. So zeigen schon *Pitta* Babys einen starken, unbezwingbaren Willen: Die ganze Familie soll sich ihren Wünschen und Bedürfnissen unterordnen. Denn ein Grundbedürfnis von *Pitta* ist es, zu dominieren und die eigenen Vorstellungen durchzusetzen. Wird dieses Kind nun in seinem Willen und seinem Wesen »gebrochen«, so lernt es seine *Pitta*-geprägten Anlagen zu unterdrücken und versucht, gehorsam, fügsam und angepasst zu sein. Doch da dies nicht seinem Naturell entspricht, wird die ihm ureigene Energie immer wieder mit

Klima- und Wettereinflüsse wirken unterschiedlich auf Körper und Geist. Innere Ruhe und Stabilität werden in der kühlen Jahreszeit gestärkt.

schwer zu kontrollierenden Wutanfällen durchbrechen. Das innere und unterdrückte Feuer wird früher oder später seine Entsprechung in seinem Befinden aufzeigen. Körperliche *Pitta*-Störungen wie Übersäuerung, Entzündungen und Verdauungsbeschwerden können nur ein körperlicher Ausdruck der emotionalen Unterdrückung sein.

Wenn eine Kapha-betonte Persönlichkeit gehetzt wird, ist es genauso. *Kapha* ist das beständige und erhaltende Prinzip im Körper. Menschen mit hohem *Kapha*-Anteil sind ruhig, gefühlvoll und ausgeglichen. Sie lieben es, die Dinge ordentlich

Die Konstitutionen

Die heilige Schrift *Caraka-Samhita* beschreibt die Ursachen der Konstitutionsstörung als

Pränatale Prägung Durch erbliche Faktoren kann bereits in der frühen Kindheit ein *Dosha*-Ungleichgewicht entstehen. Ebenso werden genetisch bedingte oder seit Geburt vorhandene Krankheiten als pränatale *Vikriti* bezeichnet. Diese können nur sehr schwer (wenn überhaupt) verändert werden.

Äußere Faktoren Alle äußeren Einflüsse wie klimatische Bedingungen, Lebensweise, Ernährung, Alter, mentale oder körperliche Belastungen oder bakterielle Infektionen, die mithilfe klinischer diagnostischer Methoden als Ursache von einer Konstitutionsstörung ermittelt werden können.

Nicht sichtbare Faktoren Krankheiten, die sich ohne äußere Faktoren manifestieren, haben ihre Ursache im spirituellen, geistigen und emotionalen Bereich.

Konstitutionsmerkmale des Körpers

	Vata	Pitta	Kapha
Körperbau	dünn, schwach entwickelt, feingliedrig, klein oder groß	mittlere Körpergröße, mäßig entwickelt	stämmig, klein oder groß, großgliedrig, gut entwickelt
Gewicht	geringes Gewicht, nimmt schwer zu	Idealgewicht mit guter Muskulatur	schwer, Tendenz zur Fettleibigkeit
Gesicht	klein, zerfurcht, hager, ausdruckslos	mittlere Größe, rötlich, eckig, scharfkantige Züge	große, runde, weiche Züge, blass
Haut	trocken, glanzlos, rau, hervortretende Venen	leicht errötend, rotwangig, weich, ölig, Sommersprossen	feucht, dick, kühl, blass, Wasseransammlungen
Haare	spärlich, dünn, trocken, häufig Schuppen oder Haarausfall	mäßig, fein, weich, rötlich, frühzeitig ergraut	kräftig, reichlich, ölig
Hände	klein, kalt, rissig, schmale hervorstehende Gelenke	mittlere Größe, rosig, warm	kräftig, groß, fest, ölig, wenig Linien

und gründlich zu tun. Müssen sie sich aber immer beeilen, so kommen sie aus ihrem Rhythmus und geraten in Stress. Gewichtszunahme und ein träger Stoffwechsel entstehen, da der Körper versucht, den inneren Verlust an Ruhe auszugleichen.

Wenn eine kreative Vata-Persönlichkeit in einer von Konventionen und Traditionen bestimmten Welt lebt, so zeigen sich Auswirkungen über kurz oder lang. Sobald die Leichtigkeit und Visionskraft des Luft- und Ätheranteils des *Vata*-Typs auf längere Zeit keinen Ausdruck findet, so übernehmen Trägheit, Schweregefühl und Antriebslosigkeit die Oberhand auf allen Ebenen des Seins. Chronische Verdauungsstörungen, Blähungen und Störungen des Bewegungsapparats zeigen ebenfalls die blockierte *Vata*-Energie in ihrem Störfeld.

Konstitutionsmerkmale des Charakters

	Vata	Pitta	Kapha
Körperkraft	schwach, geringe Ausdauer, gute Spontankraft	gute Körperkraft, leistungsstark	stark, ausdauernd, wenig Tatendrang, beginnt langsam
Aktivität	schnell, leichtsinnig, spontan, überaktiv, chaotisch	zielgerichtet, ehrgeizig, effizient, machtvoll	stetig, würdevoll, zuverlässig, unflexibel, phlegmatisch
Sprechweise	schnell, unstet, sprunghaft, unzusammenhängend	überzeugend, argumentativ, monologhaft	langsam, entschieden, wohlüberlegt
Verstand	geschwind, unentschlossen, anpassungsfähig, neugierig	intelligent, durchdringend, kritisch, zielgerichtet	gründlich, bedächtig, halten sich an grobe Prinzipien
Gedächtnis	schlechtes Langzeitgedächtnis	scharf, klar, gute Erinnerung an Verletzungen	gutes Langzeitgedächtnis, gute Erinnerung an Gefühle
Gefühle	spontan, ängstlich, furchtsam, nervös, launisch, empfindlich	leidenschaftlich, heftig, ärgerlich, streitsüchtig	ruhig, zufrieden, anhänglich, sentimental, schwermütig
Lebensweise	bewegt sich viel, reist und spielt gern, exzentrisch, überlastet	wettbewerbsorientiert, mag Sport und Politik, verträgt keine Hitze	bequem, eintönig, liebt schöne Dinge, Luxus, Komfort

Konstitutionsmerkmale der inneren Körperfunktionen

	Vata	Pitta	Kapha
Immunsystem	schwach, schmerzempfindlich, chronische Leiden	mittelmäßig, anfällig für Infektionen, Entzündungen	verlässlich, stark
Krankheiten	Nervensystem, Knochen, Arthritis, geistige Störungen	Haut, Blut, fiebrige Krankheiten, Entzündungen	Atemwege, Lungen, Schleimbildung, Ödeme, Fettsucht
Stoffwechsel	schnell, resorbiert schlecht, unterzuckert leicht	schnell, stark, übersäuert leicht	schwach, langsame Resorption
Verdauung	unregelmäßig, Blähungen, neigt zu Verstopfung	gut, neigt zu Durchfall	regelmäßig, Neigung zu Verstopfung (Stuhl weich)
Ausscheidung	spärlich, trocken, schmerzhaft, dunkel	reichlich, brennend, gelbgrünlich, riechend	oft hell oder schleimig
Appetit	unterschiedlich, nicht vorhersehbar	stark, heftig, wenn hungrig: leicht ärgerlich, gereizt	gleichbleibend, regelmäßig, stetig
Geschmack	mag süßes, warmes, saftiges Essen, einfache Speisen	mag süßes, kräftiges, gewürztes Essen, bittere, rohe Speisen	mag süßes, gewürztes Essen, bittere, kräftige Speisen

Die sieben klassischen Konstitutionstypen

Ayurveda beschreibt sieben verschiedene Konstitutionstypen, die sich durch ihre unterschiedliche Betonung eines einzelnen oder mehrerer *Doshas* hervortun. Je nachdem wie die *Dosha*-Kräfte verteilt sind, erzeugen sie die Körperstruktur, angeborene Verhaltensmuster, Vorlieben und Abneigungen, Einstellungen, Denkweisen sowie Reaktionsweisen auf bestimmte Stimuli.

Bei den Konstitutionstypen, in denen nur ein *Dosha* vorherrscht, sind diese Eigenschaften eindeutig zu erkennen und dem offensichtlich dominanten *Dosha* zuzuordnen. Besteht allerdings die Vorherrschaft von zwei oder drei *Doshas*, so mischen sich die Eigenschaften und Körpermerkmale. So kann z. B. ein *Vata-Kapha*-Typ einen *Kapha*-Körperbau und eine *Vata*-Haut aufweisen. Sein Stoffwechsel kann ebenfalls von *Vata* geprägt sein, wo hingegen die allgemeinen Vorlieben der *Kapha*-Persönlichkeit entsprechen.

Wir sehen also, es ist nicht so einfach, eine Konstitution in ihrer komplexen Vielseitigkeit zu erkennen, da die Erscheinungen und Kombinationen der verschiedenen *Dosha*-Konstellationen unendlich sind. Sehr hilfreich ist es deshalb, die Eigenschaften und Qualitäten der einzelnen *Doshas* (siehe erstes Kapitel ab Seite 8ff.) genau zu kennen. Dann können wir wie bei einem Mosaik die verschiedenen Teilchen benennen und zuordnen.

Wir finden den Konstitutionsausdruck unserer *Doshas* immer auf körperlicher und psychischer Ebene. Mein Ayurveda-Professor sagte immer: »Die *Doshas* kommunizieren zwischen body and mind«. Auffällig ist jedoch, dass in der indischen Ayurveda-Praxis vor allem die körperlichen Eigenschaften der *Doshas*, wie z. B. die Größe, der Knochenbau, die Hautstruktur, die Augenform, die Fingernägel u.v.m. in der Konstitutionsbestimmung beachtet werden. In der westlichen Ayurveda-Praxis liegt das Augenmerk aber mindestens ebenso stark auf der psychischen Qualität der *Doshas*. Da in unserer modernen Welt die geistige Beanspruchung und psychischen Ausdrucksformen ganz besonders ausgeprägt sind, kommen Faktoren wie. z. B. die Sprechweise, die emotionale Verfassung, Ängste oder Stressreaktionen ganz besonders zum Tragen, wenn man einen Konstitutionstyp in seiner Ganzheitlichkeit erfassen möchte.

Einzel- und Mischtypen

Mit den folgenden Konstitutionsbeschreibungen möchte ich zum einen wiedergeben, was die klassischen Schriften zu den einzelnen Konstitutionstypen sagen. Zum anderen sollen sie eine Idee vermitteln, welche Ausdrucksformen die *Doshas* typgerecht bilden und in welcher Weise *Vata*, *Pitta* und *Kapha* eigenes Leben prägen können. Für die *Vata-*, *Pitta-* und *Kapha*-Konstitution gibt es ausführliche Beschreibungen in den klassischen Schriften des Ayurveda. Die hier aufgeführten Texte basieren auf den Quellentexten der berühmten Schriften von *Caraka*, *Susrutha* und der *Astanga Hrdayam*. Die sogenannten Mischtypen werden dort nicht einzeln erläutert. Mit den kurzen Persönlichkeitsprofilen möchte ich aber typische Eigenschaften und Persönlichkeitsmerkmale dieser Konstitutionstypen aufführen. Diese sind aber lediglich ein Beispiel für eine mögliche Erscheinung eines Mischtypen und erheben keinen Anspruch auf Vollständigkeit

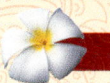

Die Vata-Konstitution

Menschen mit einer *Vata*-Konstitution sind von
Natur aus sehr feingliedrige und sensible Persön-
lichkeitstypen, die sich durch einen schmalen Körperbau, trockene Haut und eine künstlerische und
sensitive Fähigkeiten auszeichnen.

Da *Vata* das beweglichste Prinzip darstellt, bietet seine Vorherrschaft Schnelligkeit, Instabilität
und eine facettenreiche Persönlichkeit mit vielen
verschiedenen Interessen und Talenten. *Vata*-
Menschen sind körperlich und geistig immer
aktiv, neugierig und haben ein starkes Bedürfnis,
sich zu bewegen. Sie können nur schwer zur Ruhe
kommen und werden bereits als Kind gerne »Zap-
pelphilipp« genannt.

Eine sehr sensible Körperfunktion stellt ihre
Verdauung dar. *Vata*-Typen haben von Natur aus
einen unregelmäßigen Appetit und reagieren auf
Stress, falsche Nahrung und innere Anspannung
unmittelbar mit Blähungen und Verstopfung. Das
Nervensystem ist empfindsam und ihre Körperstärke und Widerstandsfähigkeit gegen Krankheiten eher gering. So sind *Vata*-Menschen besonders
empfindlich gegenüber Kälte und Wind. In der
kalten Jahreszeit sehnen sie sich nach Licht und
Wärme. So flüchten sie in der Regel, wann immer
nur möglich, aus dem tristen nordeuropäischen
Herbst und Winter.

Eine große Stärke von *Vata* liegt in der Kommunikation. *Vata*-Typen haben ein offenes Wesen,
können gut Kontakte aufbauen und sind normalerweise redselig. Leider neigen sie aufgrund ihres
schnellen und flexiblen Geistes zu widersprüchli-
chen Aussagen und wechseln im Gespräch schnell
von einem Thema zum anderen. Der Ideenreich-
tum und die Kreativität von *Vata* sind bemerkens-

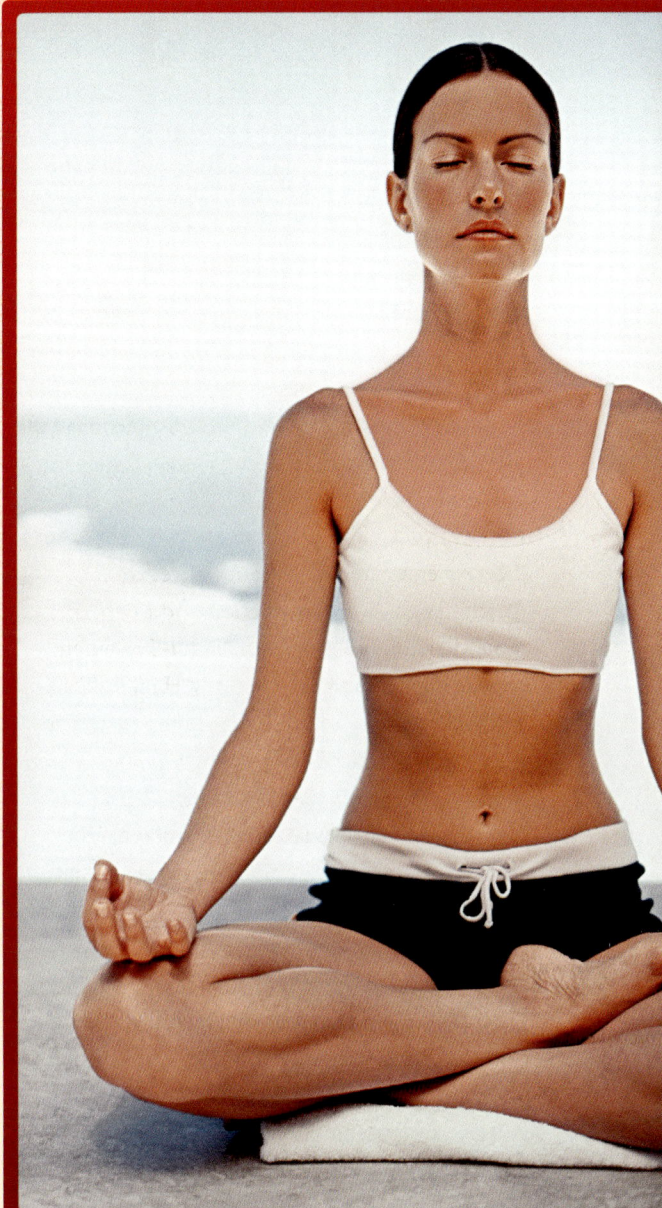

Yoga und Meditation sind ein Teil der psychologischen Ayur-
veda-Therapien. Sie wirken ganz besonders ausgleichend
auf das Vata-Dosha.

wert und ihre große Begeisterungsfähigkeit lässt sie Tätigkeiten stets zügig beginnen. Es macht ihnen große Freude, neue Dinge zu lernen und ihr Leben mit Veränderungen zu bereichern. Leider haben sie keine ausgeprägte Ausdauer und verfolgen oft mehrere Projekte gleichzeitig, ohne sich auf eins voll zu konzentrieren. Dies führt schnell zu einer Überlastung, schützt aber vor Langeweile und Routine.

Der hohe Äther-Anteil im *Vata* schenkt ihnen einen sehr guten Zugang zu den spirituellen und feinstofflichen Aspekten des Lebens. Dies lässt sie gut meditieren und ermöglicht eine feine Wahrnehmung und sichere Intuition. Auf fremde Kulturen, Gebräuche und Religionen können sie sich sehr gut einlassen.

Generell neigen *Vata*-Menschen zu mentalen und psychosomatischen Erkrankungen. Ihr Bewegungsapparat ist störungsempfindlich. Der Stoffwechsel reagiert leicht mit Blähungen, Verdauungsbeschwerden und Energiemangel. Ohrgeräusche, Tinnitus, Herzerkrankungen und neuralgische Schmerzen treten bei einer körperlichen und geistigen Überlastung, Stress und im Alter vermehrt auf.

In Phasen der Besorgnis sind typische *Vata*-Symptome Nägelkauen, Zuckungen, Nervosität und Schlafstörungen. Ihr Schlaf ist auch in unbelasteten Situationen eher schlecht, und während des Schlafes knirschen sie häufig mit den Zähnen oder spannen den Unterkiefer an. Das Einschlafen ist oft etwas erschwert, und die eigentliche Regeneration im Schlaf beginnt erst in den Morgenstunden. *Vata*-Konstitutionen verfügen über eine exzellente Vorstellungskraft und hervorragende Auffassungsgabe. Sie leben in einer Phantasiewelt, die sie zu Dichtern und Künstlern macht.

Die Pitta-Konstitution

Pitta-Menschen sind sehr dynamische, erfolgreiche und eindrucksvolle Persönlichkeiten. Sie verfügen über ein außerordentliches Energiepotenzial und sind körperlich und geistig sehr leistungsstark. Das feurige Prinzip von *Pitta* gibt Hitze, Schärfe, Brillanz und Egoismus in der Persönlichkeit. So sind *Pitta*-Menschen oft sehr zielgerichtet und handlungsorientiert, aber auch selbstbezogen und egozentrisch. Sie haben eine gute Verdauung und einen guten Stoffwechselumsatz, daher ist ihr Körper mittelmäßig entwickelt. Er schwitzt viel, und die Haut ist normalerweise feucht, warm und gut durchblutet. Die Haut weist einen rötlichen Schimmer auf, hat oft Sommersprossen und neigt zu Rötungen, Hautunreinheiten oder Reizungen. Ebenso zeigt die *Pitta*-Haut die Tendenz zur Faltenbildung, und die Haare können zu früh ergrauen oder ausfallen.

Die Körperkraft von *Pitta*-Konstitutionen ist mittelmäßig ausgeprägt. Aufgrund ihres starken Willens und großen Ehrgeizes sind sie jedoch schwer zu bezwingen. Sie lieben sportliche Aktivitäten und finden einen entspannenden Ausgleich ihres oft angespannten Gemüts durch körperliche Bewegung.

Pitta verleiht der Stimme Schärfe sowie eine flüssige, klare Sprache. Diese Menschen verfügen über eine gute Argumentationsfähigkeit, mit der sie andere überzeugen können. Sie sind gute Redner und nehmen in Versammlungen, Diskussionen und Seminaren normalerweise einen besonderen Platz ein. Sie lieben das Debattieren und Diskutieren. Ihre Dominanz und Durchsetzungsfähigkeit kann von anderen auch als Verbissenheit empfunden werden. Der Wunsch, immer Recht zu behalten, zieht sich wie ein roter Faden durch ihre privaten und geschäftlichen Gespräche und Aktionen im Laufe ihres Lebens.

Auf der körperlichen Ebene neigen sie zu Hautbeschwerden, Übersäuerung, Entzündungen sowie Problemen mit der Leber und anderen Verdauungsorganen. Ihr Schlaf ist mittelmäßig mit häufigen Träumen von Feuer und roten Objekten. Oft schwitzen sie nachts stark und empfinden bereits am Morgen eine innere Anspannung und Tatkraft.

Pitta-Typen sind wetteifernd und schätzen die Herausforderungen. Auch in stressvollen

Sportliche Aktivitäten und Herausforderungen abseits der Trampelpfade besänftigen Pitta auf ganzheitliche Weise.

und überfordernden Situationen fühlen sie sich kraftvoll und sicher. Nach einer getroffenen Entscheidung stehen sie zu ihr und tragen die vollen Konsequenzen. Aufgrund dieser Charaktereigenschaften besitzen sie gute Führungsqualitäten. Sie sind freundlich zu ihren Untergebenen, fordern aber gleichzeitig Anerkennung, Achtung gegenüber ihrer Autorität und sind streng gegenüber Ungehorsam. Sie können sehr aggressiv sein, beruhigen sich jedoch schnell, nachdem sie sich über jemanden geärgert haben, und vergessen den Grund des Ärgers genauso rasch. Ihre scharfe Intelligenz, schnelles Auffassungsvermögen und brillante intellektuelle Fähigkeiten lassen sie in allem was sie tun glänzen. Dass andere Menschen

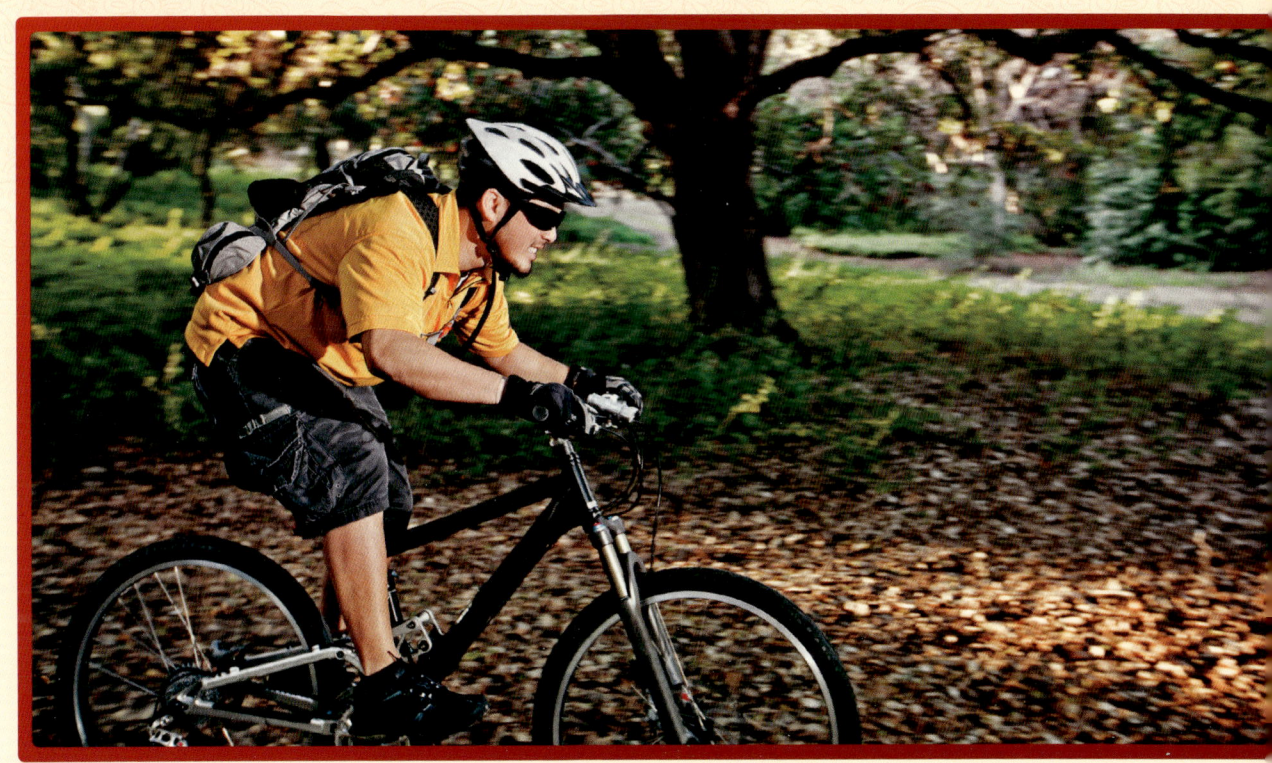

weniger schnell oder begabt sein können, führt leicht zu Unverständnis, Intoleranz und Ungeduld. So entstehen leicht Konfliktsituationen, die meist für die anderen Menschen belastender sind, als für die *Pitta*-Konstitution selbst.

Die Kapha-Konstitution

Kapha-Menschen zeichnen sich durch ihre innere Stärke und Stabilität aus. Sie sind kräftig gebaut, verfügen über ein gutes Immunsystem und sind äußerst ruhevoll im Umgang mit anderen Menschen und sich selbst. *Kapha* ist ein wässriges und erdiges Prinzip, welches strukturelle Kompaktheit, Stabilität, Langsamkeit, Sicherheit, Zufriedenheit und eine tolerante Persönlichkeit bietet.

Der Körper einer *Kapha*-Person ist gut entwickelt mit runden Konturen. *Kapha*-Menschen zeigen, obwohl sie wenig essen, eine Tendenz zur Gewichtsansammlung. Sie haben eine schöne, glatte Haut, große ausdrucksvolle Augen und kräftige Haare. Ihre Körperstärke ist bemerkenswert, und sie besitzen eine gute Widerstandsfähigkeit gegen Krankheiten. Sie können jedoch an Diabetes, Beschwerden im Lungen-, Bronchial- und Nasennebenhöhlenbereich leiden sowie an Fettleibigkeit und an Krankheiten, die im Zusammenhang mit überschüssigem Fett stehen. Von allen Konstitutionstypen besitzen sie die geringste Neigung zu mentalen Störungen. Dafür neigen sie aber sehr zu Bequemlichkeit und innerem Phlegma. Ihre körperliche und geistige Antriebskraft ist gering, und sie benötigen oft viel Zeit für sich selbst und die zu verrichtenden Aufgaben.

In der Regel verfügen sie über eine gute Intelligenz mit der exzellenten Fähigkeit, Dinge im Gedächtnis zu behalten. Sie erfreuen sich an gutem und tiefem Schlaf mit häufigen Träumen von kalten und wässrigen Objekten.

Kapha-Menschen sind stets würdevoll und in ihren Aktivitäten langsam und gründlich. Sie sprechen langsam, aber folgerichtig und angebracht. Ihre Umgangsformen mit anderen Menschen sind von Fürsorglichkeit und Hilfsbereitschaft geprägt, sie sind freundlich und unkompliziert. Wenn notwendig, können sie sehr gut Entscheidungen treffen und diese auch diplomatisch und konsequent vertreten. Eine begonnene Aufgabe beenden sie

Das Leben in seiner ganzen Fülle und Vielfalt genießen – das können Kapha-Menschen von Natur aus besonders gut.

stets zuverlässig und pünktlich, auch wenn sie in der Arbeit oft langsam wirken.

Das Wesen eines *Kapha*-Menschen ist geduldig, tolerant und zufrieden. Seine ruhige und ernste Art schenkt Sicherheit, Vertrauen und emotionale Beständigkeit im menschlichen Umgang. Ihre ausgeprägte Loyalität, Zuverlässigkeit und Treue wird im Allgemeinen sehr geschätzt.

Die Vata-Pitta-Konstitution

Menschen mit einer *Vata-Pitta*-Konstitution sind wie geschaffen für den modernen Lifestyle unserer Zeit. Sie sind attraktiv und lebenslustig, besitzen einen wachen Geist und können sehr gut kommunizieren. Im Idealfall paaren sich positive Eigenschaften des *Vata* mit seiner Bewegungsfreude, Kreativität und schnellen Auffassungsgabe mit der Zielstrebigkeit, Intelligenz und Führungsqualität des *Pitta*.

Der Körper ist schlank und kraftvoll, die Haare fein und weich, und die ganze Persönlichkeit strahlt eine vitale Kraft und positive Dynamik aus.

Leider mischen sich in den meisten Fällen aber nicht nur die positiven Eigenschaften der *Doshas*. Viele Menschen mit einer *Vata-Pitta*-Konstitution leiden im Störungsfall unter der Disharmonie bei der Körperenergien, was sich häufig in Nervosität und Unruhe *(Vata)*, innerer Anspannung und Reizbarkeit *(Pitta)*, Schlafstörungen, Kopfschmerzen, Hautunreinheiten und einem empfindlichen Magen äußert. Häufig haben sie intelligente Gesichtszüge und feines Haar, welches bereits in frühen Jahren immer schütterer wird.

Oftmals setzt sich der *Vata-Pitta*-Typ durch seine persönlichen Verhaltensstrukturen im täglichen Leben selbst unter Druck: Durch den *Vata*-Anteil ist er sehr innovativ und sprüht vor neuen Ideen und Veränderungswünschen. Nun will der *Pitta*-Anteil all diese neuen Ansätze auch perfekt und erfolgreich umsetzen. Und dies führt auf Dauer unweigerlich zu Stress – der Hauptursache für alle *Vata-Pitta*-Probleme!

Auf der körperlichen Ebene steht bei einer *Vata-Pitta*-Konstitution die Bewegung im Vordergrund, denn sowohl *Vata* als auch *Pitta* sind sehr dynamische *Doshas*. Menschen dieser Konstitution sind in der Regel sehr sportlich und verfügen über einen guten Stoffwechsel. Ihr Körperbau ist feingliedrig und doch energievoll. Die Haut ist oft sensibel und reagiert empfindlich auf chemische Substanzen. Der Genuss von süßen Speisen wird in der Regel bereits in der Kindheit sehr geschätzt, hinzu kommt eine Vorliebe für Musik, Malerei und andere bildende Künste. Der Wunsch nach einer gesunden und spirituell ausgerichteten Lebensweise kann ebenfalls sehr ausgeprägt sein. Die kosmische Verbindung des *Vata*s zu den spirituellen Lebensaspekten und die Disziplin und Klarheit des *Pitta* sind die optimale Grundlage, um eine regelmäßige Meditation umzusetzen.

Die Vata-Kapha-Konstitution

Menschen mit einer *Vata-Kapha*-Konstitution sind äußerst interessante Persönlichkeiten, die immer wieder neue Überraschungen offenbaren. Die ausgeprägte Dominanz der gegensätzlichen Elemente Luft, Erde und Wasser zeigt sich in vielschichtigen Eigenschaften auf der körperlichen und psychischen Ebene. Zum einen schenkt der *Vata*-Anteil die Leichtigkeit, Kreativität und Unbeständigkeit. Das kann sich z. B. in einem schlanken Körperbau, schneller Sprechweise und innerer Unruhe zeigen. Der *Kapha*-Anteil hingegen zeigt sich durch Antriebslosigkeit, Stabilität und Feuchtigkeit. So kann beispielsweise die Haut sehr dick sein, zu Wasseransammlungen und Cellulitis neigen, oder die Person ist stark auf Sicherheit und Traditionen bedacht. Die Variationen, wie sich *Vata* und *Kapha* äußern, sind unbegrenzt und schenken vielseitige Interessen und Fähigkeiten.

Menschen mit einer *Vata-Kapha*-Konstitution sind gesellig, beliebt und kommunikativ. Denn der *Vata*-Anteil ist offen, neugierig und liebt das Gespräch, während der *Kapha*-Anteil sehr fürsorglich, sozial und einladend ist. Die *Vata-Kapha*-Konstitution ist eine ideale Mischung für ein spannendes Gespräch und gute Freundschaft. Am liebsten werden Beziehungen bei einem guten Essen gepflegt und Gespräche mit dem Genuss von leckeren Speisen und Getränken verbunden. So ist Essen weit aus mehr als die Einnahme von Nahrung. Vielmehr ist es ein energetisches Bindeglied zwischen Menschen und eine Brücke zur Kommunikation.

Leider äußert sich die Freude an gutem und reichhaltigem Essen auch in Form von Verdauungsproblematiken. Viele *Vata-Kapha*-Typen, deren *Kapha* sich vor allem auf körperlicher Ebene manifestiert, leiden unter zu viel Gewicht und versuchen immer die mentale *Vata*-Erhöhung durch eine Extra-Portion der Lieblingsspeise auszugleichen. Durch den Mangel am Feuer-Element leidet der *Vata-Kapha*-Typ nicht nur an einem Mangel an Ehrgeiz, sondern ist auch kalt und benötigt anregende Wärme für seinen Stoffwechsel, seine Verdauung und das seelisch-geistige Wohlbefinden. Dies schlägt sich auch in seinen Ernährungsgewohnheiten nieder.

Die Pitta-Kapha-Konstitution

Wenn es eine Power-Konstitution gibt, dann ist es die *Pitta-Kapha*-Konstitution.

Der Körper ist robust und kräftig gebaut, das Immunsystem stabil und die Ausdauer und Beharrlichkeit in allen Aktivitäten ist hervorragend. Mit einer schier unerschöpflichen Energie verfolgen die Menschen dieser Konstitution unbeirrt ihre Ziele und lassen sich durch (fast) nichts aufhalten. Der Körper erfreut sich einer sehr guten Gesundheit und Ausdauer. Belastungen durch zu viel Arbeit, falsches Essen und Stress machen sich erst nach vielen Jahren Raubbau bemerkbar. Und der Geist ist ebenfalls von Klarheit und Ruhe, Scharfsinn und Geduld, Zielstrebigkeit und Gelassenheit geprägt.

So verfügen sehr viele charismatische Persönlichkeiten aus dem politischen und wirtschaftlichen Leben über eine *Pitta-Kapha*-Konstitution, was ihnen hilft, das anstrengende Leben eines in der Öffentlichkeit stehenden Menschens mit vielen Reisen, unregelmäßigen Mahlzeiten, anstrengendem Konkurrenzkampf und oftmals fehlenden Ruhezeiten heil zu überstehen.

Leider fehlt es Menschen mit einer *Pitta-Kapha*-Konstitution in vielen Fällen an Einfühlungsvermögen und Feingefühl im Umgang mit sich selbst und anderen. Entsprechend ihrer eigenen Rossnatur neigen sie dazu, die eigenen Grenzen zu überwinden und erwarten dies auch von den Menschen in ihrer näheren Umgebung. Das heißt, dass sie auf Mitarbeiter, Familienmitglieder und Partner einschüchternd oder dominierend wirken können und oftmals Erwartungen stellen, die sich bei genauerem Hinsehen dann als überzogen erweisen.

Die Vata-Pitta-Kapha-Konstitution

Sollten Sie eine sogenannte *Sama-Dosha*-Konstitution besitzen, die sich nahezu aus den gleichen Anteilen aller Elemente zusammensetzt, so gehören Sie zu den wenigen Auserwählten, die mit einem großen natürlichen Gleichgewicht in Körper und Geist geboren wurden.

Die meisten Menschen entwickeln im Laufe ihres Lebens Störungen aus einem Ungleichgewicht der drei *Doshas*, wie z. B. die Schlafstörungen des *Vata*, die Reizbarkeit des *Pitta* und die Wasseransammlungen des *Kapha*. Doch nur wenige Menschen haben von Grund auf alle *Doshas* im Positiven gleichmäßig verteilt, was zu einer sehr stabilen und begünstigten Persönlichkeitsstruktur führt.

Eine ausgewogene Tri-*Dosha*-Konstitution macht sich dadurch bemerkbar, dass es keine extremen Konstitutionseigenschaften gibt. Körper, Geist und Seele sind wirklich im Gleichgewicht und alle Eigenschaften und Funktionsweisen im ausreichenden Maße vorhanden. So verfügen die meisten *Vata-Pitta-Kapha*-Typen über einen mittleren Körperbau, eine normale unkomplizierte Haut und einen guten Stoffwechsel. Auf der psychischen Ebene haben sie die Kreativität und schnelle Auffassungsgabe von *Vata*, die charismatische Ausstrahlung und Zielstrebigkeit von *Pitta* und die Sanftheit und Gelassenheit von *Kapha*.

Es kann aber auch sein, dass der Körperbau beispielsweise stark von *Vata* und *Kapha* geprägt ist und die psycho-mentalen Konstitutionseigenschaften viel *Pitta* vorweisen.

Grundsätzlich gilt für die Tri-*Dosha*-Konstitution: Je stärker sich die persönliche Lebensweise nach den natürlichen Regeln zum Ausgleich der Jahreszeiten und Lebensphasen richtet, um so gesünder und glücklicher ist der jeweilige Mensch mit so einer Konstitution.

Mit Fingerspitzengefühl die eigene Balance zu suchen, ist eine Kunst für sich. Ayurveda hilft dabei und sorgt für Wohlbefinden.

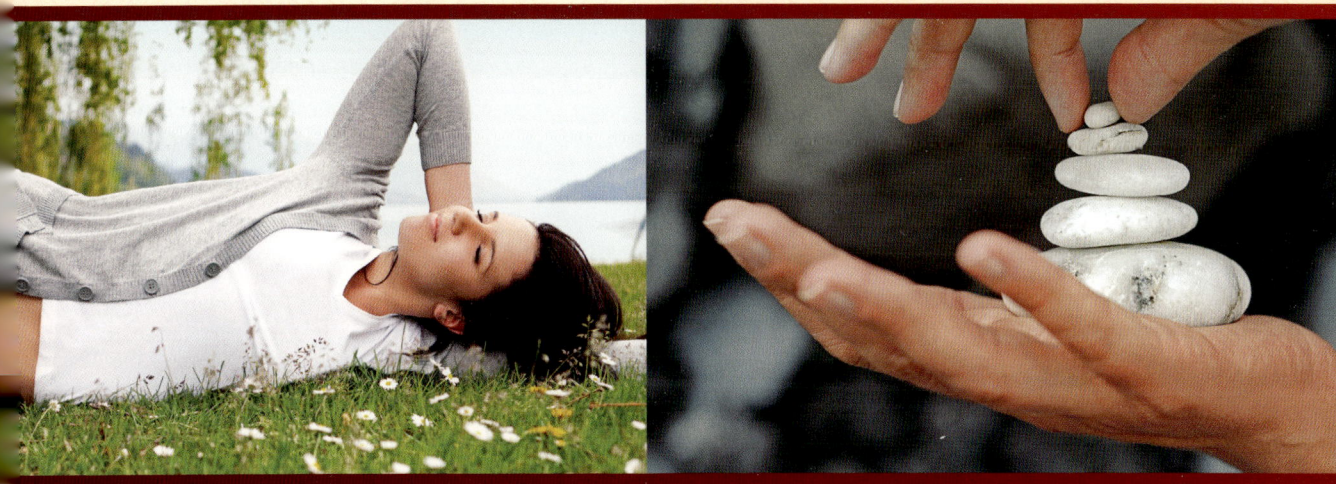

Die mentale Konstitution

Eine weitere Unterscheidung in der Konstitutionsbetrachtung wird im traditionellen Ayurveda in Bezug auf die mentale Konstitution vorgenommen: Während die physische Konstitution (*Deha Prakriti*) den Körperbau, die Charakteristik und die individuellen Persönlichkeitsanlagen eines Menschen klassifiziert (siehe Seite 46ff.), beschreibt die mentale Konstitution (*Manasa*) die tiefsten Prägungen und Anlagen auf der seelisch-geistigen Ebene.

Diese weitere Unterscheidung ermöglicht einen äußerst differenzierten Zugang zu den unterschiedlichen Persönlichkeitsschichten und einen gezielten Einsatz von rationalen, psychologischen und spirituellen Therapieformen. So kann z. B. bei einer Ayurveda-Ernährungsberatung ein individueller Menüplan für physische Konstitution (*Deha Prakriti*) erstellt werden, aber spezielle Therapieempfehlungen – wie der Verzicht von bestimmten Gewürzen und Nahrungsmitteln – werden auf die Bedürfnisse der mentalen Konstitution (*Manas Prakriti*) abgestimmt.

Unter dem Begriff Konstitutionsbestimmung wird im Ayurveda in der Regel die physische *Dosha*-Konstitution mithilfe von Tabellen, Typbeschreibungen und Wahrnehmungsübungen ermittelt. Die mentale Konstitution *Manasa* hingegen basiert auf der Dominanz der *Gunas Tamas, Rajas* und *Sattva*. Diese haben einen starken Einfluss auf unsere mentale Konstitutionsausprägung, die durch spirituelle Gemützustände und geistige Qualitäten ihren Ausdruck findet, und sie beschreiben den geistigen Entwicklungsstand und die grundlegende Gemütsverfassung des Menschen.

Diese Handgeste (Mudra) hilft in der Meditation, die Konzentration von den Sinneseindrücken auf den Atem und das innere Selbst zu lenken.

So wie die *Doshas* einen interaktiven Austausch der körperlichen und geistigen Aspekte des Menschen geben, so kommunizieren die *Gunas* auf der feinstofflichen Ebene zwischen der Seele und dem Geist. Sie prägen fundamentale Charaktereigenschaften und Persönlichkeitsanteile, wie z. B. künstlerische Neigungen, die intellektuellen Fähigkeiten des Geistes oder tief spirituelle Neigungen, die bereits während der Kindheit hervortreten.

Nach vedischer Philosophie kommt jeder Mensch entsprechend seiner geistigen Anlagen mit einem in ihm verankerten Bewusstsein auf die Welt. Diesem entspringen unsere tiefsten Überzeugungen und mentalen Anlagen, die einen großen Einfluss auf unseren Lebensweg und unsere Verhaltensformen haben. Sie entscheiden, ob wir bereits in der Kindheit über eine reife Persönlichkeit verfügen, welche Ethik und Lebensphilosophie uns besonders erstrebenswert erscheinen und ob wir Neigungen und Qualitäten haben, die uns Priester, Künstler oder Metzger werden lassen.

Klassische Einteilung

Jede mentale Konstitution (*Manas Prakriti*) zeichnet sich durch besondere Eigenschaften aus, die in den alten Schriften so charakterisiert werden:

✿ *Sattvika* – die *sattvische* Konstitution zeigt sich durch die Eigenschaften freundlich, großzügig, vergebend, wahrheitssagend, wahrheitsliebend, Glauben an Gott, intelligent, gutes Gedächtnis, Wissen, geduldig, nicht verhaftet sein

✿ *Rajasa* – die *rajasische* Konstitution zeigt sich durch die Eigenschaften aktiv, geschäftstüchtig, ungeduldig, stolz, unehrlich, grausam, heuchlerisch, begierig nach Respekt, sehr leidenschaftlich, ärgerlich, gierig, eifersüchtig

✿ *Tamasa* – die *tamasische* Konstitution zeigt sich durch die Eigenschaften sehr ängstlich, unreligiös, extrem schlafbedürftig, Mangel an Intelligenz und Wissen, antriebslos, faul.

Geistige Weiterentwicklung

Als eines der höchsten Ziele des menschlichen Daseins wird die geistige Weiterentwicklung angesehen. Jeder Mensch strebt auf seelischer Ebene nach Selbsterfüllung, die er durch ein *sattv*isches Gleichgewicht erfährt. Dieses wird erlangt, in dem die *tamasischen* und *rajasischen* Anteile im positiven Ausgleich sind und das *Sattva-Guna* grundsätzlich durch eine gesunde, positive und nach den übergeordneten Naturgesetzen ausgerichtete Lebens- und Denkensweise gestärkt werden.

So dienen im vedischen Sinn die meisten Religionen, spirituellen Praktiken und Meditationstechniken der Reinigung des Geistes und der Läuterung der Seele. Damit wirken sie voll im Bereich der *Gunas*, fördern das *sattvische* Bewusstsein und stellen wertvolle Therapieformen für die mentale Konstitution dar.

Ziel dieser Techniken und Lebensphilosophien ist es, einen *tamasischen* oder *rajasischen* Bewusstseinszustand zu überwinden, um einen *sattvischen* Geist zu entwickeln. Wichtig hierbei ist es jedoch, dass wir uns immer von *Tamas* zu *Rajas* und von *Rajas* zu *Sattva* entwickeln müssen. So ist es z. B. für einen depressiven und drogenabhängigen Menschen, der in einem *tamasischen* Geist verhangen ist, nicht möglich, direkt ein ausgeglichenes und selbsterfülltes *Sattva*-Gemüt zu entwickeln. Dies geschieht, indem er zuerst aus dem trägen *Tamas* in das aktive *Rajas* wächst, das ihn durch engagierte Aktivitäten, zielstrebige Anstrengungen und das Streben nach Wunscherfüllung so lange läutert, bis daraus ein *sattv*ischer Zustand erwachsen kann. Diese erstrebenswerte Entwicklung kann nicht nur durch spirituelle Übungen erlangt werden, sondern muss durch praktische Lebenserfahrungen integrativ erfahren und gefestigt werden.

Einfluss der Ernährung

Auch die Ernährung nimmt großen Einfluss auf die Ausprägung der mentalen Konstitution. Entsprechend der Qualität, Herkunft, Auswahl und Zubereitung der Nahrungsmittel können die *Gunas* unterschiedlich gestärkt oder reduziert werden. Speziell der Genuss von Fleisch, Alkohol, Kaffee und die mit Geschmacksverstärkern oder Konservierungsmitteln hergestellten Fertignahrungsmittel wirken sich unmittelbar auf unser Bewusstsein und psychische Verfassung aus. Damit ist auch eine *sattv*isch ausgerichtete Ernährungsweise ein wichtiger Aspekt im ganzheitlichen Therapieprozess und wird speziell in der Psychotherapie als eine der wichtigsten Behandlungsstrategien betrachtet.

Sattvika – die sattvische Konstitution

In der ayurvedischen Betrachtung wird es als sehr erstrebenswert angesehen, eine *sattv*ische Konstitution zu entwickeln. Viele Meditationstechniken, Ernährungsregeln und Verhaltensweisen fördern das *sattv*ische Bewusstsein und schenken innere Harmonie, Gelassenheit und Freude.

*Sattv*ische Menschen besitzen exzellentes Wissen, einen ausgeprägten Intellekt, gutes Gedächtnis, Geduld, gute Toleranz, Wahrhaftigkeit und Reinheit. Sie haben ein gutes Selbstwertgefühl und sind sehr autonome, unabhängige Persönlichkeiten. Dadurch empfinden sie das Leben als ausgeglichen, glücklich und befriedigend.

Sattva versorgt den Mensch mit Anpassungsfähigkeit und innerer Sicherheit in jeder Situation. Es schenkt die Kraft und Zentrierung, jede Situation vernünftig und positiv zu analysieren, um anschließend eine für alle Lebewesen geeignete Lösung zu finden. Menschen mit einem *sattv*ischen Gemüt sind großzügig, liebevoll und hilfsbereit im Umgang mit ihrer Umwelt. Sie nehmen gerne Rücksicht auf die Bedürfnisse und Gefühle anderer und stehen nur ungern im Mittelpunkt. Ihre weniger ausgeprägte Tatkraft gleichen sie durch ihr ganzheitliches Verständnis der Dinge wieder aus.

Unabhängig von der körperlichen Konstitution äußern sich die *sattv*ischen Qualitäten auf der mentalen Ebene durch eine grundlegend positive Persönlichkeitsstruktur, in der die Gefühle wie Liebe, Mitleid, Wahrhaftigkeit und Vergebung besonders stark ausgeprägt sind. Alle Menschen, die über die wertvollen Eigenschaften wie Vertrauen, Bewusstsein, Ehrlichkeit, Bescheidenheit, Selbstdisziplin und ein Gefühl von unverhafteter Objektivität verfügen, können sich ihrer *sattv*ischen Konstitution glücklich schätzen.

Die traditionelle Ayurvedalehre beschreibt sieben verschiedene *Sattva*-Konstitutionen im Detail. Diese klassifizieren die bereits beschriebenen Konstitutionsausprägungen und zeigen die Entwicklungsstufen des geistigen Reifeprozesses. Diese stehen in direktem Bezug zu unserem Wirken in der Welt: So beschreiben die klassischen Schriften *sattv*ische Menschen oft als Priester, Mönche, Nonnen und Personen in sozialen Berufen, in denen sie anderen Menschen helfen.

Rajasa –
die rajasische Konstitution

Menschen mit einer *rajasischen* Konstitution
sind sehr starke und von sich selbst eingenom-
mene Persönlichkeiten. Sie haben viele Wünsche,
werden schnell ungeduldig und fühlen sich oft
unzufrieden und unglücklich. Die *Rajas*-Quali-
tät schenkt ihnen Tatkraft und Handlungsenergie,
fördert aber auch die exzessive emotionale Erregung. So sind sie sehr fleißig und aktiv, benutzen
aber oft die Persönlichkeitsqualitäten von *Rajas*
wie Neid, Gier, Besorgnis, Aggressionen und Intoleranz als Antrieb ihrer Handlungen. Es fällt ihnen
schwer, Situationen auf eine positive Weise zu analysieren, da sie sich leicht angegriffen fühlen und
unvernünftig reagieren. Sie leiden häufig unter
starken Ängsten, Erfolgsdruck und an den mentalen Problemen der heutigen Zeit.

Unabhängig von der körperlichen Konstitution äußern sich die *rajasischen* Qualitäten durch
die Eigenschaften Vitalität, Leidenschaft, Ungeduld und Furcht. Menschen, die ehrgeizig sind
und berühmt werden möchten, extreme Liebe und
Hass in sich tragen, von ihrer Begierde beherrscht
werden und unter emotionalen Schwankungen leiden, ordnet man der *rajasischen* Konstitution zu.

*Menschen mit einer rajasischen Konstitution sind
ehrgeizig und ungeduldig. Oft schaden sie sich
selbst oder anderen, um ihre Ziele zu erreichen.*

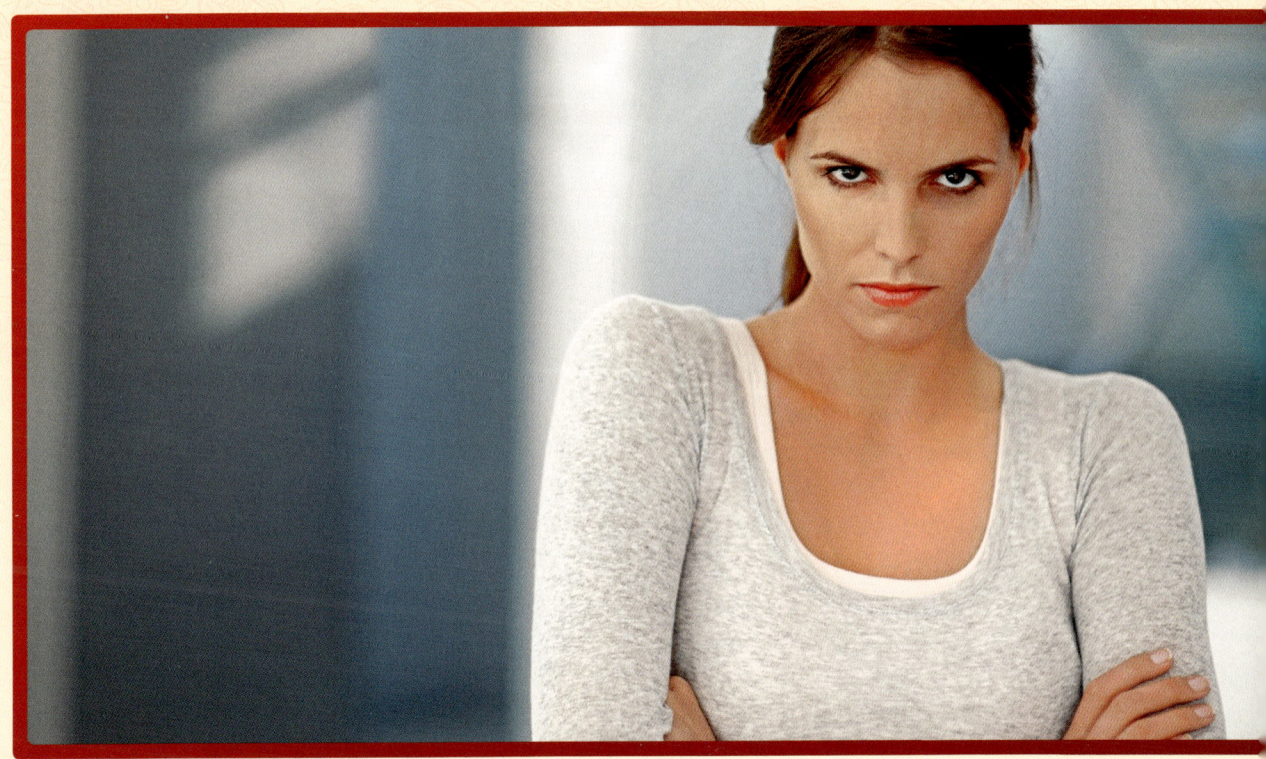

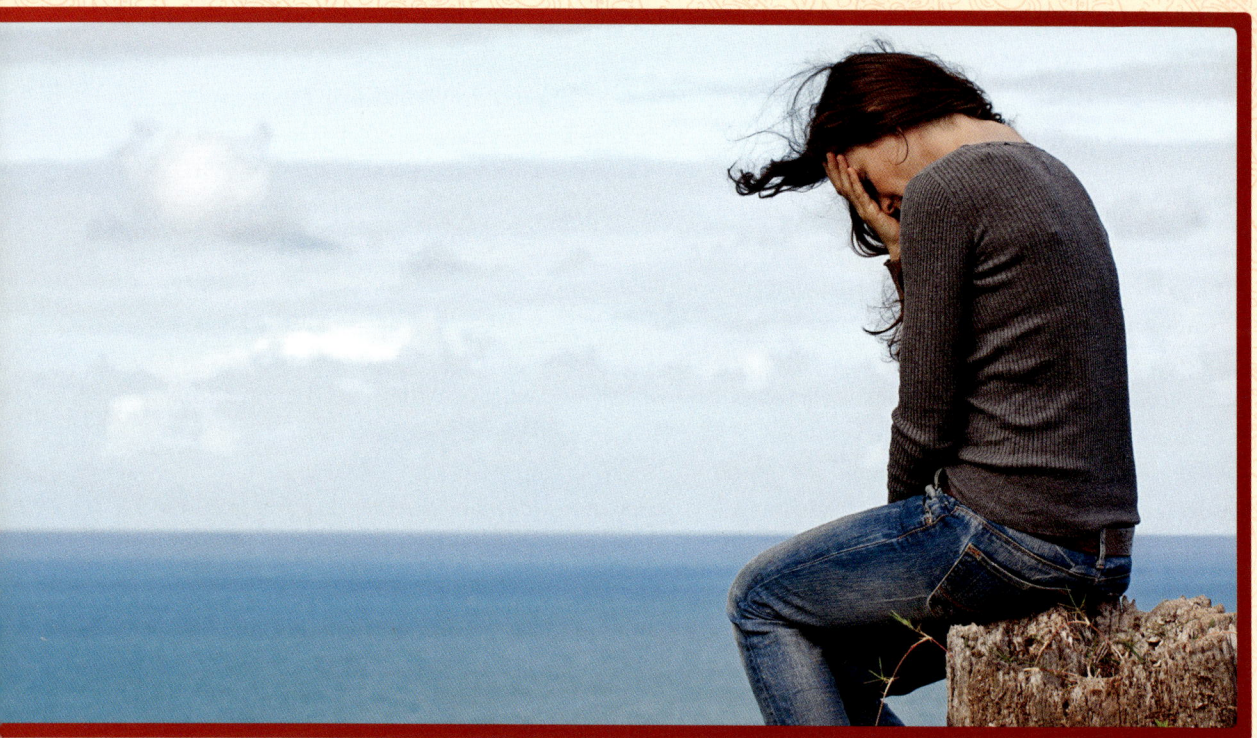

Depressionen sind eine ernst zu nehmende Erkrankung, die aus einem Erschöpfungszustand entspringt. Ayurvedische Therapien helfen.

Die mentale *Rajas*-Konstitution wird in den klassischen Schriften in sechs Untertypen gegliedert, in denen sich die oben beschriebenen Eigenschaften mehr oder weniger stark ausgeprägt manifestieren. Je weiter sich das *Rajas*-Bewusstsein entwickelt, umso mehr positive Einflüsse von *Sattva* können sich in den Persönlichkeitsstrukturen und Verhaltensweisen auswirken. Wenn jedoch schädliche Einflüsse und Lebensgewohnheiten die negative Gesinnung des *Rajas*-Menschen verstärken, so tendiert er immer weiter in Richtung *Tamas*.

Tamasa – die tamasische Konstitution

Tamasische Menschen zeichnen sich in der Regel durch ihre Schwere und Passivität aus. Mit einer *tamasischen* Konstitution besitzen sie eine eher schwache Intelligenz, und sie haben wenig Interesse an Wachstum, Weiterentwicklung oder Veränderung. *Tamas* verstärkt ihre Antriebslosigkeit, Lustlosigkeit und damit ihre Unwissenheit. Häufig leiden *tamasische* Menschen an Depressionen, Gedächtnisverlust und werden von eher niederen Wünschen und Begierden getrieben.

Unabhängig von ihrer körperlichen Grundkonstitution zeichnen sich *tamasische* Menschen durch Dumpfheit, schwere Trägheit, mangelndes Vertrauen, Unwissenheit, Apathie und Lethargie aus. Sie bevorzugen das Dunkle, sind anhaftend allem Besitz gegenüber, emotional verhaftet und leiden an Stagnation und geistigem Aufgewühltsein. Oftmals leben sie in sehr niedrigen sozialen Gesellschaftsschichten, in denen eine schlechte Schulbildung, Gewalt, Drogen und mangelnde Ethik die *tamasischen* Eigenschaften hervorbringen bzw. verstärken.

Auch wenn die *tamasische* Konstitution mit ihren drei Unterarten als die unterste Stufe des menschlichen Bewusstseins angesehen wird, haben die betroffenen Menschen die Möglichkeit darüber hinaus zu wachsen. Durch eigene Anstrengungen, diszipliniertes Bemühen und eine aktive Lebensweise entwickeln sie mehr und mehr *Rajas*-Eigenschaften wie Antriebskraft, Mut und Selbstbewusstsein. Dies stellt einen großen Wachstumssprung dar und ist eine äußerst erstrebenswerte Lebensperspektive, aus der sich dann im weiteren Leben ein immer stärker werdendes *sattvisches* Bewusstsein entwickeln kann.

Die klassischen Diagnosetechniken

Um eine Konstitutionsbestimmung vorzunehmen, bedienen wir uns im Ayurveda vor allem der ausführlichen Betrachtung und Befragung von uns selbst oder des anderen. Um jedoch den individuellen Gesundheitszustand ganz genau festzustellen und eine ständige und aktuelle Überwachung der Wechselwirkung verschiedener Aspekte der individuellen Persönlichkeit vorzunehmen, werden viele weitere Diagnoseverfahren verwendet.

Dabei ist das Ziel aller medizinischen Ayurveda-Diagnosen, die Entstehung und Entwicklung einer Krankheit möglichst früh zu erkennen und deren Ursache zu beseitigen. Dies sagt auch die wörtliche Übersetzung des Begriffs Diagnose (*Vyadhivijana*) aus »etwas über die Krankheit in Erfahrung bringen, an der ein Individuum leidet«.

Drei Wege des Wissenserwerbs

Mithilfe verschiedener Diagnosemethoden können der körperliche und geistige Zustand möglichst vollständig erfasst werden. Klassisch existieren dafür drei Wege des Wissenserwerbs, die mit *Aptopadesha*, *Pratyaksha* und *Anumana* benannt werden. Diese werden primär angewandt, um etwas über eine Krankheit herauszufinden.

Aptopadesha

Mit dem Begriff *Aptopadesha* bezeichnet Ayurveda einen Menschen, der einen kritischen Geist, präzises Wissen sowie ein hervorragendes Gedächtnis besitzt, der unvoreingenommen und frei von Vorurteilen ist. Die Äußerungen eines solchen Menschen besitzen Autorität und werden als tatsächlicher Beweis akzeptiert. Wenn ein solcher Mensch eine Krankheit bei jemanden diagnostiziert und sein Urteil darüber abgibt, so wird dieses als endgültig akzeptiert. Der weise Arzt sollte sich stets, wann immer er einen Patienten untersucht, auf die klassischen Schriften und die mit seinen Lehrern gemachten Erfahrungen berufen. *Aptopadesha* ist ein Teil der ayurvedischen Diagnose, in der sich der behandelnde Arzt auf dieses alte Wissen beruft und dabei selbst im Leben nach den Eigenschaften einer authentischen und weisen Persönlichkeit strebt.

Pratyaksha

Die zweite Voraussetzung einer ayurvedischen Diagnose, *Pratyaksha,* liegt in der direkten Beobachtung. Ayurveda definiert sie als Informationen, die durch den Kontakt von Bewusstsein, Geist und Sinnen mit den Objekten gewonnen werden. Hierbei wird zwischen der Beobachtung von äußeren Symptomen und der Beobachtung des Gemütszustandes unterschieden.

Anumana

Wenn nun durch das Gespräch, die eigene Wahrnehmung und durch die Anwendung verschiedener Diagnosetechniken ein möglichst vollständiges Bild von der körperlichen, geistigen und seelischen Verfassung des Patienten entstanden ist, so kommt der dritte Aspekt der ayurvedischen Diagnose zum Tragen: *Anumana* – die systematische Schlussfolgerung. *Anumana* stellt eine sehr wichtige Untersuchungsmethode dar, um interne Komplikationen zu begreifen. Die auf Logik basierenden Schlussfolgerungen werden angewendet, nachdem Informationen durch direkte Wahrnehmungen erlangt wurden.

Die Diagnosemethoden

Aufbauend auf diese klassischen Wege des Erkenntnisgewinns werden verschiedene Diagnosemethoden praktiziert. Am bekanntesten sind die sechsfache und die achtfache Untersuchung.

Sechsfache Untersuchung

Die sechsfache Untersuchung (*Shadvidha Praktisha*) basiert vor allem auf der Wahrnehmung der fünf Sinne und wird von jedem Ayurveda-Arzt und medizinisch orientierten Ayurveda-Therapeuten regelmäßig im Umgang mit seinen Patienten angewendet. Sie umfasst die Komponenten der Befragung *Prashna,* der Beobachtung *Darshana,* der Berührung *Sparshana,* des Hörens *Shravana,* des Riechens *Ghrana* und des Schmeckens *Rasana.*

Die achtfache Untersuchung

Die achtfache Untersuchung (*Asthavidha Pariksha*) beinhaltet auch die sehr populären und bekannten Diagnosetechniken von dem Puls *Nadi* und der Zunge *Jivha.* Ebenso finden die Betrachtungen der Augen und des Gesichts eine etwas größere Bedeutung.

Der Puls Von der ayurvedischen Pulsdiagnose haben bereits viele meiner Klienten gehört und möchten diese gerne für ihre Konstitutionsbestimmung nutzen. Wichtig in der Anwendung ist jedoch zu beachten, dass es, um die Pulsdiagnose in ihrer Perfektion zu beherrschen, außerordentlich viel Übung und Zeit bedarf. Viele indische Pulsdiagnostiker praktizieren die Technik bereits seit ihrer Kindheit und haben diese Kunst von vorangegangenen Ayurveda-*Vaidyas* aus ihrer Familientradition erlernt.

Mit der Pulsdiagnose offenbart sich der aktuelle Zustand der *Doshas.* Dieser ist äußerst labil und kann durch Nahrung und bestimmte Aktivitäten leicht beeinflusst werden. Daher wird die Pulsdiagnose im klassischen Sinne vor allem im klinischen Bereich eingesetzt, wo sicherzustellen ist, alle fremden Einflüsse während der Untersuchung so weit wie möglich auszuschließen. Wird die Pulsdiagnose in der ambulanten Ayurveda-Praxis angewendet, so sollte ihr Untersuchungsergebnis immer nochmals infrage gestellt werden. Denn das Verhalten des Patienten vor dem Untersuchungstermin (z. B. Kaffee trinken, schnelles

Laufen, Stress bei der Anreise) kann das gesamte Ergebnis maßgeblich verändern.

Für die Pulsuntersuchung existieren bestimmte Regeln, die jeder Praktizierende berücksichtigt, um dieses sensible Diagnostikum richtig anzuwenden. Der Patient sollte nicht müde oder besorgt sein, keine Nahrung zu sich genommen haben, keiner extremen Hitze oder Kälte ausgesetzt sein, nicht hungrig oder durstig sein, und er sollte bequem liegen oder sitzen. Der Ayurveda-Arzt legt nun drei Finger auf der Radialisarterie des Patienten an. Er prüft das Gefühl von Hitze, Wärme oder Kälte im Puls sowie Härte oder Weichheit, Schnelligkeit oder Langsamkeit, Regelmäßigkeit oder Unregelmäßigkeit und Schwäche oder Fülle des Pulses. Wenn das Pulsieren auffallend unter dem nahe der Daumenbasis aufliegenden Finger gespürt wird, weist dies auf eine Dominanz von *Vata* hin. Wenn das Pulsieren besonders unter dem Finger, der näher zum Ellbogen liegt, zu spüren ist, handelt es sich um eine *Kapha*-Dominanz. Wenn das Pulsieren vor allem unter dem Mittelfinger spürbar ist, liegt eine *Pitta*-Dominanz vor. Wenn das Pulsieren wie die Bewegung einer Schlange oder eines Blutegels wahrgenommen wird, zeigt dies eine *Vata*-Dominanz. Wenn es der Bewegung eines Frosches oder einer Krähe ähnelt, weist dies auf *Pitta* hin. Wenn das Pulsieren der Bewegung eines Schwans ähnelt, liegt eine *Kapha*-Dominanz vor.

Die Zunge gehört ebenfalls zu den signifikanten Diagnoseverfahren im Ayurveda. Sie ist ein wichtiges Sinnesorgan, und ihre Untersuchung offenbart bei der diagnostischen Betrachtung viel über die Vorgänge des Verdauungstrakts im Körper. Die Beschaffenheit und Farbe der Zunge und ihres Belages geben uns Aufschluss über die Störungen der *Doshas* und des *Agni*. Der lokale Ort des Zungenbelags oder von Zungenfurchen zeigt an, welche Verdauungsorgane bei einer *Dosha*-Störung mitbetroffen sind und wie der Körper die Nahrungsmittel verwerten kann. Ebenso offenbart die Betrachtung der Zunge sehr viel über die Struktur des Körpers und seine Belastungen. Damit spielt die Zungendiagnose in jeder ayurvedischen Ernährungs- und Gesundheitsberatung eine zentrale Rolle und dient als wichtigstes Erkenntnisinstrument für den qualifizierten Berater.

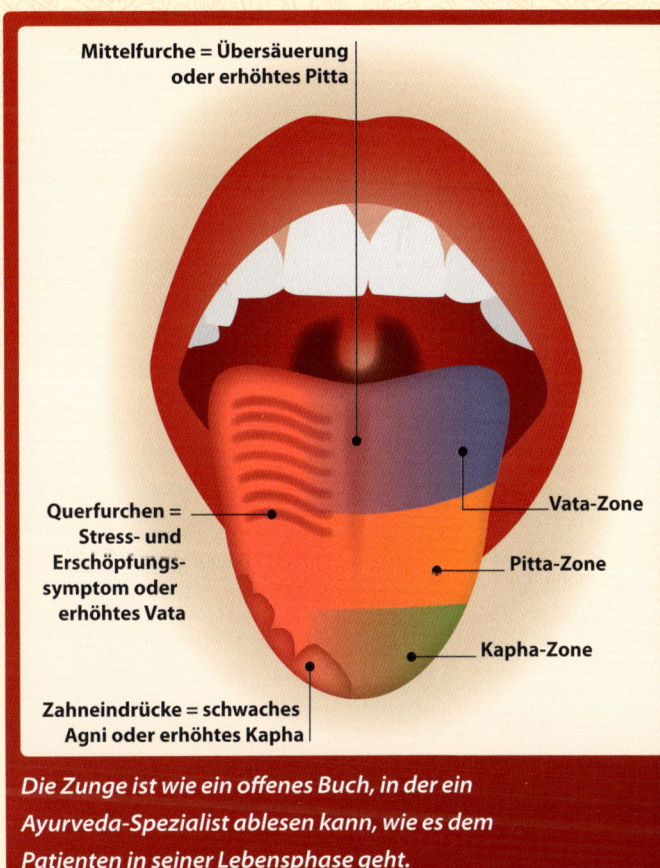

Mittelfurche = Übersäuerung oder erhöhtes Pitta

Querfurchen = Stress- und Erschöpfungssymptom oder erhöhtes Vata

Zahneindrücke = schwaches Agni oder erhöhtes Kapha

Vata-Zone

Pitta-Zone

Kapha-Zone

Die Zunge ist wie ein offenes Buch, in der ein Ayurveda-Spezialist ablesen kann, wie es dem Patienten in seiner Lebensphase geht.

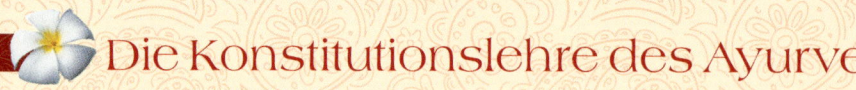

Die Merkmale einer gesunden Zunge sind:

🌸 die Form ist gleichmäßig, unter Berücksichtigung der *Doshas* weder extrem dick oder dünn

🌸 die Farbe ist blass/rot oder rosig und gleichmäßig

🌸 die Feuchtigkeit ist normal gut

🌸 die Struktur ist eben, glatt, beweglich und nicht schlapp

🌸 der Geruch ist unauffällig und von leicht süßlichem Geschmack

🌸 der Belag ist abhängig von der Konstitution. Falls ein typgerechter Belag vorhanden sein sollte, so sollte er sehr dünn und geruchsarm sein sowie keine Körner, Fetzen oder Zacken aufweisen

🌸 die Unterzungenvenen sollten fast nicht sichtbar und keinesfalls blau oder dunkel sein.

Entsprechend der individuellen Konstitution zeigt auch die Zunge typgemäße Eigenschaften: So haben *Vata*-Konstitutionen normalerweise eine recht kleine, schmale und raue Zunge. Die *Pitta*-Zunge ist mittelgroß, rot und feucht und *Kapha*-Menschen verfügen über eine große, breite, hellere Zunge. Doch wie immer können Ausnahmen auch die Regel bestätigen. So habe ich es häufig in einer Beratung erlebt, das mir eine sehr zarte *Vata*-Frau eine knallrote *Pitta*-Zunge entgegengestreckt hat oder ein ausgeprägter *Pitta*-Typ mit einer schmalen, blassen *Vata*-Zunge daher kam. Das ist dann immer sehr interessant, denn wir sehen dadurch neue Konstitutionsaspekte, die einen tiefen Zugang zu weiteren Persönlichkeitsanteilen schaffen können. Sind die *Doshas* hingegen bereits aus dem Gleichgewicht geraten, so zeigt sich dies durch typische Merkmale auf der Zunge, durch die wir eine *Dosha*-Störung bereits im frühen Stadium erkennen können:

🌸 *Vata*-Störungen zeigen sich auf der Zunge durch die Eigenschaften trocken, rau, rissig, kalt

🌸 *Pitta*-Störungen zeigen sich auf der Zunge durch die Eigenschaften gelb, rötlich, heiß und brennend

🌸 *Kapha*-Störungen zeigen sich auf der Zunge durch die Eigenschaften belegt, feucht, schleimig und weiß.

Der eigenen Konstitution auf der Spur

Die Konstitution eines Menschen zu bestimmen, ist eine der elementarsten aber auch schwierigsten Aufgaben im Ayurveda.

Unsere *Doshas* manifestieren sich über dynamische Prinzipien und sich ständig wandelnde Ausdrucksformen. So können wir mit den üblichen Instrumentarien der Konstitutionsbestimmung immer nur eine Momentaufnahme unseres *Vikriti*-Jetzt-Zustandes erlangen und ein Gespür für die dahinterliegenden, grundlegenden *Prakriti*-Konstitutionsanlagen entwickeln.

Der folgende Fragenkatalog soll Sie anregen, sich über Ihre eigenen *Dosha*-Anteile bewusst zu werden und deren Ausprägungen in Bezug auf Ihre körperliche Erscheinung, persönliche Verhaltensweisen, Ernährungsgewohnheiten und Krankheitsanfälligkeiten zu bestimmen. Durch die Unterteilung der Fragen können Sie Ihre unterschiedlichen *Dosha*-Ausprägungen besser unterscheiden und klassifizieren. Sie beziehen sich auf:

🌸 die körperliche Ausprägung

🌸 die emotionale und geistige Ausprägung

🌸 die Ernährungsgewohnheiten und -vorlieben

🌸 und die Krankheitsanfälligkeiten.

Fragenkatalog zur Erkennung der eigenen Dosha-Ausprägungen

Wenn bei einer Frage auch zwei Antworten passen, können Sie beide ankreuzen. Zählen Sie am Ende alle Punkte – *Vata, Pitta, Kapha* – zusammen und bestimmen Sie damit Ihre differenzierten Konstitutionsaspekte. Auf Seite 67 finden Sie dann passende Ernährungsempfehlungen.

A Fragen zur körperlichen Ausprägung der Doshas

	Vata	Pitta	Kapha
1	☐ Mein Körperbau ist von je her eher schmal, feingliedrig und knochig gebaut	☐ Ich bin athletisch gebaut und sportlich	☐ Ich bin kräftig gebaut, und mein Körper ist eher schwer
2	☐ Meine Haut ist oft trocken und zeigt auch raue, schuppige Stellen	☐ Meine Haut reagiert sehr empfindlich, rötet sich leicht und neigt auch zu Hautunreinheiten	☐ Meine Haut ist dick und unempfindlich, manchmal etwas ölig
3	☐ Kaltes und windiges Wetter kann ich überhaupt nicht leiden und ich friere leicht	☐ Bei heißem Wetter fühle ich mich oft unwohl und komme sehr schnell ins Schwitzen	☐ Auf Regen und Kälte reagiere ich mit Müdigkeit, Hungergefühl und Trägheit
4	☐ Meine Hände sind schmal und fühlen sich oft kalt und rau an	☐ Meine Hände sind warm, weich und geschickt	☐ Meine Hände sind kräftig, gut gepolstert und mit eher kurzen Fingern
5	☐ Ich bin sehr wandlungsfähig und kann meinen Typ mit meinem Outfit und einer anderen Frisur total verwandeln	☐ Ich liebe kräftige Farben und habe eine charismatische Persönlichkeit mit ausdruckvollem Gesicht bzw. Charakterkopf	☐ Meine runde und weiche Gesichtsform mit ausdrucksvollen Augen erweckt in vielen Menschen Sympathie und Vertrauen
6	☐ Ich schlafe oft schlecht ein und wache nachts häufig auf	☐ Ich schwitze oft beim Schlafen und träume intensiv	☐ Ich schlafe gut und gerne und brauche mindestens acht Stunden Schlaf, um mich am folgenden Tag wohlzufühlen
7	☐ Ich bin groß und schlank bzw. klein und dünn	☐ Ich habe eine mittlere Körpergröße und bin muskulös gebaut	☐ Ich bin groß und kräftig bzw. klein und mollig

B Fragen zur emotionalen und geistigen Ausprägung der Doshas

	Vata	Pitta	Kapha
8	☐ In meinen Handlungen bin ich schnell und spontan, manchmal auch hektisch oder chaotisch	☐ Bei allem was ich tue, bin ich sehr genau, effizient und ordentlich	☐ Von Natur aus bin ich ruhig und gesetzt, gewöhnlich handle ich langsam und ohne Hektik
9	☐ Ich bin sehr naturverbunden, und mein Interesse für Musik, Kunst, Kultur und/oder spirituelle Themen ist groß	☐ Auch in meiner Freizeit möchte ich mich weiterbilden und meine Interessen verfolgen. Besonders interessiere ich mich für technische Dinge, Sport oder Aktivitäten in der Politik	☐ In meinem Privatleben bin ich ein gemütlicher und häuslicher Mensch. Ich liebe gutes Essen, ein schönes Zuhause und die Zeit für mich selbst, meine Familie und gute Freunde
10	☐ Nichts ist mir so verhasst wie Langeweile und stupide Routine	☐ Mit Chaos und Misserfolgen kann ich überhaupt nicht umgehen	☐ Ich kann es nicht leiden, wenn man mich hetzt oder bedrängt
11	☐ Wenn es mir nicht gut geht, mache ich mir oft unnötig Sorgen und bin überängstlich	☐ Ich werde leicht wütend und habe ein aufbrausendes Temperament	☐ Ich streite mich nicht gerne, kann aber äußerst stur sein
12	☐ Ich bin sehr kommunikativ und verliere beim Reden manchmal den roten Faden	☐ Ich kann mich verbal gut ausdrücken und andere von meiner Meinung überzeugen	☐ Ich bin ein guter Zuhörer und sage selbst nur soviel, wie notwenig
13	☐ Am liebsten habe ich, wenn etwas los ist – ich liebe die Abwechslung, das Neue und das Unerwartete	☐ Chaos kann ich nicht leiden, und ich plane meine Unternehmungen immer bis ins Detail	☐ Ich mag keine unerwarteten Überraschungen, sehe den Dingen aber eher gelassen entgegen
14	☐ In meinem Beruf suche ich Erfüllung und Ausdruck meiner Persönlichkeit	☐ Meine Karriere und mein beruflicher Erfolg sind mir sehr wichtig	☐ Ich bin nicht besonders ehrgeizig und bevorzuge eine feste Anstellung mit nettem Umfeld

C Fragen zu Dosha-typischen Ernährungsgewohnheiten und -vorlieben

	Vata	Pitta	Kapha
15	☐ Ich habe keine gute Verdauung und leide häufig unter Blähungen oder Verstopfung	☐ Mein Appetit und meine Verdauung sind sehr gut, manchmal neige ich zu Sodbrennen oder Durchfall	☐ Meine Verdauung ist etwas träge, und nach dem Essen fühle ich mich häufig müde und schwer

16	☐ Auf mich selbst gestellt, neige ich zu unregelmäßigen Ess- und Schlafgewohnheiten	☐ Ich lebe nach einem klar strukturierten Tagesplan und plane auch meine Mahlzeit mit ein	☐ Ich futtere gerne auch einmal was zwischendurch und mache es mir dabei bequem
17	☐ Egal was ich esse, mein Körper ist relativ dünn, und ich muss aufpassen, dass ich nicht an Gewicht verliere	☐ Ich habe mein Normalgewicht und mache mir um meine Figur keine Gedanken	☐ Mein Körper ist schwer, und ich nehme leicht zu und nur schwer wieder ab
18	☐ Wenn ich viel zu tun habe, vergesse ich manchmal das Essen	☐ Ich habe einen guten Appetit, und wenn sich die Essenszeit verzögert, fühle ich mich unwohl und gereizt	☐ Auch wenn ich eigentlich keinen Hunger habe, könnte ich den ganzen Tag essen, weil es so gut schmeckt
19	☐ Süßigkeiten und Kuchen kann ich nur schwer widerstehen	☐ Es fällt mir schwer, auf Fleisch zu verzichten	☐ Für ein deftiges Käse- oder Wurstbrot würde ich jeden Kuchen stehen lassen
20	☐ Ich bevorzuge gekochte Speisen und liebe Suppen und Eintöpfe	☐ Ohne regelmäßig einen großen Salat zu essen, fehlt mir etwas	☐ Ich brauche etwas zu beißen und bevorzuge gebratene und ordentlich gewürzte Speisen
21	☐ Mein Appetit ist recht unregelmäßig, aber ich achte auf die hochwertige Qualität meiner Speisen	☐ Ich habe einen starken Appetit und brauche meine festen Mahlzeiten	☐ Ich habe am Morgen nur wenig Appetit und kann problemlos auch mal eine Mahlzeit ausfallen lassen

D Fragen zu Dosha-typischen Krankheitsanfälligkeiten

	Vata	Pitta	Kapha
22	☐ Meine Gesundheit ist eher empfindlich, und bei Überlastung reagiert mein Immun- und Nervensystem mit Beschwerden	☐ Ich bin belastungsfähig, doch ich neige zu brennenden und entzündlichen Beschwerden im Körper	☐ In der Regel bin ich sehr gesund und widerstandsfähig, mein Immunsystem ist verlässlich und stark
23	☐ Mentale und körperliche Anstrengungen erschöpfen mich schnell, und ich bin nicht besonders ausdauernd	☐ Ich liebe Herausforderungen und funktioniere körperlich und mental unter Druck häufig am besten	☐ Wenn es darauf ankommt, bin ich sehr zäh, ausdauernd und belastungsfähig

24	☐ Ich fühle mich oft nervös und erschöpft, dann schlafe ich nachts auch sehr unruhig	☐ Ich bin häufig angespannt und kann nur schwer abschalten und »runterfahren«	☐ Ich kann mich gut entspannen und schlafe am Abend bereits auf dem Sofa vor dem Fernsehgerät ein
25	☐ Meine Ohren sind sehr empfindlich, ich neige zu Ohrschmerzen, -geräuschen oder Tinnitus	☐ Meine Augen sind sehr empfindlich, sie brennen leicht bzw. ich habe eine Sehschwäche	☐ Meine Nase reagiert sensibel auf unangenehme Gerüche, und ich neige zu Erkältungen und Verschleimung
26	☐ Ich neige zu oder leide unter folgenden Beschwerden: Blähungen, Verstopfung, Krämpfe wie z. B. Menstruationsschmerzen oder Störungen des Bewegungsapparats	☐ Ich neige zu oder leide unter folgenden Beschwerden: Fieber, Durchfall, Entzündungen, Kopfschmerzen oder Hautkrankheiten	☐ Ich neige zu oder leide unter folgenden Beschwerden: Übergewicht, Wasseransammlungen, Stirn- oder Nebenhöhlenproblematiken oder Diabetes

Auflösung – Auf der Suche nach der eigenen Dosha-Konstitution

In der ayurvedischen Diätetik und Heilkunde können alle gesundheitsfördernden Maßnahmen differenziert auf die konstitutionsbezogenen Eigenschaften und Bedürfnisse ausgerichtet werden. Die vorangestellten Fragen lassen uns neue Aspekte der individuellen *Dosha*-Ausprägung erkennen und eröffnen damit einen Zugang zu den typbestimmten und diätetischen Ernährungsempfehlungen des Ayurveda.

Bitte Punkte eintragen:

	A: Dosha-typische Aspekte (körperlich)	B: Dosha-typische Aspekte (geistig / emotional)	C: Dosha-typische Ernährungsgewohnheiten und -vorlieben	D: Dosha-typische Krankheitsanfälligkeiten
Vata				
Pitta				
Kapha				
Punktzahl				

Entsprechend der höchsten *Dosha*-Punktzahl können Sie auf der folgenden Seite nachlesen, welche Ernährungsempfehlungen und Rezepte für Ihr körperliches und emotionales Gleichgewicht optimal sind, um auch den Stoffwechsel in ein gutes Gleichgewicht zu bringen, bzw. *Dosha*-typische Erkrankungen zu begleiten.

Ernährungsempfehlungen

Die in dieser Tabelle aufgeführten Rezepte für jeden *Dosha*-Typ sind nur ein paar typische Beispiele. Ab Seite 235 finden Sie weitere Rezepte, deren Beschreibungen so ausgerichtet sind, dass sie individuell den persönlichen *Dosha*-Ausprägungen angepasst werden können.

	Grundlegende Empfehlungen für den körperlichen und mentalen Konstitutionsausgleich	Therapeutische und kurative Empfehlungen bei akuten oder chronischen Dosha-Störungen
Bei höchster Vata-Punktzahl	Typgerechte *Vata*-Ernährung *Rasayana*-Ernährung	Siehe Kapitel 4, S. 109ff. Siehe Kapitel 5, S. 134ff.
	Rezeptempfehlungen Geschmorter Kürbis S. 253 Couscous S. 274 Dattel-Chutney S. 307 Roter Rohkostsalat S. 294 Reispudding mit Safran und Kardamom S. 308	**Rezeptempfehlungen** Milder *Agni*-Trunk zum *Vata*-Ausgleich S. 240 Grundrezept Khichari S. 286 Reis mit Roter Bete S. 264 *Rawa Upma* – Pikanter Gemüsegrieß S. 277
Bei höchster Pitta -Punktzahl	Typgerechte *Pitta*-Ernährung *Sattvische* Ernährung	Siehe Kapitel 4, S. 177ff. Siehe Kapitel 5, S. 134ff.
	Rezeptempfehlungen Blumenkohl im Kokosmantel S. 246 Spinat mit Panier S. 262 Dal aus roten Linsen S. 280 Minz-Koriander-Chutney S. 303 Gurkensalat S. 295 Kokospudding S. 313	**Rezeptempfehlungen** Kühlender *Agni*-Trunk zum *Pitta*-Ausgleich S. 241 Grundrezept Khichari S. 286 Ayurvedische Minestrone S. 288 Gemüsereis S. 273 Mungbohnen mit Spinat S. 284
Bei höchster Kapha-Punktzahl	Typgerechte *Kapha*-Ernährung *Panchakarma*-Ernährung	Siehe Kapitel 4, S. 123ff. Siehe Kapitel 5, S. 134ff.
	Rezeptempfehlungen Gedünsteter Chicorée S. 250 Hirsebällchen S. 272 Mungbohnen mit Spinat S. 284 Wassermelonen-Chutney S. 306	**Rezeptempfehlungen** Scharfer *Agni*-Trunk zum *Kapha*-Ausgleich S. 241 Grundrezept Khichari S. 286 Klassischer Mungdal S. 279

Die ayurvedische Ernährung

Die richtige Ernährung nimmt im Ayurveda einen elementaren Stellenwert ein. Sie liefert uns eine unerschöpfliche Quelle für die körperliche Gesundheit und emotionale Zufriedenheit. Bei Krankheiten wird sie als Heilmittel eingesetzt. Mit dem, was wir essen und wie wir es essen, entscheiden wir immer wieder neu über die Qualität und Ausprägung unserer Konstitution, Leistungsfähigkeit und Lebensfreude. Damit werden die täglichen Mahlzeiten zum Kompass für die persönliche Selbstverantwortung und Lebensausrichtung.

Entsprechend unserer individuellen Konstitution und Belastungsfaktoren bevorzugen wir unterschiedliche Ernährungsgewohnheiten, welche sich in unserem Lebensstil und den daraus resultierenden Beschwerden widerspiegeln. Diese richtig zu interpretieren – und wenn notwendig zu korrigieren – ist das Ziel der ganzheitlichen Ayurveda-Ernährungslehre.

Mit guten Lebensmitteln und den richtig zubereiteten Mahlzeiten geben wir dem Körper alles, was er braucht. Die gesunde Nahrung nährt unsere Körpergewebe und liefert grundlegendes Baumaterial für ihre Instandsetzung und Regeneration. Ebenso verhindert eine auf den ayurvedischen Prinzipien basierende Ernährung die Ansammlung von Abfallprodukten in den Geweben, die für das Altern verantwortlich sind. Somit stellt die ayurvedische Ernährung ein ganzheitliches und individuelles Ernährungssystem dar, in dem Körper, Geist und Seele gleichermaßen mit allen Nähr- und Vitalstoffe versorgt werden.

Die allgemeinen Ernährungsregeln des Ayurveda basieren auf den grundlegenden Stoffwechselprinzipien und gewährleisten, dass alle Speisen auf optimale Weise verdaut werden. Die Auswahl und Zusammenstellung der Nahrungsmittel sollte unter Berücksichtigung der individuellen Konstitution geschehen. Ebenso wichtig ist es für die Verwertbarkeit der Nahrung, dass sie den Essgewohnheiten des Kulturkreises, dem Klima, der Umgebung und der Jahreszeit entspricht.

Eine solche Ernährung hält den Körper gesund, vital und widerstandsfähig und ist auch geeignet, im Krankheitsfalle ausgleichend, heilend und stärkend zu sein. Sie hilft dem Körper, sich zu reinigen, indem sie einerseits keine weiteren Schlacken oder Giftstoffe zuführt und andererseits die Ausscheidung derselben durch eine Aktivierung des Stoffwechsels fördert.

Die klassischen Ayurveda-Schriften lehren, dass eine schöne klare Haut, geistige Klarheit, Konzentrationsfähigkeit und ein genialer Verstand, Körperkraft und Ausdauer die Merkmale einer reinen und aufbauenden Ernährung sind. Zusätzlich zeichnet sich reine Nahrung durch eine für die Sinne angenehme Farbe, einen guten Geschmack, Geruch und Berührung aus.

Ein bekömmliches und wohltuendes Essen wird schnell in die Körpergewebe (*Dhatus*) umgesetzt und stört die *Doshas* nicht. Alle Pflanzen und Nahrungsmittel, welche die *Doshas* stören oder von ihrem Platz vertreiben, sind unbekömmlich. Die Gewebe werden geschwächt, und toxische Substanzen sammeln sich an.

Darüber hinaus ist die universelle Ernährungslehre des Ayurveda ein ganzheitliches System, welches die alten ayurvedischen Lehren mit den neuesten wissenschaftlichen Erkenntnissen verbindet und sie für den hiesigen Kulturkreis in leicht praktizierbarer Weise umsetzt. Es berücksichtigt die Funktionsprinzipien unseres Körpers und hilft ihm zudem, die in der Nahrung enthaltene Lebensenergie (*Prana*) freizusetzen und für den Zellaufbau und die Vitalisierung des gesamten Organismus zugänglich zu machen.

Ernährung für Körper, Geist und Seele

Die ayurvedische Ernährungslehre vermittelt ein umfassendes Wissen, über die differenzierte Wirkung der Nahrung auf der körperlichen, geistigen und seelischen Ebene. Dabei sind die Zielsetzung der Ernährungsregeln und -empfehlungen unterschiedlich ausgeprägt: Was für den körperlichen

Das Besondere der Ayurveda-Ernährung

Die ayurvedische Ernährung

❂ **ist typgerecht** Entsprechend der individuellen Konstitution und ihren Störungen werden spezielle Empfehlungen ausgesprochen.

❂ **berücksichtigt die zyklischen Dynamiken des Lebens** Entsprechend den Lebensphasen, Jahres- und Tageszeiten wird die Auswahl und Zubereitung von Nahrungsmitteln angepasst.

❂ **unterscheidet zwischen körperlichen, emotionalen und geistigen Wirkungsweisen** Entsprechend den individuellen Bedürfnissen wird die Ernährung auf die Erneuerung der Körpergewebe, zur Heilung, zum Glücklichsein oder auf die spirituelle Entwicklung abgestimmt.

❂ **ist undogmatisch und kreativ** Entsprechend dem individuellen Geschmack und Kulturkreis wird die Nahrung auf wohlschmeckende und sinnlich erfüllende Weise zubereitet.

❂ **ist alltagsgerecht** Entsprechend dem Lebensstil werden die Regeln und einfache Kochrezepte individuell angepasst.

❂ **ist Medizin** Entsprechend dem Gesundheitszustand können spezielle Diäten und Kuren den Heilprozess fördern.

Die ayurvedische Ernährung

Substanzgewinn förderlich ist, kann für einen therapeutischen Reinigungsprozess oder das psychomentale Gleichgewicht eher hinderlich sein. In diesem Sinne ist die ayurvedische Ernährung nicht als einheitliche Diät zu verstehen, in der beispielsweise immer nur Reis, Linsen und Gemüse gegessen werden, sondern eine intelligente Sammlung von verschiedenen, oftmals sehr unterschiedlichen und sich teilweise widersprechenden Diätkonzepten, in denen wir Nahrung als Werkzeug für die körperliche Erneuerung, emotionale Befriedigung, als Unterstützung für die spirituelle Entwicklung

Spirituelle Praktiken und Rituale dienen der Reinigung des Geistes und der Selbstbesinnung. Auch positive Sinneseindrücke stimulieren die Seele.

oder zur ganzheitlichen Reinigung und Heilung einsetzen können. Diese unterschiedlichen Ernährungsausrichtungen fasst Ayurveda zusammen in:

- die konstitutionsbezogene Ernährung
- die *sattvische* Ernährung
- die *Rasayana*-Ernährung
- die *Panchakarma*-Ernährung

Die Ernährungsstile

Der bekannteste Ernährungsstil des Ayurveda ist sicherlich die konstitutionsbezogene Ernährung, in der viele individuelle Empfehlungen dem *Dosha*-Ausgleich dienen und jeder Typ seine tägliche Ernährung entsprechend seiner Konstitution (*Prakriti* und *Vikriti*) ausrichtet.

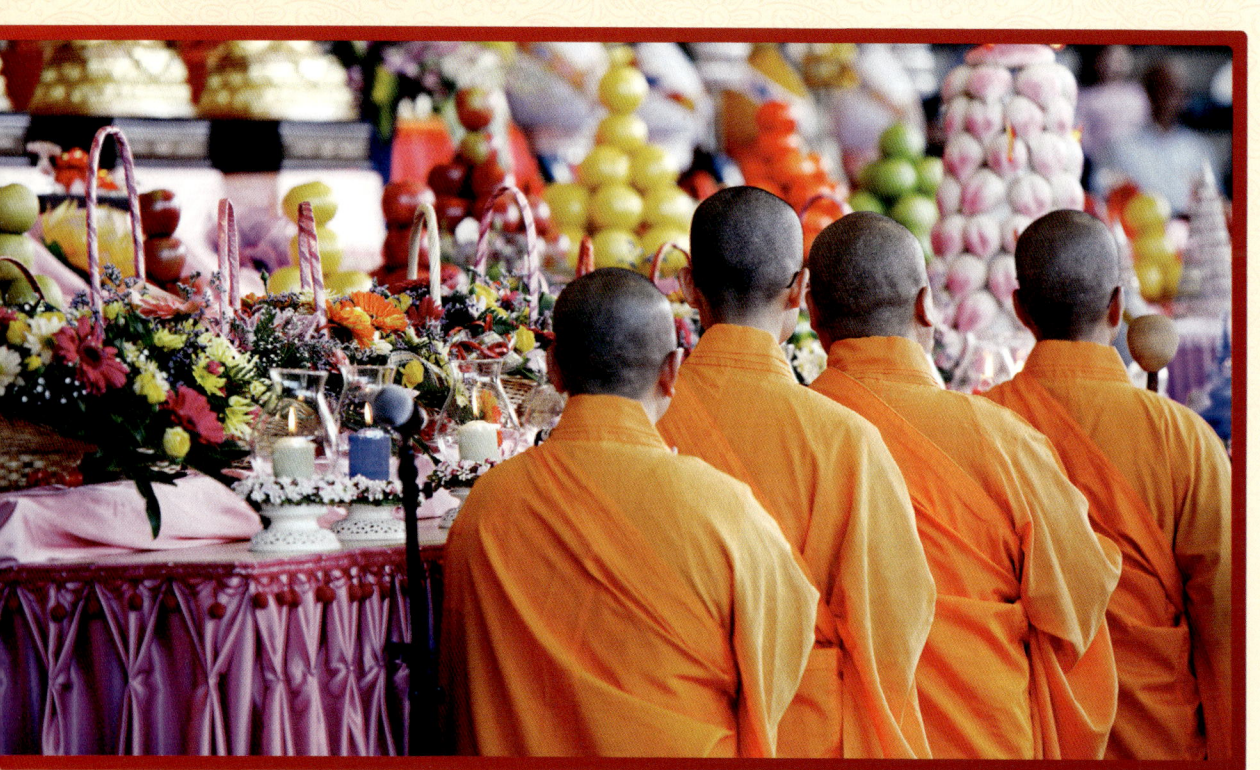

Doch auch die *sattvische* Ernährung findet weite Verbreitung, speziell in der Verbindung mit Yoga. Denn sie ist eine auf das geistige Wohl ausgerichtete Diät, welche die klassische Ernährungsform der Yogis und Mönche darstellt, mit der diese Unterstützung für ihre spirituelle Entwicklung finden. Die einfache, naturbelassene und reine Ernährungsform ist frei von allen Anhaftungen des Geistes und versorgt den Körper auf gesunde Weise mit allem Notwendigen, was er für seinen Fortbestand benötigt.

Die *Rasayana*-Ernährung ist hingegen in vielem das Gegenteil der *sattvischen* Ernährung: Es ist eine sehr nährende, aufbauende und üppige Kost, welche den Organismus verjüngt und dem energetischen und substanziellen Aufbau dient. Oftmals wird die *Rasayana*-Ernährung auch als Aphrodisiakum eingesetzt, das traditionell zum Aufbau der erschöpften Kräfte dient.

Als *Panchakarma*-Ernährung (auch *Pancakarma* genannt) bezeichnen wir die kurative Heildiät, die im Rahmen von Reinigungskuren und medizinischen Behandlungen verabreicht wird.

Im täglichen Umgang

Die verschiedenen Ayurveda-Ernährungsstile werden im Alltag oft nicht benannt oder voneinander unterschieden. Dies sorgt für Verwirrung, wie ich anhand von unzähligen Fragen merke, mit denen ich konfrontiert werde, wenn ich mit meinen Schülern und Kurpatienten spreche:

✿ »Warum ist in dem einen Ayurveda-Buch Knoblauch strengstens verboten und ein anderes verwendet es in vielen Gerichten?« Antwort: Im ersten Buch scheint die *sattvische* Ernährung forciert worden zu sein, in dem Knoblauch gemieden wird, da ihm eine negative Wirkung auf den

---

Wie Nahrung wirkt

Der Ayurveda-Gelehrte *Caraka* zählt acht Faktoren auf, welche die Wirkung unserer Nahrung bestimmen. Sie entscheiden über die individuelle Auswahl und den therapeutischen Einsatz der Nahrung:

Desha Herkunft der Nahrung

Kala Zeit in Bezug auf Nahrung und Esser

Karana Art der Zubereitung

Prakriti Beschaffenheit der Nahrung

Rashi Quantität der Nahrung

Samyoga Ungünstige Kombination von Nahrungsmitteln

Upayogasamstha Verschiedene Regeln zur Nahrungsmittelaufnahme

Upayoktrin Zustand und Gewohnheiten desjenigen, der die Nahrung verzehrt

---

Geist und die Selbstdisziplin nachgesagt wird. In der *Rasayana*-Ernährung hingegen, worauf sich das zweite Kochbuch zu beziehen scheint, wird der Knoblauch wegen seiner verjüngenden, aufbauenden und aphrodisierenden Qualität sehr geschätzt.

✿ »Warum habe ich während meiner Ayurveda-Kur nur gekochte Speisen erhalten und für meinen Speiseplan zu Hause täglich einen großen Salat empfohlen bekommen?« Antwort: Weil im Rahmen der *Panchakarma*-Ernährung alle ungekochten Speisen verboten sind, aber in der konstitutionsbezogenen Ernährung ein Salat am Mittag ideal dem *Pitta*-Ausgleich dient.

✿ »Während meines Indienaufenthalts habe ich in dem Ayurveda-Resort eine rein vegetarische Kost erhalten, und nun lese ich, dass für Schwangere oder Menschen mit schwachem Immunsystem eine Hühnersuppe diätetisch empfohlen wird. Wie soll ich das verstehen …?« Antwort: Im Rahmen der *Rasayana*-Ernährung wird der Genuss von Geflügel, Eiern und hellem Fleisch aus therapeutischen Gründen empfohlen, denn gerade für Menschen mit Erschöpfungszuständen, Schwangere, Gestresste und ältere Menschen stellt dies eine ideale Aufbaukost dar.

Die vielen unterschiedlichen Regeln und Empfehlungen des Ayurveda erscheinen manchem verwirrend oder gar widersprüchlich. Gewinnen wir jedoch einen Zugang zu den ganzheitlichen Konzepten der ayurvedischen Ernährungslehre, so können wir die täglichen Speisen als feingestimmtes Instrument für die differenzierten Wirkungsfelder im Körper, im Geist und in der Seele einsetzen. Eine tiefergehende Erläuterung über die Praxis und Feinheiten der verschiedenen Ernährungsstile und der individuellen Abstimmung steht in den Kapiteln 4 (S. 106 ff.) und 5 (S. 142ff.).

Ayurveda-Ernährung für den Körper

Entsprechend der ayurvedischen Anatomie ist unsere körperliche Gesundheit vom Zustand der *Dhatus* (Gewebe), *Srotas* (Zirkulationsgewebe, Transportkanäle), *Malas* (Ausscheidungsprodukte) und *Doshas* (Funktionsprinzipien) abhängig.

Daran orientiert, richten sich die ayurvedischen Ernährungsempfehlungen stark nach Kriterien aus. Nahrungsmittel werden entsprechend ihrer aufbauenden oder abbauenden Wirkung auf die verschiedenen *Dhatus* und *Doshas* ausgewählt.

Die richtige Zubereitung und Kombination der Nahrung entscheidet über die störungsfreie Verwertung und Ausscheidung der Nahrung sowie die volle Funktionstüchtigkeit der *Srotas*. Viele Ayurveda-Empfehlungen der konstitutionsgerechten Ernährung sowie der *Rasayana*- und *Panchakarma*-Ernährung sind auf das körperliche Wohlergehen ausgerichtet.

Für die körperliche Erneuerung, vitale Regeneration und den substanziellen Gewebsaufbau sollten viele warme, gekochte Speisen gegessen werden. Besonders wichtig sind süße Nahrungsmittel, wie Getreide, Wurzelgemüse, Hülsenfrüchte, Nüsse, Milch und Butter.

Um Gewebe abzubauen – wie in einem Reinigungsprozess oder einer Schlankheitskur – ist es förderlich, die süßen und stärkenden Speisen wie Getreide und Fette zu reduzieren und stattdessen eine eiweißreiche Diät mit viel Hülsenfrüchten und bitteren Nahrungsmitteln wie Blattgemüse, Artischocken und frische Kräuter zu bevorzugen.

Die richtigen Kombinationen sind ebenso entscheidend für den Stoffwechsel: Essen wir beispielsweise saure Früchte zusammen mit Milchprodukten, so blockieren wir die *Srotas*, was zu vielen Erkrankungen und *Ama*-Ansammlungen führt. Genießen wir Eiweiße und Kohlenhydrate zusammen in einem Menü, so führt dies zu mehr Masse und Gewicht.

Wenn wir unsere Ernährungsweise auf die individuellen Bedürfnisse unseres Organismus abstimmen wollen, so bietet uns die konstitutionsbezogene Ernährung einen guten Leitfaden. Ergänzend dazu können wir die aufbauende *Rasayana*-Ernährung zur Regeneration oder die reinigende *Panchakarma*-Ernährung als kurative Heildiät einsetzen.

Ayurveda-Ernährung für den Geist

Für das mentale Gleichgewicht sind alle Empfehlungen der *sattvischen* Ernährung besonders wirkungsvoll. In der streng vegetarisch ausgelegten Bio-Kost schenken uns frische Gemüse, Früchte, Nüsse, Milch und Getreide innere Zufriedenheit und Selbsterfüllung. Die *sattvische* Ernährung ist frei von allen Reizstoffen, die in unserem Geist negative Bindungen, Anhaftungen und Süchte verstärken könnten. Sie spricht auch viele Ernährungsregeln aus, die weit über das Essen hinausgehen, wie z. B. das Gebet vor dem Essen, die Liebe beim Kochen oder das Ernten im Rhythmus der Natur. Häufig ist es für einen zufriedenen, naturverbundenen und spirituellen Menschen eine Selbstverständlichkeit, die *sattvischen* Ernährungsregeln zu befolgen (auch ohne Ayurveda-Kenntnisse). Doch der »normale« Durchschnittsbürger leidet heute eher an einem Mangel an Zufriedenheit, Liebe, Glück und Selbsterfüllung, wenn er abends nach einem stressigen Tag nach Hause kommt. Um dieses Defizit so schnell wie möglich aufzufüllen, greift er nun eher zum Rotwein oder zur Schokolade, als zur Obstschale.

So erlebe ich bei vielen Beratungen immer wieder, dass die Menschen sich speziell am Abend sehr ungesund ernähren – nicht aus Unwissenheit, sondern aus Heißhunger und innerer Leere, die aus dem psychischen Ungleichgewicht entsteht. Um diese Mangelerscheinungen auszugleichen, sollten als erster Schritt die Empfehlungen der konstitutionsbezogenen Ernährung befolgt werden. Mit dem Ausgleich von *Vata*, *Pitta* und *Kapha* wird nun die körperliche und psychische Konstitution gestärkt. Erst wenn wir uns hier gut eingependelt haben, können die *sattvischen* Ernährungsempfehlungen auf einen fruchtbaren Boden fallen, um die befreienden Samen für unseren Geist aufgehen zu lassen.

Ayurveda bevorzugt eine vegetarische Ernährung, bei der der Eiweißbedarf vorwiegend durch Hülsenfrüchte gedeckt wird.

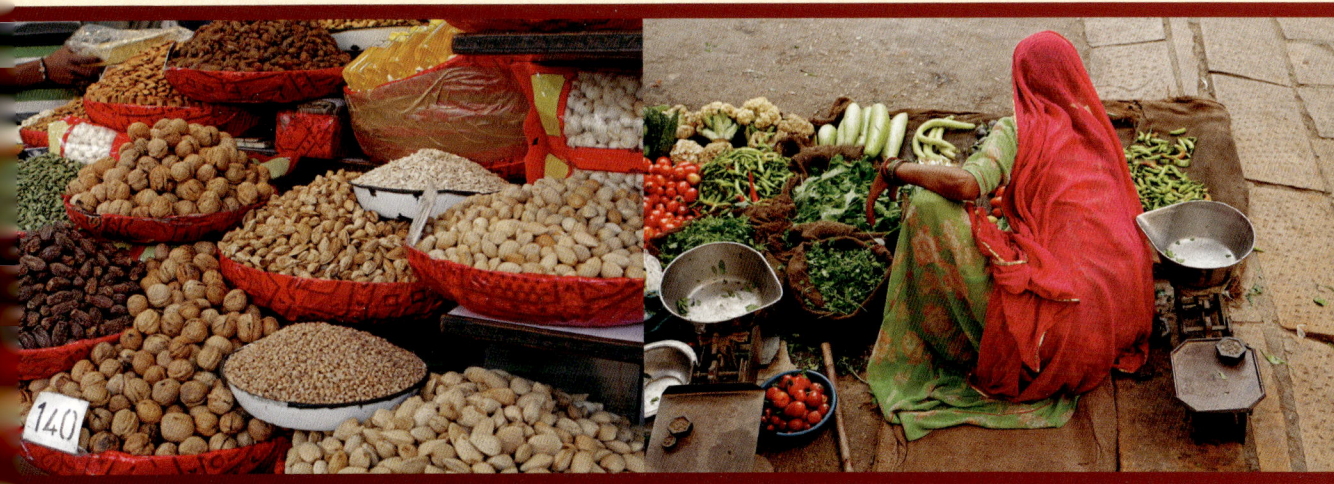

Ayurveda-Ernährung für die Seele

Aus ayurvedischer Sicht wird das menschliche Leben als eine Einheit von Körper, Geist und Seele betrachtet. Diese drei Bestandteile stützen sich gegenseitig und sind voneinander abhängig. Sie bilden die Basis des Lebens. Die Seele *(Atma)* ist der spirituelle Kern von allem, was existiert. Ohne sie kann es keine bewusste Existenz von Geist und Körper geben, und sie verbindet jeden Menschen mit der allgegenwärtigen, göttlichen Existenz. In diesem Sinne ist die Seele per Definition frei von jeglicher Pathogenität und benötigt deshalb auch keine spezielle Therapie oder Ernährung.

Die Begriffe »Geist« und »Seele« werden in der westlichen und östlichen Denkweise unterschiedlich verwendet. In den östlichen Philosophien sind sie jedoch klar voneinander abgegrenzt: Während der Geist auch als »Psyche« oder »Verstand« bezeichnet werden könnte, steht die Seele immer für das Prinzip, welches den Wesen Leben und Bewusstheit schenkt *(Cetana)*, den göttlichen Funken im Menschen. Auch wenn es keine spezielle Kost oder Rezepte für die Seele gibt, so sind Liebe, Harmonie und Dankbarkeit die besten Gewürze, die aus einem erfüllten Selbst entspringen.

Konstitutionsbezogene Ernährung

In der ayurvedischen Gesundheitslehre dreht sich alles um die drei *Doshas*: *Vata*, *Pitta* und *Kapha*.

Die dynamischen Funktionsprinzipien, welche unsere körperliche Erscheinung und psychische Verfassung bestimmen, werden direkt von dem, was wir essen und wie wir essen, beeinflusst. Mit jeder Mahlzeit »füttern« wir unsere *Dosha*-Anteile, und durch die gezielte Auswahl von Nahrungsmitteln und Anwendung spezieller Ernährungsregeln können wir ihre Qualität und Quantität unmittelbar bestimmen.

Das Wissen um die Steuerung der *Doshas* mittels Ernährung ist die Grundlage der konstitutionsbezogenen Ernährung und der individuellen Ernährungstherapie. Dabei dient die konstitutionsbezogene Ernährung als Leitfaden für ein gesundes und langes Leben entsprechend der eigenen Konstitution *(Prakriti)*, und die *Dosha*-ausgleichende Diätetik ist eine symptombezogene Diät, um im Störungs- und Krankheitsfall ausgleichend einzuwirken.

Das grundlegende Prinzip der konstitutionsgerechten Ayurveda-Ernährung beruht auf dem Ausgleich der übermäßigen Eigenschaften: Jedes

Geschmack gleicht Dosha-Eigenschaften aus

Konstitution	empfehlenswerte Eigenschaften	empfehlenswerter Geschmack
Vata	leicht, warm, weich, feucht, beruhigend	süß, salzig, leicht sauer, leicht scharf
Pitta	kühl, mild, weniger gekocht, schwer	süß, bitter, zusammenziehend
Kapha	leicht, warm, trocken, anregend	scharf, bitter, zusammenziehend

Dosha manifestiert sich im Organismus durch bezeichnete Eigenschaften wie leicht, schwer, kalt, warm, trocken, feucht usw. Die tägliche Ernährung dient nun zum Ausgleich dessen und führt dem Körper all das zu, was er für seine natürliche Harmonie benötigt. Dabei ist es bei der konstitutionsbestimmten Ernährungseinteilung unerheblich, ob ein *Dosha* von Natur aus ständig erhöht ist oder nur kurzzeitig durch eine Störung aus dem Gleichgewicht geraten ist. Die spezielle *Dosha*-ausgleichende Kost sollte so lange praktiziert werden, bis die diesbezüglichen Symptome verschwunden sind. Die konstitutionsgerechten Ernährungsempfehlungen des Ayurveda helfen uns, immer wieder das eigene Gleichgewicht der *Doshas* herzustellen, indem die weniger ausgeprägten *Doshas* gestärkt und die Dominanten gemindert werden. Wenn wir hingegen Nahrungsmittel zu uns nehmen, die unsere stark ausgeprägten *Doshas* noch weiter erhöhen, so wird dies eine Störung und Krankheit dieser *Doshas* herbeiführen. In diesem Sinne können die konstitutionsbezogenen Empfehlungen auch als Diät eingesetzt werden: Leidet z. B. ein *Vata-Kapha*-Typ unter einer *Pitta*-Störung, so sollte er so lange eine *Pitta*-ausgleichende Ernährung praktizieren, bis die Beschwerden abgeklungen sind, um dann anschließend wieder zur typbezogenen Kost zurückkehren.

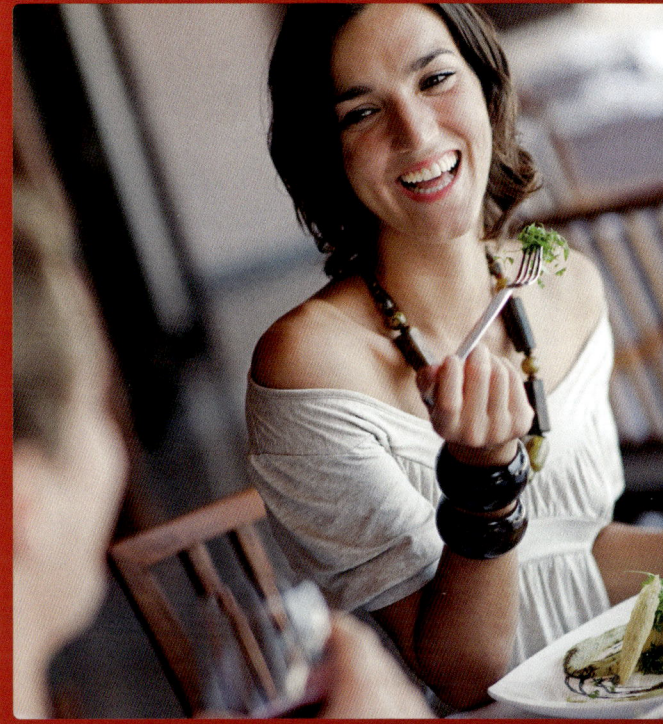

Eine ausführliche Anamnese steht am Anfang einer jeden Ayurveda-Behandlung. Durch gezielte Fragen wird die Konstitution bestimmt.

Typgerechte Ernährung

Eine typgerechte Ernährung wird im Ayurveda auf die körperliche Konstitutionsausprägung *(Deha-Prakriti)*, die psychische Konstitutionsausprägung *(Manas-Prakriti)* sowie die individuelle Funktionsweise des Stoffwechsels abgestimmt. Ebenso spielen die persönliche Lebensweise und Belastungssituationen im Alltag eine große Rolle, um die optimale Ernährungsweise zusammenzustellen. Ist die Konstitution eindeutig einem ausgeprägten *Dosha* zuzuordnen, so sind die Ernährungsregeln klar und einleuchtend. Komplizierter wird es bei Mischkonstitutionen besonders dann, wenn sich unterschiedliche Bedürfnisse in einer Person manifestieren. In vielen Menschen mischen sich die *Doshas* in ihrer körperlichen und psychischen Manifestation auf die vielfältigste Weise: So konsultieren mich z.B. häufig Klienten,

Fallbeispiel Martina

Martina, eine alleinerziehende Mutter von zwei Kindern, ist Krankenschwester. Ihre Konstitution ist nicht leicht zu bestimmen. Einerseits ist sie mit 97 Kilogramm bei 1,68 Meter Größe krankhaft übergewichtig – was für eine *Kapha-Vikriti* spricht. Andererseits leidet sie unter sehr trockener Haut, Verstopfung, Blähungen und teilweise schlechtem Schlaf – was *Vata*-Symptome sind. Doch auch an *Pitta* fehlt es ihr nicht: Trotz der Körperfülle ist sie ausgesprochen aktiv, managt ihr Leben mit Kindern und Beruf, kann sich gut durchsetzen. Und ihre rötlich-braunen Naturlocken, ihre Sommersprossen, ihre warmen, weichen Hände sowie eine ausgeprägte Neigung zu Entzündungen zeugen von ihrem konstitutionsbezogenen *Pitta*-Anteil. Als Martina mich für eine Ayurveda-Ernährungsberatung konsultierte, formulierte sie ihr Anliegen sehr klar: In den nächsten Monaten mindestens 15 Kilogramm abnehmen, dabei aber keine Mahlzeiten auslassen.

Während meiner Erstanamnese versuchte ich mit gezielten Fragen zur Kindheit und den ayurvedischen Diagnosetechniken etwas Ordnung in Martinas *Dosha*-Chaos zu bringen. Bald wurde klar, dass Martina als Kind eine *Pitta-Kapha-Prakriti* hatte und jetzt unter einer *Vata-Kapha-Vikriti* litt. Die jetzigen *Vata*-Störungen hatten erst nach der Trennung von ihrem Mann begonnen und wurden durch den Schichtdienst und den Stress im Krankenhaus verstärkt. Besonders interessant war für Martina die Erkenntnis, dass ihre *Vata*-Problematiken auch das *Kapha* nach oben treiben: Je mehr sie unter Stress und Schlaflosigkeit litt, umso mehr nahm sie zu.

Mit einem ausgewogenen Speiseplan gelang es uns, Martinas *Vata* zu stabilisieren und gleichzeitig das *Kapha* zu reduzieren. Dazu war es notwendig, dass Martina drei regelmäßige Mahlzeiten einnahm und Zwischenmahlzeiten mied. Mittags nahm sie immer in Ruhe eine vollwertige Hauptmahlzeit zu sich und abends aß sie nur eine Mungbohnen- oder Linsensuppe. Alle süßen, bitteren und leichten Gemüsearten wie Fenchel, Spinat, Artischocken, Gemüsezwiebeln und Zucchini sowie Gerste, Mais und Hirse sollten den Speiseplan dominieren, Salat sollte sie meiden. Für den Heißhunger zwischendurch empfahl ich ihr frische Früchte, Trockenfrüchte und einen Teelöffel Honig. Martina war begeistert: Sie startete den Tag mit einem Ingwertee mit Honig, nahm sich immer heißes Wasser mit auf die Arbeit und stellte ihre Ernährung und Lebensweise um. Endlich konnte sie ohne schlechtes Gewissen ihre Mahlzeiten genießen. Die stoffwechselanregenden Gewürze schmeckten ihr gut, die Verdauung wurde besser, und die leckere Suppe am Abend machte sie satt und zufrieden. Sie konnte besser entspannen und die Pfunde schmolzen langsam, aber kontinuierlich dahin. Nachdem sie die ersten 5 Kilogramm abgenommen hatte, begann Martina zusätzlich mit einem leichten Sportprogramm. Dies gab den Ausschlag – ihr *Pitta* wurde immer stärker, und sie gewann an Selbstdisziplin, Ausdauer und Dynamik.

Heute ist Martina mit knapp 80 Kilogramm immer noch kräftig – aber gesund, glücklich und frei von jeglichen Beschwerden. Mit ihrem jetzigen Gewicht fühlt sie sich allen Anstrengungen gewachsen.

die unter Stress und Schlafstörungen *(Vata)* sowie Übergewicht *(Kapha)* leiden. Worauf soll nun der Ernährungsplan primär abgestimmt werden, auf die *Vata-* oder die *Kapha-*Störung? Oder viele Frauen leiden in den Wechseljahren gleichzeitig unter Hitzewallungen *(Pitta)*, trockenen Schleimhäuten *(Vata)* und Depressionen *(Kapha)*. Welche Interventionen helfen nun, die *Doshas* wieder ins Lot zu bringen?

Grundsätzlich gilt, dass in einer typgerechten Ernährung immer die gemeinsamen Eigenschaften der verschiedenen *Doshas* genährt werden sollten:

✿ Für die *Vata-Pitta-*Balance bevorzugen wir süße Nahrungsmittel, zum *Vata-Kapha-*Ausgleich alles Warme und Gekochte, und *Pitta-Kapha* darf viel bitteres Essen zu sich nehmen.

✿ Ist ein erhöhtes *Vata* an dem *Dosha-*Mix beteiligt, so achten wir immer zuerst auf den Ausgleich des Luft- und Ätherelements. Denn ein gestörtes *Vata-Dosha* wirkt auch als Verstärker für alle anderen Problematiken und Befindlichkeitsstörungen.

Noch komplexer wird es, wenn sich die körperlichen und mentalen Konstitutionseigenschaften oder –störungen voneinander unterscheiden:

✿ Auf der körperlichen Ebene verfügen wir über ganz viele *Pitta-*Eigenschaften, und mental herrscht das *Vata* vor? Dann brauchen wir für die körperliche Gesundheit alle *Pitta-*reduzierenden Nahrungsmittel, um die Hauterneuerung und den Säure-Basen-Haushalt zu regulieren. Zur Entspannung und Stabilisierung der feinfühligen *Vata-*Psyche benötigen wir hingegen viele allgemeine Anti-*Vata-*Gesundheitsempfehlungen, wie beispielsweise Ruhe, Rhythmus und Regelmäßigkeit – auch beim Essen.

✿ Körperlich outen uns die großen Hände, dicken Haare und kräftige Statur eindeutig als *Kapha-*Typ, und mental verfügen wir über die feurige Dynamik des *Pittas*? Dann benötigen wir stimulierende Empfehlungen für unser körperliches Gleichgewicht und zum *Kapha-*Ausgleich, viel Bewegung, leichte Nahrung und bittere Kräuter. Kombinieren wir dies mit besänftigenden Gewürzen, wie Fenchel, Kardamom, Koriander und Kurkuma, sowie mit intellektuellen Herausforderungen und einem strukturierten Ordnungssystem, so harmonisieren wir auch die *Pitta-*Psyche.

Unser Stoffwechsel

Nicht nur unser Appetit steht in direktem Austausch mit den *Doshas*, sondern auch unser Stoffwechsel: Je nach Konstitutionstyp kann die Verwertung von Nahrungsmitteln sehr unterschiedlich sein, und damit können im schlimmsten Fall die wertvollsten Speisen den Verdauungstrakt nahezu unverdaut wieder verlassen.

Das Ziel der typgerechten Ernährung ist es, mit jeder Mahlzeit neue Lebensenergie zu gewinnen und das Essen dabei mit allen Sinnen zu genießen. Völlegefühl, Blähungen, Müdigkeit nach dem Essen oder Sodbrennen sind nur einige Anzeichen dafür, dass der Verdauungsvorgang unvollständig war und unseren Organismus eher belastet als unterstützt hat. Da sich die *Doshas* mit ihrem Hauptsitz in den unterschiedlichen Regionen des Verdauungstrakts lokalisieren, zeigen sich auch die ersten Störungssymptome in den Verdauungsorganen und deren Funktionen. Andererseits kommunizieren unsere körperlichen und mentalen Konstitutionskräfte unmittelbar mit unseren Ernährungsaffinitäten.

Gesund essen

Mit dem Ausspruch »Der Appetit ist der beste Indikator für die Gesundheit«, beschreibt Ayurveda, dass wir von Natur aus all die Speisen besonders wohltuend im Duft, Geschmack und Aussehen empfinden, die unsere gesunde Konstitution angenehm nährt und gut aufgebaut. Unsere gesunde Konstitution weiß oft am besten, was ihr guttut: So essen wir gerne einen kühlenden Salat, um einer Überhitzung des *Pitta-Doshas* entgegenzuwirken oder wärmen uns mit einem deftigen Eintopf, welcher die von *Vata* hervorgerufene Kälte und Trockenheit ausgleicht.

Statt strenger Ernährungsregeln und selbstverneinenden Verzichts eröffnen uns die konstitutionsbezogenen Empfehlungen eine vielseitige, ausgewogene und wohlschmeckende Ernährung, welche den Körper, die Psyche und alle Sinne stärkt und erfreut. Befindet sich unsere *Dosha*-Konstitution jedoch im Ungleichgewicht, so ist der Geschmack kein zuverlässiger Ratgeber. Je nachdem, welche unserer Grundenergien aus dem Lot geraten ist, kann dies ungesunden Heißhunger und Ernährungsvorlieben zur Folge haben. Das erhöhte *Dosha* dominiert nun nicht nur das persönliche Energiegleichgewicht, sondern regiert auch unser Essverhalten. Das wahrzunehmen, ist ein erster Schritt zur Linderung der Beschwerden.

Vata

Dass sich Menschen mit einem erhöhten *Vata-Dosha* zu einer ausgeprägten Rohkosternährung und strenger veganer oder vegetarischer Kost mit stark reinigendem Charakter hingezogen fühlen, habe ich schon häufig erlebt. Doch durch diese Ernährungsform können sich einige der *Vata*-Beschwerden, wie Erschöpfungszustände, Osteoporose, Untergewicht oder ein schwaches Immunsystem, noch verstärken. Stattdessen wären warme Suppen und saftig zubereitete Gemüsegerichte – wie wir sie zur Winterzeit bevorzugen – eine sehr viel bessere Ausgleichkost. Leidet die *Vata*-Konstitution auf der mentalen Ebene auch noch unter zu viel *Rajas,* führt dies oft zu unkontrolliertem Essverhalten, Fast-Food-Ernährung oder zu viel Konsum von Kaffee, schwarzem Tee und Wein.

Pitta

Menschen mit einem erhöhten *Pitta-Dosha* haben häufig Appetit auf Fleisch, scharfes Essen und regelmäßigen Alkohol- und Kaffeegenuss. Dabei wirkt all dies erhitzend und regt die Säurebildung im Stoffwechsel an. Die *Pitta*-anregende Wirkung kann starkes Schwitzen, Hautrötungen und Entzündungsprozesse zur Folge haben. Sehr viel empfehlenswerter wären frische Salate, grüne Gemüse und kühle Getränke, wie sie z. B. im Sommer üblich sind. Auch *Pitta*-Typen neigen zu einem *Rajas*-Überschuss, der sie maßlos macht und durch die heißen und anregenden Speisen noch weiter verstärkt wird.

Kapha

Menschen mit einem zu starken *Kapha-Dosha* lieben Käse, Milchprodukte und Süßigkeiten. Dass dies Gewichtszunahme, Verschleimung und Trägheit zur Folge hat, ändert meist nur wenig an dem unkontrollierten Essverhalten. Essen *Kapha*-Typen hingegen eine Zeit lang gut gewürzte Speisen mit scharfen und anregenden Kräutern, so stellen sie fest, dass ihnen diese Speisen nicht nur hervorragend schmecken, sondern auch eine völlig neue Lebensqualität verleihen. Nicht nur der

Ernährungsempfehlungen für jede Konstitution

Konstitution	zu bevorzugende Ernährungsempfehlungen	Zu vermeidende Ernährungsfaktoren	Spezielle Tipps
Vata	nährende, warme und gekochte Speisen bevorzugen	Zu viel Rohkost, bittere Gemüse und trockene Nahrungsmittel meiden	Milch und Gewürze wie Ingwer, Nelke, Zimt und Safran täglich genießen
Pitta	Wurzel- und Blattgemüse, Salat und Rohkost bevorzugen	Zitrusfrüchte, Tomaten, Milchprodukte, Fleisch und Alkohol meiden	Mittags die Hauptmahlzeit essen und Gewürze wie Kurkuma, Koriander und Kardamom bevorzugen
Kapha	Scharf gewürzte, leichte und gekochte Nahrung bevorzugen	Fettiges, frittiertes, süßes und salziges Essen meiden	Viele Gewürze und Kräuter verwenden, kein Frühstück essen
Vata-Pitta	Alle süßen Gemüse, Getreide, Nüsse und Öle bevorzugen	Scharfe und mental anregende Speisen und Gewürze meiden	Ohne Stress und täglich süße Früchte als Zwischenmahlzeit essen
Vata-Kapha	Warme, gekochte und leicht verdauliche Speisen bevorzugen	Zu viel Salat, Rohkost und schwere Speisen meiden	Maßvoll essen und ein warmes Abendessen einnehmen
Pitta-Kapha	Grüne Gemüsearten, Salate und Blattgemüse bevorzugen	nur wenig Salz essen und Milchprodukte meiden	Mit vielen Gewürzen wie Kurkuma, Methi (Bockshornkleesamen) und allen frischen Kräutern kochen
Vata-Pitta-Kapha	Vielseitig essen und die Mahlzeiten tageszeitengerecht zubereiten	Einseitige Ernährungsformen meiden	Täglich ein Chutney und die sechs Geschmacksrichtungen einnehmen

Kapha-Stoffwechsel reagiert auf diese Ernährungsumstellung, sondern auch die Psyche: *Kapha*-Typen neigen auf der mentalen Ebene zu verstärktem *Tamas*, welches den Hang zu schwerer, *Srota*-blockierender und energieloser Nahrung noch verstärkt.

Was wir aus diesen Phänomenen ersehen können ist: Befinden wir uns mit unserer Konstitution im Gleichgewicht, so bevorzugen wir automatisch und mit großer Freude solche Speisen, die für

unser inneres und äußeres Wohlbefinden zuträglich sind. Ist unser natürliches *Dosha*-Gleichgewicht hingegen gestört, wird dies meistens von zu viel *Rajas* und *Tamas* auf der mentalen Ebene begleitet, und wir fühlen uns nun zu Speisen hingezogen, die diese Störungen noch verstärken. Deshalb bedarf es zu Beginn einer Ernährungsumstellung des Wissens, der Regeln und Selbstdisziplin, um mit der richtigen Ernährung die eigene Konstitution und Verdauungstätigkeit wieder ins

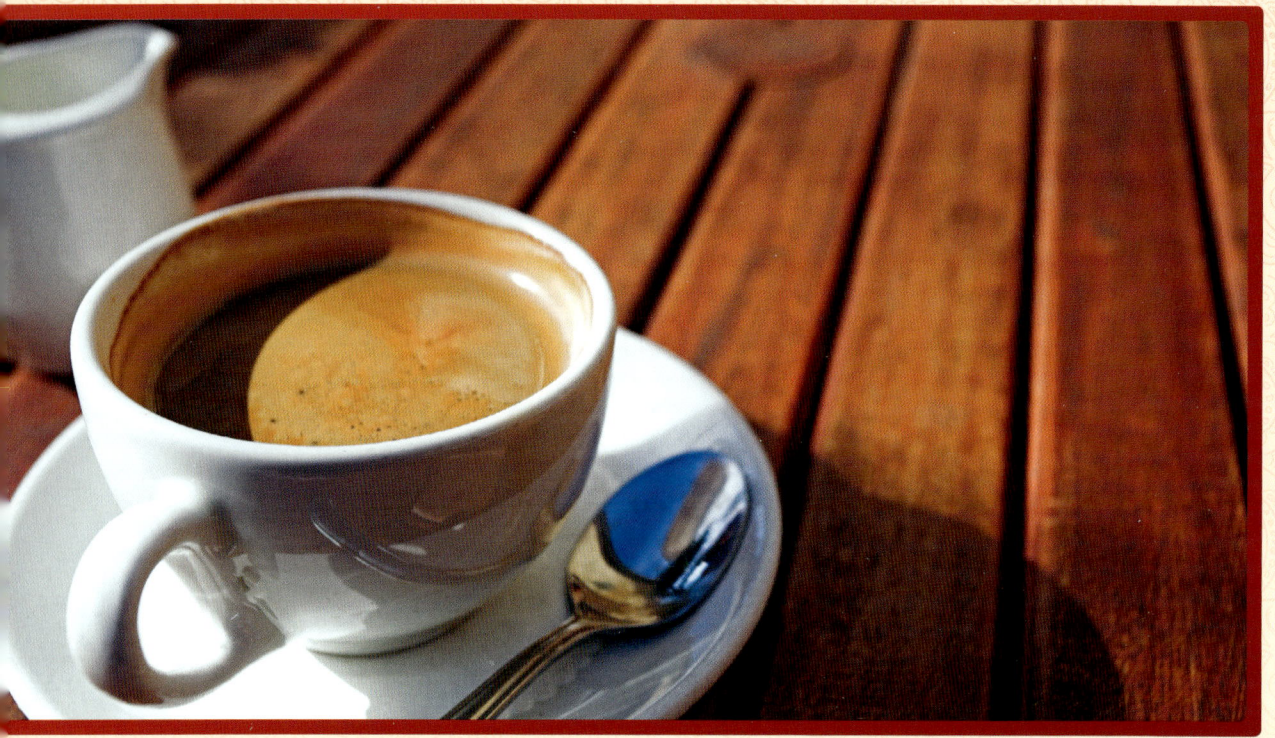

Kaffee wird im Ayurveda wegen seiner stoffwechselanregenden Wirkung geschätzt. Zum Abschluss eines Mittagessens belebt er Körper und Geist.

Gleichgewicht zu bringen. Erst nach einer Weile können wir uns dann auf unsere wiederbelebten Instinkte verlassen und unsere natürlichen Vorlieben als Richtungsweiser für eine harmonische und energiespendende Nahrung nutzen.

Mentales Gleichgewicht

In der Ayurveda-Praxis leiden die meisten Hilfesuchenden unter psychischem Stress und emotionalen Belastungen, die ihr mentales Gleichgewicht stören. Ein Übermaß an *Rajas* ist die Folge. Auch

hier hilft eine ausgewogene, typgerechte Ernährung, denn über die tägliche Nahrung können wir nicht nur unsere *Doshas* stabilisieren, sondern auch die *Gunas*.

Kaffee und Alkohol

Was mir jedoch immer wieder auffällt, wenn ich meine *rajas*-getriebenen Klienten in ihrer Ernährungs- und Lebensumstellung begleite, sind die vielen Fragen und notwendigen Hilfestellungen in Bezug auf den zu hohen Kaffee- und Alkoholkonsum. Beide Getränke verfügen über ausgesprochen hitzige, anregende und anhaftende Eigenschaften und verstärken *Rajas* und *Pitta* auf empfindliche Weise. Diese negative Wirkung ent-

faltet sich vor allem, wenn wir zu viel nehmen: Ein Glas Wein und ein bis zwei Tassen Kaffee werden im Ayurveda noch als Medizin angesehen, die eine positive Wirkung auf unsere Verdauung und Abwehrkraft hat. Mit einer Tasse Kaffee, die wir entspannt nach dem Essen genießen, regen wir den Stoffwechsel an und erweitern die Gefäße. Ein Glas Wein in Ruhe am Abend zelebriert, ist ein *Rasayana* und wirkt entspannend, regenerativ und stärkend. Nehmen wir diese Getränke jedoch aus innerem Stress heraus und in zu großen Mengen zu uns, so geraten wir leicht in Abhängigkeit und verursachen körperliche und mentale Störungen.

Gesundheit – vom Geschmack beeinflusst

Wer sich schon einmal mit der hiesigen Ernährungslehre auseinandergesetzt hat, der wurde primär über die Inhaltsstoffe der Nahrung, wie Eiweiß, Kohlenhydrate, Fette, Vitamine, Enzyme und Spurenelemente, informiert. Bereits im Grundschulalter beginnen Kinder mit dem Zählen von Kalorien und Brennwerten, um dem schlanken Schönheitsideal zu entsprechen, und sie wissen, dass Zitrusfrüchte Vitamin C enthalten und das Immunsystem stärken. All diese Dinge sind im Ayurveda gar nicht so wichtig ... Viel entscheidender, um die Wirksamkeit und den Einsatz von Nahrungsmitteln oder Heilkräutern zu bestimmen, sind ihr Geschmack und ihre Eigenschaften. Mit dem Geschmack üben sie einen direkten Einfluss auf die *Doshas*, *Dhatus*, *Srotas* und *Agni* im Körper aus. Ebenso wirken die Auswahl und Zubereitung der Nahrungsmittel auf die psychischen Kräfte *Manas* ein.

Somit kann jede Mahlzeit mit dem Einsatz der richtigen Geschmacksrichtung *(Rasa)* individuell auf die Konstitution und die persönlichen Bedürfnisse abgestimmt werden. Die typgerechte Ayurveda-Küche wählt Gewürze, Gemüse und Früchte nach ihrem spezifischen Geschmack aus und bereitet sie auf individuelle Weise zu. Auf diese Weise nutzen wir die tägliche Ernährung als Heilmittel und Ausgleichtherapie für die körperliche und geistige Gesundheit.

Sechs Geschmacksrichtungen

Im Ayurveda werden sechs Geschmacksrichtungen *(Rasa)* unterschieden, die sich in jeder Mahlzeit in einem ausgewogenen Verhältnis wiederfinden sollten. Jeder Geschmack verfügt über spezielle Qualitäten und Heilwirkungen, deren Eigenschaften direkt auf die *Doshas* und das Verdauungssystem einwirken. All unsere Nahrungsmittel können den Geschmachsrichtungen zugeordnet werden:

süß süße Gemüsearten wie Fenchel, Gurken, Kürbisse, Möhren, Rote Bete, Kartoffeln; süße Früchte wie Bananen, Datteln, Feigen, Mangos, Melonen, Trauben; Getreide, Hülsenfrüchte, Nüsse, Samen, Fette, Milch, Zucker, Fleisch

sauer Zitrusfrüchte, Tomaten, Ananas, saure Milchprodukte, Essig

salzig Meersalz, Steinsalz, salzige Würzmittel wie Soja- oder Tamarisauce

scharf Chili, Ingwer, Meerrettich, Pfeffer

bitter Blattgemüse, Blattsalate, Artischocken, Chicorée, Radicchio, frische Kräuter

herb Sehr bittere Nahrungsmittel mit zusammenziehender Komponente wie Winterspinat oder Rucola und Gewürze/Kräuter wie Kurkuma.

Die ayurvedische Ernährung

Dosha-Wirkung des Geschmacks

Die einzelnen Geschmacksrichtungen können jeweils die *Doshas* erhöhen oder senken sowie das *Agni* anregen oder schwächen.

Geschmack (Rasa)	Element (Mahabutha)	Eigenschaft (Guna)	Wirkung auf die Doshas			Wirkung auf Agni
süß	Erde, Wasser	schwer, feucht, kalt	V ↓	P ↓	K ↑	↓
sauer	Feuer, Erde	heiß, feucht, leicht	V ↓	P ↑	K ↑	↑
salzig	Feuer, Wasser	schwer, heiß, ölig	V ↓	P ↑	K ↑	↑
scharf	Feuer, Luft	leicht, heiß, trocken	V ↑	P ↑	K ↓	↑
bitter	Äther, Luft	leicht, kalt, trocken	V ↑	P ↓	K ↓	↑
herb/ zusammenziehend	Äther, Erde	schwer, kalt, trocken	V ↑	P ↓	K ↓	↓

V = Vata, P = Pitta, K = Kapha   ↑ erhöhend   ↓ vermindernd

Grundsätzlich sollten alle Geschmacksrichtungen innerhalb einer ayurvedischen Mahlzeit vertreten sein, um den Körper nicht ungleichmäßig zu belasten. Durch die Wahrnehmung aller Geschmacksrichtungen werden die Sinne geschärft, die Organe angeregt und der Körper befriedigt. Dies gilt vor allem für die Mittagsmahlzeit. Bei Krankheiten, *Dosha*-Störungen und Fastenkuren können die Geschmacksrichtungen auch einzeln oder therapeutisch eingesetzt werden.

Die einzelnen Geschmacksrichtungen haben nicht nur einen großen Einfluss auf die Bekömmlichkeit und Verstoffwechslung der Nahrung, sondern steuern auch unmittelbar die Stimmungslage und Gefühlswelt des Einzelnen. Sprichwörter wie »sauer macht lustig« oder » sich das Leben versüßen« geben eine kleine Ahnung davon, wie die Geschmacksrichtungen auf der emotionalen Ebene wirken können.

Einfluss auf die Psyche

In der individuellen Ayurveda-Ernährung werden die Geschmacksrichtungen sehr differenziert auf die physische und psychische Konstitution und deren Störungen abgestimmt. Dies kann in der Praxis bedeuten, dass z. B. eine Person aufgrund ihrer körperlichen *Kapha*-Eigenschaften viele bittere Gemüsearten, gedünstete Blattsalate und herbe Kräuter zu sich nehmen sollte. Wenn nun aber zusätzlich noch ein mentaler *Vata*-Überschuss vorliegt, der sich in innerer Unruhe, Ängsten und einem labilen Nervensystem zeigt, so müssen die bitteren und zusammenziehenden Nahrungsmittel unbedingt mit dem süßen und dem salzigen Geschmack ausgeglichen werden. Der bittere und herbe Geschmack würde auf der psychischen Ebene die Ängste und die emotionale Labilität verstärken. In diesem Fall sollten nun alle Salate, Blattgemüse und bitteren Substan-

82

zen immer mit etwas Salz, Honig und süßlichen Gewürzen wie Kardamom, Zimt oder Muskatnuss abgeschmeckt und verfeinert werden.

Auch Krankheiten oder Essstörungen können durch den übermäßigen Genuss von ausgeprägten Geschmacksträgern zusammenhängen. So fördert z. B. der scharfe Geschmack Entzündungen und Hautbeschwerden, der süße Geschmack Diabetes oder der herbe Geschmack neurotische und psychotische Neigungen. Gleichzeitig reagiert der Körper mit dem Appetit, um individuellen Mangelerscheinungen und Disharmonien durch ausgleichende Geschmacks- und Energieträger zu befriedigen: Befindet sich unsere Konstitution in einem gesunden und selbstregulierenden Zustand, so kann uns der Appetit nach bestimmten Geschmacksträgern zur inneren Harmonie verhelfen. Sind wir z. B. hektisch und nervös, so bevorzugen wir süße Speisen, um uns zu entspannen und zu erden. Bei Müdigkeit und Antriebslosigkeit wiederum entwickeln wir Appetit nach scharfen

und sauren Substanzen, denn diese schenken uns nun Energie, Tatkraft und Leichtigkeit.

Sind alle sechs Geschmacksrichtungen in der Nahrung im ausgeglichenen Maße vorhanden, so wirken diese Speisen automatisch besänftigend und harmonisierend auf das mentale Gleichgewicht.

Vielen meiner essgestörten Patientinnen ist es gelungen, mithilfe einer ausgewogenen Mischung aller Geschmacksrichtungen zu einer normalen und gesunden Ernährungsform zurückzufinden und exzessive Ess- und Verhaltensstörungen bereits im Vorfeld abzudämmen. Um die positive Kraft der Geschmacksrichtungen auf die Psyche zu nutzen, ist es wichtig, ausschließlich natürliche, gesunde und hochwertige Speisen als Geschmacksträger zu nutzen und diese in rechten Mengen einzusetzen. Essen wir zu viel von einem Geschmack, so schlagen sehr schnell seine negativen Wirkungen durch, nehmen wir hingegen zu wenig, kann sich die Wirkung nicht entfalten.

Emotionale Wirkung des Geschmacks

Geschmack (Rasa)	Positive Gefühle	Negative Gefühle
süß	Liebe, Freude, Zufriedenheit, Zärtlichkeit	Schwere, Anhaftung, Gier, Trägheit, Antriebslosigkeit
sauer	anregend, aktivierend, schenkt Leichtigkeit und Kreativität	Reizbarkeit, Nervosität, Panik
salzig	Entspannend, schenkt Sicherheit, Stabilität und Stärke, nervenberuhigend,	Trägheit, Gefühllosigkeit, Anhaftigkeit und Schwere
scharf	Tatendrang, Leistungsstärke, Willenskraft und Euphorie	Aggressionen, Hass, Zerstörungswut
bitter	Leichtigkeit, Freiheit, Kreativität, Spontanietät	Ängste, Furcht, Unsicherheit, Labilität
herb/ zusammenziehend	Spirituelle Öffnung, Feinfühligkeit, geistige Kraft	kann Psychosen, Neurosen und andere geistige Krankheiten verstärken

Auswirkungen auf das Hormonsystem

Einige ayurvedische Gewürze und Kräuter wirken direkt auf das Hormonsystem und den Gefühlshaushalt ein. Dies können wir uns in der Ernährungstherapie sehr zunutze machen: So schenkt *Brahmi* (Nabelkraut) innere Ruhe und Konzentration, Basilikum einen klaren Geist und Gelassenheit und Chili Euphorie und Glückshormone. Statt sich also durch die Serotoninbildung der Schokolade bei Liebeskummer und Einsamkeit zu trösten, sollten wir aus ayurvedischer Sicht lieber auf 1/4 Teelöffel Chili täglich zurückgreifen. Es wirkt sofort und ganz ohne Nebenwirkungen!

Agni – das Verdauungsfeuer

Ein Grundsatz der ayurvedischen Ernährungslehre lautet: »Du bist das, was Du verdaust«. So entscheiden die verschiedenen Funktionsweisen des Verdauungsfeuers *(Agni)* über die Verträglichkeit und Verwertung der einzelnen Speisen.

Durch *Agni* stehen den verschiedenen Körpergeweben alle Nährstoffe zur Verfügung, Toxine werden ausgeschieden, der Geist wird klar und diszipliniert. Ein ausgeglichenes Verdauungsfeuer verleiht dem gesamten Körper eine frische, vitale Ausstrahlung und innere Schönheit. Damit *Agni* aber in einem angemessenen Maß entstehen kann, ist wiederum ein Gleichgewicht zwischen den *Doshas* erforderlich. Ist dieses Gleichgewicht nicht vorhanden, wird entweder zu wenig *Agni* erzeugt, und selbst die edelsten Speisen passieren den Verdauungstrakt nahezu ungenutzt, oder es entsteht

zu viel *Agni*, was ständigen Hunger und Unausgeglichenheit zur Folge hat.

Die Beschaffenheit unserer Verdauungskraft ist häufig konstitutionsabhängig, denn die Dominanz der *Doshas* nimmt auch Einfluss auf unseren Stoffwechsel: So verfügen Menschen mit einem hohen *Vata*-Anteil meist über ein schwankendes und labiles *Agni*, *Kapha*-Menschen ein stabiles aber kleines *Agni* und *Pitta*-Typen ein recht starkes und oft überhitztes Verdauungsfeuer. Viele Empfehlungen der ayurvedischen Ernährung sind auf diese speziellen Stoffwechselbedürfnisse abgestimmt und werden mit einer konstitutionsgerechten Ernährung ausgeglichen.

Befinden sich die *Doshas* für längere Zeit in Disharmonie, so resultiert daraus immer eine Schwäche von *Agni*. Die Verdauungseffizienz ist stark vermindert, die Aufnahme von Nahrung und die Energiegewinnung sind eingeschränkt, und toxische Ablagerungen werden in die Körpergewebe eingelagert. Um toxische Substanzen *(Ama)* abzubauen, wird der Stoffwechsel durch anregende und heiße Substanzen wie Chili, Ingwer oder Pfeffer verstärkt. Damit findet eine intensive Entschlackung des Verdauungstrakts und der Körpergewebe statt. Ebenso wirkungsvoll sind Schwitzkuren und kurzzeitiges Fasten.

Um *Agni* grundlegend zu stärken, helfen vor allem enzymreiche Nahrungsmittel wie bittere Blattgemüse und Salate, scharfe Gewürze und ein verdauungsfördernder Trunk aus starkem Ingwerwasser mit Kreuzkümmel, Salz und Rohrzucker. Auch die harmonische Zusammenstellung der Speisen und das Einhalten der nötigen Verdauungszeiten sind für ein schwaches *Agni* wesentliche Voraussetzungen, um die Nahrung ausreichend zu verwerten.

Viele gesundheitliche Beschwerden und Befindlichkeitsstörungen hängen direkt mit unserem nicht richtig arbeitenden Verdauungs- und Verwertungssystem zusammen. Ist *Agni* gestört, so hat dies nicht nur Verdauungsstörungen wie z. B. Blähungen, Völlegefühl, Müdigkeit nach dem Essen oder Sodbrennen zur unmittelbaren Folge, sondern auch geistige Trägheit, ein gestörter Zellstoffwechsel, Hautbeschwerden und Gewebsveränderung können daraus resultieren. Je nach Beschaffenheit der Ausscheidungen und Art der Verdauungstätigkeit und Beschwerden können wir erkennen, welche Nahrungsmittel gut verstoffwechselt werden und welche den Organismus belasten. Ebenso können *Dosha*-Störungen anhand des Stuhls und der Befindlichkeit während des Essens analysiert werden.

Die Ausscheidung

Man unterscheidet zwischen voll verdauter Nahrung *(Pakva)* **und nicht voll verdauter Nahrung** *(Ama)*. **Die Ausscheidung ist ein Indikator für unsere Verdauung.**

Pakva schwimmt, nicht schleimig, normal schlechter Geruch

Ama sinkt im Wasser, übermäßig schleimig, anormal schlechter Geruch

Auch die *Doshas* **manifestieren sich mit ihrem Einfluss auf** *Agni* **in den Ausscheidungen des Verdauungstraktes:**

Vata bläulich, braun, schwarz, trocken

Pitta grün, gelb, rot, fauliger Geruch

Kapha weiß oder blass, schleimig, ölig

Wissenswertes zu Agni

❁ *Samagni* steht für ein ausgeglichenes *Agni*. Das *Agni* arbeitet normal, ist weder zu stark noch zu schwach. Gesunde, konstitutionsgerechte und unter Beachtung der Regeln verzehrte Nahrung wird in der normalen Zeit problemlos verdaut.

❁ *Vismagni* bezeichnet ein unregelmäßiges *Agni*, wie es durch zu viel *Vata* hervorgerufen wird. Trotz beständiger und regelmäßiger Nahrungszufuhr werden die Speisen manchmal gut und manchmal schlecht verdaut. Symptome wie aufgedunsener Bauch, kolikartige Schmerzen und Blähungen können auftreten.

❁ *Tiksnagni* bedeutet ein starkes *Agni*, wie es durch zu viel *Pitta* hervorgerufen wird. Heftiges Aufstoßen, starkes Schwitzen, Hautausschläge, Durchfall, Übererregbarkeit, übermäßiges Reden, Heißhunger und ein brennendes Gefühl im Verdauungstrakt, Reizbarkeit und Zorn sind typische Symptome dieser *Agni*-Überfunktion.

❁ *Mandagni* ist ein zu schwaches *Agni*, wie es durch zu viel *Kapha* hervorgerufen wird. Obwohl die Ernährung ausgewogen und regelgerecht ist, kann die Nahrung nicht verdaut werden. Es folgen Schweregefühl, Appetitlosigkeit oder Aufstoßen.

Auch der Geschmack unserer Nahrung übt eine starke Wirkung auf *Agni* aus:

❁ süß verringert *Agni*

❁ sauer ist heiß und leicht, es facht *Agni* an

❁ salzig verflüssigt Ansammlungen, mit Feuer erhöht es *Agni*

❁ scharf entfacht *Agni* stark

❁ bitter erhöht *Agni* durch seine austrocknende, Feuchtigkeit absorbierende Qualität

❁ herb verringert *Agni*.

Verdauungsphasen und Verdauungsstörungen

Wie bereits im ersten Kapitel erläutert, lokalisieren sich die *Doshas* in verschiedenen Regionen des Körpers. Dies macht sich auch in unserem Verdauungstrakt und den damit verbundenen Verdauungsphasen bemerkbar. Treten Störungen im Verdauungstrakt auf, so werden diese nach dem Grundsatz »immer zuerst den Hauptsitz des gestörten *Doshas* behandeln« therapeutisch und diätetisch begleitet.

Kapha lokalisiert sich in den oberen Verdauungsorganen vom Mund über die Speiseröhre bis zum Magen. Es manifestiert sich in der ersten Verdauungsphase während des Essens. Haben wir einen guten Appetit, fühlen wir uns während des Essens wohl, so ist die *Kapha*-Energie im Gleichgewicht. Die erste Verdauungsphase läuft ungestört.

Müdigkeit und Appetitverlust während des Essens zeigen eine *Kapha*-Störung, ein schwaches *Agni* sowie eine fehlerhafte Kohlenhydrat-Verdauung und mangelhafte Enzymbildung der Speichelsekrete an.

Um den *Kapha*-Stoffwechsel zu unterstützen, ist ein anregender, scharfer *Agni*-Trunk (siehe Seite 241) empfehlenswert. Ebenso sollen alle bitteren und leicht scharfen Speisen bevorzugt werden. Die Mahlzeit sollte immer mit einer warmen, flüssigen und mit Ingwer, Kreuzkümmel, Pfeffer, Kurkuma und etwas Salz angereicherten Speise begonnen werden. Das gründliche Einspeicheln und Kauen der Nahrung ist für die *Kapha*-Verdauung besonders wichtig. Atem- und Bewegungsübungen vor dem Essen stärken das *Agni*, ebenso das Vermeiden von kalten Getränken bzw. Flüssigkeit generell eine halbe Stunde vor dem eigentlichen Essen. Die Mahlzeiten sollten nicht zu groß

Empfehlungen zum Ausgleich von Agni

- Vorwiegend gekochte Nahrung einnehmen und auf kalte und trockene Nahrungsmittel verzichten.
- *Agni*-anregende Gewürze wie Ingwer, Kreuzkümmel, Pfeffer, Chili, u. a. mit den Speisen einnehmen.
- Den Magen nicht überlasten. Optimal ist es, wenn Sie ihn zu einer Mahlzeit nur zu drei Viertel seines Volumens füllen und ein Viertel frei bleibt für eine aktive Verdauung.
- Die Nahrung gründlich kauen und einspeicheln.
- Während des Essens keine kalten Getränke trinken.
- Kurzzeitiges Fasten (z. B. eine Mahlzeit ausfallen lassen oder einen Fastentag einlegen) stärkt *Agni*.
- Am Morgen ein bis zwei Tassen Ingwerwasser trinken.
- Im regelmäßigen Rhythmus essen und die Verdauungszeiten beachten.
- Das vermehrte Schlucken von Speichel vor dem Essen verstärkt die Bildung von Verdauungsenzymen.
- Atemübungen und ein anregendes Bewegungsprogramm vor dem Essen.
- Sauna und Schwitzkur zur Entspannung.

sein (ca. zwei Handflächen voll), wenig Süß enthalten und in Abständen von mindestens vier Stunden eingenommen werden. Ein heißer Yogi-Tee mit etwas Reis- oder Sojamilch, Rohrzucker, Ingwer, Zimt und Kardamom ist der ideale Nachtisch und ersetzt Süßspeisen aller Art.

Pitta sitzt im Magen, Zwölffingerdarm und Dünndarm und sorgt hier für eine gute Eiweißverwertung und Säureneutralisierung. Magenbrennen, Sodbrennen, saures Aufstoßen und Heißhunger nach Süßigkeiten direkt nach dem Essen sind typische Symptome eines gestörten *Pitta*-Stoffwechsels und führen langfristig zu Übersäuerung und *Srota*-Blockaden und mangelhaften *Dhatus*.

Um den *Pitta*-Stoffwechsel in sein Gleichgewicht zurückzuführen, ist es wichtig, alle sauren und scharfen Speisen zu meiden. Die Mahlzeiten sollten regelmäßig und nicht zu spät eingenommen werden, da übermäßiger Hunger die *Pitta*-Produktion fördert. Am besten beginnt man die Mahlzeiten mit süßen, kühlenden Speisen, wie Melone, einem Gurkensalat oder einem frisch gepressten Möhrensaft, und bevorzugt alle bitteren Gemüse und Salate sowie die süßlichen Wurzelgemüse. Langsames Essen, gründliches Einspeicheln und das Vermeiden von falschen Lebensmittelkombinationen (siehe Seite 105), Kaffee, Alkohol und sauren Milchprodukten helfen, Säureüberschüsse zu verhindern und das *Pitta* zu reduzieren.

Der Heißhunger nach Süßigkeiten zeigt häufig eine mangelhafte Nahrungsaufspaltung und geschwächte *Buthagnis* (Elementefeuer) an. Hier können gründliches Kauen, verdauungsfördernde Kräuter und enzymreiche Früchte helfen. In der ayurvedischen Küche werden diese Nahrungsmittel häufig in Form eines süß-sauren Fruchtchutneys zum Essen gereicht.

Vata befindet sich im Dickdarm und ist für die Entsaftung und Ausscheidung der Nahrung verantwortlich. Unmäßiges Essen, Blähungen, Völlegefühl sowie ein Energieabfall mit Heißhunger, Müdigkeit und geistiger Schwere ca. eine Stunde nach dem Essen sind die kurzfristigen Auswirkungen einer gestörten *Vata*-Verdauung, langfristig entstehen Verstopfung und Immunschwäche.

Für den *Vata*-Verdauungstrakt ist die innere Ruhe und entspannte Atmosphäre beim Essen sehr wichtig, denn nur in einem entspannten Zustand unseres Nervensystems kann die Nahrung wirklich verdaut werden. Besonders bei Blähungen und Energieabfall nach den Mahlzeiten empfiehlt es sich, vor und nach dem Essen eine Ruhepause von ca. 10 Minuten einzulegen und dem Körper Zeit zu geben, die Verdauungsenergie zu sammeln. Sport, Stress und Ärger während und nach dem Essen sind unbedingt zu meiden. Ebenso sollten alle sehr kalten, bitteren und harten Nahrungsmittel gemieden werden. Frisch gepresste Rohkostsäfte mit etwas warmem Wasser gemischt sind eine wertvolle Alternative zu Salat oder Rohkost. Gewürze wie Ingwer, Ajwain, Zimt und Nelke wirken beruhigend und verdauungsfördernd zugleich und ergänzen jede Mahlzeit.

Ayurvedische Nahrungsergänzungen

Um *Agni* in seinen Funktionen zu stärken, werden auch spezielle Nahrungsergänzungen eingesetzt:
✿ *Triphala* (Dreifrucht) ist mild entgiftend, führt zu Bewegung im Darm, erhöht *Agni* und öffnet die *Srotas*. Es wirkt nicht direkt *Ama*-ausleitend, unterstützt jedoch die gesamte Ausleitung. Die milde Nahrungsergänzung besteht aus den Früchten *Amalaki*, *Bibitaki* und *Haritaki* und wird zur Reinigung und Verdauungsförderung empfohlen.

Befindlichkeiten des Magen-Darm-Trakts

Vata-Symptome	Pitta-Symptome	Kapha-Symptome
Aufstoßen (klar)	Blutung	Appetitlosigkeit
Blähungen	Brennen	Klebrigkeit / Schmierigkeit
Bauchschmerzen	Entzündung	Öligkeit
Darmgeräusche	Fäulnisprozesse	Schleim
Geschmacksverlust	Hitze	Schwere
Krämpfe	(starker) Hunger	süßlicher Geschmack
Trockenheit	saurer, scharfer, bitterer Geschmack im Mund	Übelkeit
Verstopfung	Säurebildung	(übermäßige) Speichelbildung
zusammenziehender Geschmack	entzündete Mundschleimhaut	Völlegefühl

❁ *Hingvashtaka Churna* Die Mischung aus *Hing*, *Ajwain*, Kreuzkümmel, Salz, trockenem Ingwer und Pfeffer ist optimal zum Ausgleich von *Vata*-bedingten *Agni*-Störungen. Mit Ghee erhitzen, mit Wasser verrühren und vor dem Essen einnehmen.

❁ *Trikatu* ist eine Gewürzmischung aus *Pippali*, Pfeffer, Chili und Ingwer, die man mit Honig einnehmen soll. Bereits eine kleine Menge für kurze Zeit kann helfen, ein schwaches *Agni* wieder neu zu entfachen.

Leben und Essen im Rhythmus der Natur

Viele Prinzipien der ayurvedischen Ernährung orientieren sich direkt an den Zyklen unserer Natur. Sie lehren uns ein harmonisches Leben im Einklang mit den irdischen und kosmischen Kräften und zeigen auf, wie unsere physiologischen und psycho-mentalen Bedürfnisse auf die planetaren Einflüsse reagieren. Das Wissen, wie die Rhythmen des Mondes und der Sonne auf unsere individuelle Konstitution und den Stoffwechsel einwirken, zeichnet viele Ayurveda-Ernährungsregeln für die verschiedenen Tages- und Jahreszeiten aus. Selbstverständlich stehen diese Empfehlungen auch im Verhältnis zu den klimatischen und kulturellen Gegebenheiten, die unseren Ernährungsstil prägen, so dass es aus ayurvedischer Sicht durchaus nicht widersprüchlich ist, warum in den südlichen, heißen Ländern ein spätes Abendessen zelebriert werden kann, während in den nördlicheren Regionen die Hauptmahlzeit zur Mittagszeit sein sollte. Oder warum in manchen Ayurveda-Traditionen alle tierischen Eiweiße – einschließlich Joghurt und Käse – komplett vom Speiseplan gestrichen werden und anderenorts diese sehr wohl zu bestimmten Jahreszeiten geschätzt werden.

Jahreszeiten können von Ort zu Ort entsprechend der geographischen Unterschiede variieren. Übertragen wir das alte Wissen in die westeuropäische Jahreszeiteneinteilung, so würde man aus ayurvedischer Sicht sagen, dass *Kapha* zur nass-kalten Zeit besonders ausgeprägt ist, also im späten Winter und Frühjahr, *Pitta* im heißen Sommer und warmen Frühherbst. Das *Vata* steigt zu den trockenen, windigen und kalten Jahreszeiten wie Spätherbst und Winter an.

Mit den täglichen Speisen können wir nun einen Ausgleich zu den äußeren Umständen schaffen und den Körper in seinem inneren Gleichgewicht halten: Sind die klimatischen Verhältnisse z. B. trocken und kalt, so wirken saftige und süße Speisen harmonisierend. Die klassischen Ayurveda-Schriften empfehlen jene Lebensmittel, die nachfolgend in den Jahreszeiten erwähnt werden.

Der frühe und der späte Winter

Der frühe Winter *(Hemanta Ritu)* beginnt im Oktober und endet im Dezember. Während des frühen Winters ist unser Stoffwechsel *(Agni)* sehr stark, denn er wird durch den Kontakt mit kaltem Wind in Gang gehalten. Selbst ein normalerweise eher schwaches Verdauungssystem ist nun in der Lage, schwere Nahrung zu verdauen. Daher ist es nun besonders wichtig, auf die gute Qualität der Nahrung zu achten. Essen wir zu wenig oder zu leichte Nahrung, so laufen wir Gefahr, unsere Kraftreserven durch den außerordentlich aktiven Stoffwechsel zu verbrennen. Um dies zu vermeiden, dürfen wir fettig-ölige Speisen sowie saure, salzige und süße Nahrungsmittel zu uns nehmen. Besonders gut sind nun Milchprodukte, Reis und Honig. Es sei denn, Sie möchten ein wenig an Gewicht verliehen. Dann ist der frühe Winter die

ideale Jahreszeit, und die Pfunde purzeln mit einer *Kapha*-reduzierenden Diät fast wie von allein.

Im späten Winter *(Shishima Ritu)* ist der Abbau von Körpergewebe gestoppt. Ab der letzten Dezemberwoche baut der Körper *Kapha* auf, um sich vor Kälte und Auszehrung zu schützen. Auch das Immunsystem erfährt eine Stärkung durch das vermehrte *Kapha*. Unser Stoffwechsel ist noch sehr aktiv, doch er baut nun Körpergewebe auf, anstatt ab, um das Gewicht zu reduzieren. So sollten Sie eine Diät zum Abnehmen nicht nach den Weih-

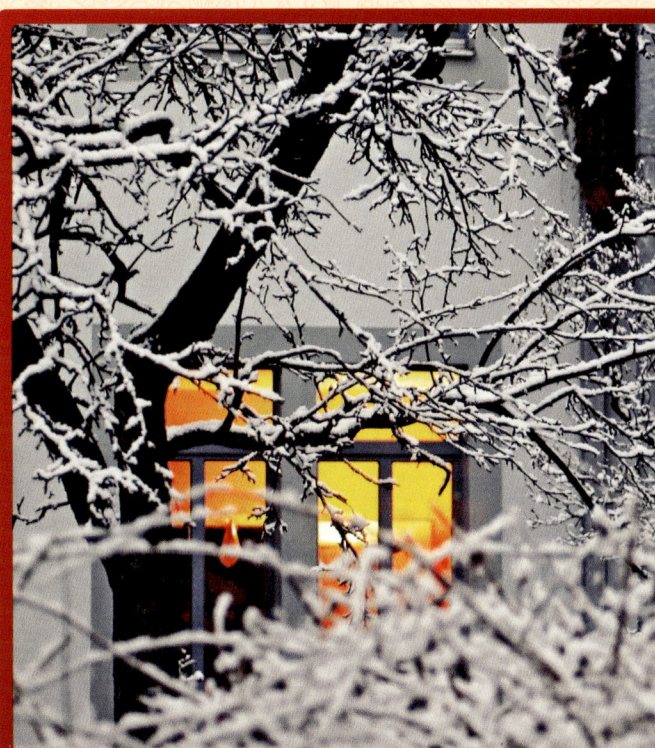

Im Winter benötigt unser Organismus viel Ruhe und aufbauende Nahrung, die ihm hilft, die Kälte, Auszehrungen und Anstrengungen der kalten Witterung gut zu verkraften.

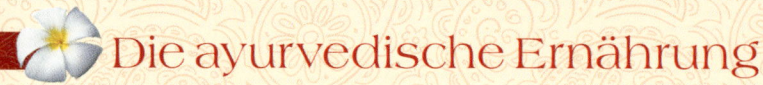
nachtsfesttagen beginnen, wie es so oft üblich ist. Viel vernünftiger und erfolgreicher ist es, lieber bis zum Ende Februar zu warten. Dann beginnt die offizielle »Fastenzeit«, die sich hervorragend zur Reinigung und Gewichtsreduktion eignet.

Für die innere Wärme und Stabilität im Winter ist es sehr wohltuend, über den Tag verteilt heißes Wasser zu trinken. Doch auch ein oder zwei Gläser Wein sind in dieser Jahresperiode erlaubt bzw. ausdrücklich empfohlen. Leider kann in der kalten und rauen Jahreszeit des Winters auch unser *Vata* leicht aus dem Gleichgewicht geraten. Mit regel-

Süßspeisen werden im Ayurveda als »Rasayana« betrachtet – energiespendende Aufbaukost zur Immunstärkung und Stressreduktion.

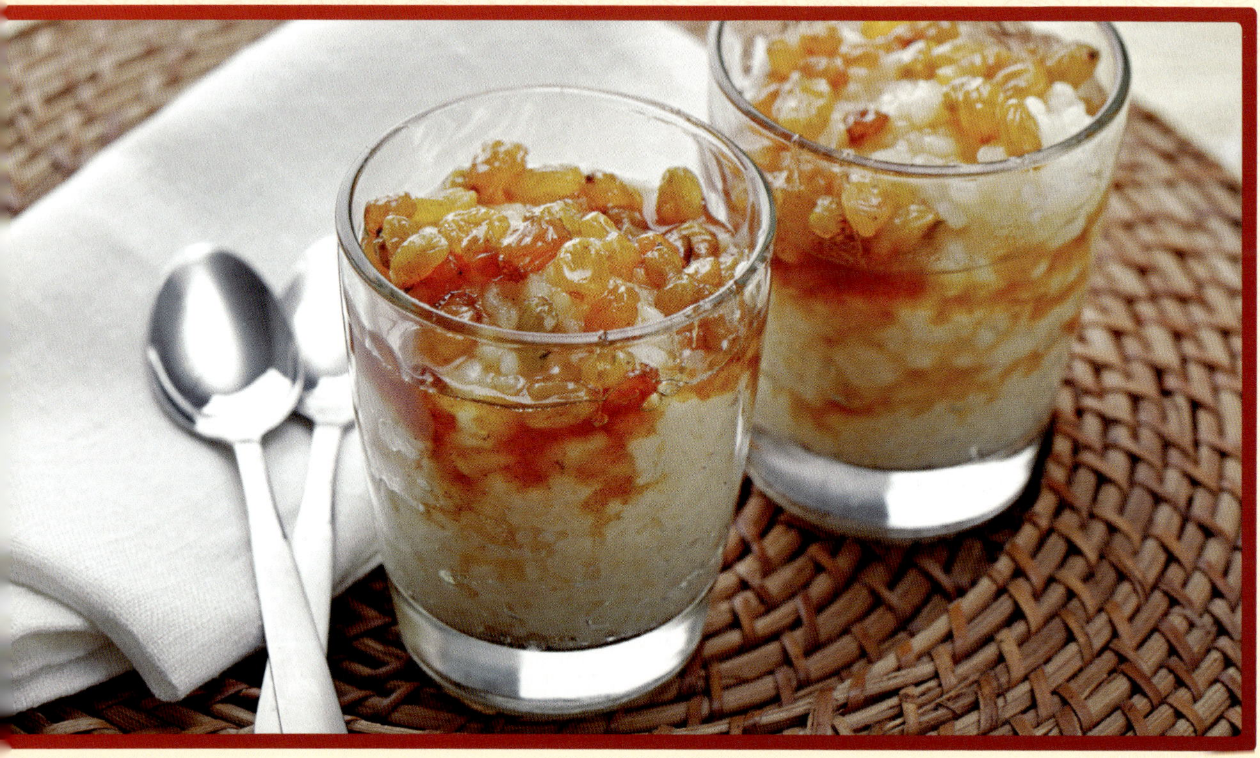

mäßigen Ölmassagen, warmer Kleidung und dem Verzicht auf kalte Nahrung und Getränke können wir dies vermeiden oder eindämmen.

Empfohlene Nahrungsmittel im Winter: Nüsse, Samen, Trockenfrüchte und alle Fette (Butter, Öl, Ghee usw.) sind eine ideale Grundlage für einen stabilen Stoffwechsel im Winter und sollten mit Getreide wie Buchweizen, Hirse und Weizen in vielen Mahlzeiten enthalten sein. Erbsen, Hülsenfrüchte, Kartoffeln, Möhren, Pilze, Rote Bete, Sojabohnen, Spinat, Stangenbohnen, weiße Rüben und Zwiebeln, Eier, Milch und Käse sind ebenfalls zu empfehlen. An Kräutern und Gewürzen sind Bockshornkleesamen, *Hing*, Kardamom, Knoblauch, Kurkuma, Lorbeerblätter, Muskatnuss, Nelken, schwarzer Pfeffer und Zimt sehr zu empfehlen. Sie stärken nicht nur die Abwehrkraft, sondern fördern auch das Verdauungsfeuer.

Der Frühling

Der Frühling *(Vasanta Ritu)* beginnt aus ayurvedischer Sicht ab Ende Februar. So wie der gefrorene Winterschnee im Frühling zu schmelzen beginnt, lässt sich nun auch das im späten Winter angesammelte *Kapha* aus dem Organismus leiten. Um diesen Reinigungsprozess zu unterstützen, sind alle *Kapha*-reduzierenden Ernährungsregeln empfehlenswert. Als intensive Entschlackungskur werden kurze Fastenzeiten oder therapeutisches Erbrechen durchgeführt.

Das Schlafen am Mittag oder Tag sollte unter allen Umständen vermieden werden. Stattdessen sind zur Anregung des Stoffwechsels häufige Körperübungen, trockene Massage und der regelmäßige Genuss von Gerste, Weizen und warmem Wasser ratsam. Auch die maßvolle Einnahme von alkoholischen Getränken (bis 200 Milliliter) dient der Stimulierung der Körperenergien.

Empfohlene Nahrungsmittel im Frühling: Buchweizen, Gerste, Weizen, Auberginen, reife Gurken, Kürbisse, Rettich, Spargel, Zucchini, Kichererbsen, Linsen, Äpfel, Bananen, Birnen, Erdbeeren, Mangos, Bockshornklee, *Hing*, Ingwer, Kreuzkümmel (Cumin), Kurkuma, Safran, Senfkörner und Honig. Sie alle haben in dieser Zeit eine anregende Wirkung auf den Stoffwechsel.

Sehr süße, saure, ölige und schwere Speisen sowie Joghurt sollten gemieden werden. Auch Salz, Kartoffeln und Urad-Bohnen sollte man sparsam verwenden, da sie den natürlichen Reinigungsprozess behindern können und nun die Ansammlung von *Ama* fördern.

Der frühe und der späte Sommer

Der frühe Sommer *(Grishma Ritu)* beginnt Ende April und zeichnet sich durch Wärme und Trockenheit aus. So wie die Sonne in dieser Zeit strahlender wird und der Natur Feuchtigkeit entzieht, reagieren auch unsere inneren Körperfunktionen. Zum Ausgleich ist der Genuss von süßen, kalten, flüssigen und ölig-fettigen Speisen und Getränken empfehlenswert. Saure, salzige, scharfe und heiße Nahrungsmittel und alkoholische Getränke sollten eher gemieden werden.

Ab Ende Juni beginnt der späte Sommer *(Varsha Ritu),* und nun arbeitet die Verdauung vergleichsweise schwach. Wir haben zwar ein hohes *Pitta*, doch nur wenig *Agni* zur Verfügung. Zudem ist aufgrund der Trockenheit in der Atmosphäre *Vata* erhöht. All dies macht den Körper sehr empfindlich und schwach. Zur inneren Stärkung empfiehlt es sich, Honig, leichte Gemüsearten, frische Salate, Kräuter und kalt gepresste Öle zu essen.

Empfohlene Nahrungsmittel im Sommer: Alle Arten von Beeren, Ananas, Aprikosen, Birnen, Melonen, Pfirsiche, Pflaumen, Trauben, Zitrusfrüchte und andere saftige Obstarten. Gurken, Joghurt und Minze helfen dem Körper, sich zu kühlen. Die Gewürze Anis, Kreuzkümmel, Koriander und Rosenwasser sind ebenfalls hilfreich in dieser Jahreszeit.

Alle sauren, bitteren, zusammenziehenden und beißend scharf schmeckenden Nahrungsmittel sollten während des Sommers weitgehend gemieden werden. Trockene und heiße Nahrungsmittel wie Auberginen, Kichererbsen, Senfkörner, Knoblauch und Gewürze wie Muskatnuss, Lorbeerblätter, Zimt, Ingwer und Kurkuma können das *Agni* schwächen und das mentale Gleichgewicht im Sommer negativ beeinflussen.

Der Herbst

Ab Ende August beginnt der Herbst *(Sharada Ritu)* und damit eine der besten Jahreszeiten aus ayurvedischer Sicht. Nun ist unser *Pitta* sehr stark, und wir haben viel innere Hitze angesammelt, was uns viel Energie und Tatkraft schenkt.

Leider können nun auch die Haut und die Verdauungsorgane mit typischen *Pitta*-Störungen wie Brennen, Rötungen oder Entzündungen reagieren. Daher sind süße, leichte, kalte und bittere Nahrungsmittel und Getränke zusammen mit Reis, Gerste, Weizen und Ghee empfehlenswert. Therapeutisches Abführen ist nützlich, um das erhöhte *Pitta* auszuleiten und Sonne, Öl, Joghurt und Tagesschlaf sollten vermieden werden.

Empfohlene Nahrungsmittel im Herbst: Süße, bittere und zusammenziehende Gewürze und Speisen wie Bockshornklee, *Hing*, Ingwer, Knoblauch, Muskatnuss, Auberginen, Blumenkohl, Stangenbohnen, Erbsen, Hülsenfrüchte, alle Kohlgemüsearten und Zucchini beruhigen die Verdauung. Gerste, Mais und Reis helfen, Wärme zu speichern, und sind sehr empfehlenswerte Getreide im Herbst. Geringe Mengen von Milchprodukten, süßen Früchten und Trockenobst geben dem Körper Kraft und Ausdauer und sollten regelmäßig verzehrt werden.

Im Verlauf eines Jahres

Im Jahresverlauf folgt eine konstitutionsbezogene Ernährung im Ayurveda den Empfehlungen der alten Schriften, die besagen, dass sich ein nahezu reiner Konstitutionstyp ungeachtet der klimatischen Bedingungen an die für sein *Dosha* empfohlenen Ernährungs- und Verhaltensregeln halten kann. Darüber hinaus gilt:

✿ Ein *Vata-Pitta*-Typus sollte im Herbst und Winter eine *Vata*-betonte und im Frühjahr und Sommer eine *Pitta*-betonte Ernährungsweise bevorzugen. Starke Gewürze sollten generell nur in Maßen genossen werden.

✿ Ein *Pitta-Kapha*-Typus sollte vom späten Frühjahr bis in den Herbst eine *Pitta*-betonte Ernährung und von Spätherbst bis Frühjahr eine *Kapha*-betonte Ernährung bevorzugen.

✿ Ein *Vata-Kapha*-Typus sollte im Sommer und Herbst eine *Vata*-Ernährung und im Winter und Frühjahr eine *Kapha*-Ernährung praktizieren.

Die Jahreszeiten

	Jahreszeiten	Dauer
Hemanta Ritu	Früher Winter	22. Oktober – 21. Dezember
Shishima Ritu	Später Winter	22. Dezember – 21. Februar
Vasanta Ritu	Frühling	22. Februar – 21. April
Grishma Ritu	Früher Sommer	22. April – 21. Juni
Varsha Ritu	Später Sommer	22. Juni – 21. August
Sharada Ritu	Herbst	22. August – 21. Oktober

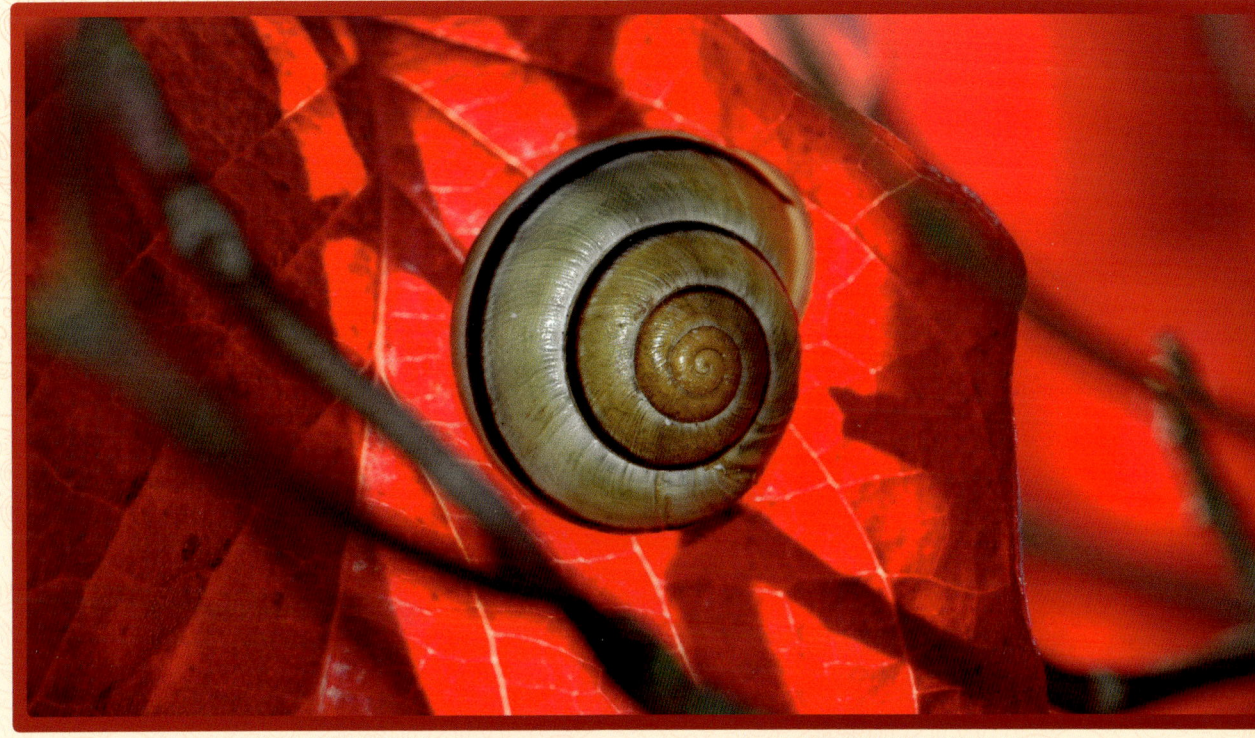

Richtig essen –
ein Leben lang

Ein langes Leben in Gesundheit und Glück, das ist das Ziel der ayurvedischen Heilkunde. Jahrtausendealte Weisheiten werden übermittelt.

Als Wissen vom Leben kennt Ayurveda viele gute Empfehlungen für jede Lebensphase: Bereits vor der Zeugung erhalten beide Eltern wertvolle Empfehlungen und kurative Maßnahmen zur Optimierung der Fortpflanzungsgewebe, und nach der Empfängnis begleiten spezielle Massagen, Kräuterrezepturen und aufbauende *Rasayanas* die werdende Mutter durch die ganze Schwangerschaft.

Und sind wir erst einmal geboren, so können wir vom Lebensbeginn bis in das hohe Alter aus dem reichen Wissensschatz der ayurvedischen Heil- und Lebenskunst schöpfen, um in allen Lebensphasen körperliches und psychisches Wohlbefinden zu erfahren.

So ist die ayurvedische Gesundheitslehre geprägt von den Zyklen des Lebens, und alle Ernährungsempfehlungen werden auch auf das Lebensalter des Menschen abgestimmt. Dabei werden die Lebensphasen eines Menschen entsprechend der *Doshas* in drei große Abschnitte eingeteilt: In der Kindheit herrscht *Kapha* vor, in der Jugend und als junge Erwachsene *Pitta* und im Alter *Vata*. Entsprechend dieser zyklischen Dominanz werden das individuelle *Dosha*-Gleichgewicht und auch dessen Störungen stark von den übergeordneten Lebensphasen geprägt: So neigen wir in der Kindheit häufig zu *Kapha*-Erhöhungen, was sich z. B. in einer vermehrten Schleimbildung oder Asthma zeigt, in der mittleren Lebenphase zu aggravierten *Pitta*-Symptomen, und das Alter ist von vielen *Vata*-Erkrankungen geprägt.

In der individuellen Ernährungslehre des Ayurveda finden diese altersbedingten *Dosha*-Bedürfnisse ergänzend zur konstitutionsbezogenen Ernährung – sowie im Rahmen der Kinderheilkunde und Geriatrie mit vielen praktischen Empfehlungen und Rezepten – Beachtung.

Kindheit

In der Kindheit ist das *Kapha-Dosha* besonders ausgeprägt. Das Kind hat eine gute körperliche Substanz und verfügt über ausreichende Reserven, um zu wachsen und zu reifen. Bei Kleinkindern können wir das Kinder-*Kapha* in Form von Babyspeck, den großen Augen, der feuchten Haut und der Neigung zu Erkältungserkrankungen sehr deutlich erkennen. Die körperlichen *Kapha*-Anteile der frühen Lebensjahre schenken Stabilität, Immunkraft und Schutz für die individuelle Entwicklung von Körper und Geist. Auch auf der emotionalen Ebene wirkt sich das *Kapha* positiv aus, da es die innere Zufriedenheit, Zuversicht und Kompensationsfähigkeit fördert.

Spätestens ab dem neunten Lebensjahr steigt das *Pitta* an und wird nach dem *Kapha* das zweitstärkste *Dosha*. Das Kind streckt sich, nimmt sich und seine Umwelt auf neue Weise wahr und sucht seinen selbstständigen und anerkannten Platz im sozialen Gefüge von Familie und Gesellschaft. Die intellektuellen *Pitta*-Fähigkeiten nehmen immer mehr Raum ein und unterstützen den Lern- und Erfahrungsprozess der ersten Schuljahre. Je älter das Kind wird, umso stärker werden die Feuer-Elemente, und ab der Pubertät ist der natürliche *Pitta*-Anteil mindestens so dominant wie das *Kapha*. Von diesem Zeitpunkt an baut sich das *Kapha* der Kindheit ab, und damit beginnt aus ayurvedischer Sicht bereits der erste Alterungsprozess.

Lebensmitte

Ab einem Lebensalter von 25 Jahren benötigt der Organismus immer dringender von außen zugeführte Vitalstoffe für seine Erneuerung, und die inneren Reserveenergien und Immunkräfte sind auf Unterstützung durch eine gesunde Ernährungs- und Lebensweise angewiesen.

In der folgenden, zweiten großen Lebensphase zwischen dem 20. und dem 40. Lebensjahr ist das *Pitta-Dosha* die stärkste Kraft und schenkt Dynamik, Entschlossenheit und Erfolgswille für alle privaten und beruflichen Unternehmungen.

Alter

Hat die *Pitta*-Sonne ihren Zenit erreicht, so steigt nach dem 40. Lebensjahr das *Vata* beständig an. Die vermehrte *Vata*-Dominanz macht den Körper und die Psyche feinfühliger, schwächt aber auch die Ausdauer und die Immun- und Leistungskraft. Psychosomatische und vegetative Störungen, Ängste und Sorgen können nun unter dem Einfluss von *Vata* zunehmen.

Mit den Wechseljahren der Frau bzw. der Androphase des Mannes erobert das *Vata-Dosha* die Vorherrschaft und läutet die dritte Lebensphase ein. Nun werden die *Vata*-Eigenschaften wie Trockenheit, Kälte, Unruhe und Labilität beständig mehr und können durch ayurvedische *Rasaya-*

Laut einem meiner wichtigsten Ayurveda-Leh-rer ist es ausreichend, 80 Prozent der gesunden Empfehlungen zu befolgen. 20 Prozent »Ungesundes« wirken harmonisierend und befriedigend für das rechte Selbstverständnis und das emotionale Gleichgewicht.

»Auch mit der besten Ernährung kannst du aus einem Goldfisch keinen Kanarienvogel machen«, mit diesem Ausspruch beschrieb mein Ayurveda-Lehrer immer das Wesen der konstitutionsgerechten Ernährung. Wir akzeptieren, dass jeder Mensch anders ist, unterschiedliche Bedürfnisse hat und in seiner Grundkonstitution unveränderbar ist. Egal wie konsequent wir einen Diätplan befolgen, es wird uns damit nicht gelingen, von einem *Kapha*-Typ zum *Pitta*-Typ zu mutieren. Und dies wäre auch nicht im Sinne der ayurvedischen Gesundheitslehre. Viel eher wollen wir unsere angeborenen Grundanlagen beibehalten, auch diese in *Dosha*-typischen Themen ausdrücken, für die wir Hilfe mit den entsprechenden Ernährungsempfehlungen suchen:

❁ *Vata* möchte gerne an Energie und eventuell auch an Körpergewicht gewinnen, die Verdauung optimieren und mehr Ruhe finden,

❁ *Pitta* sucht meist Hilfe gegen seine Übersäuerung, Hautreizungen und explosiven Emotionen,

❁ *Kapha* kämpft gegen seine Pfunde, übermäßige Schleimbildung und Bequemlichkeit.

Diese oder ähnliche Wünsche begleiten uns in allen Entwicklungsphasen, und die konstitutionsausgerichteten Ernährungs- und Gesundheitsempfehlungen des Ayurveda können uns helfen, dessen Ausmaß im gesunden Rahmen zu halten. Ignorieren wir hingegen die typgerechten Ernährungsregeln, so bilden wir sehr schnell unsere konstitutionstypischen Beschwerden. Dabei gilt:

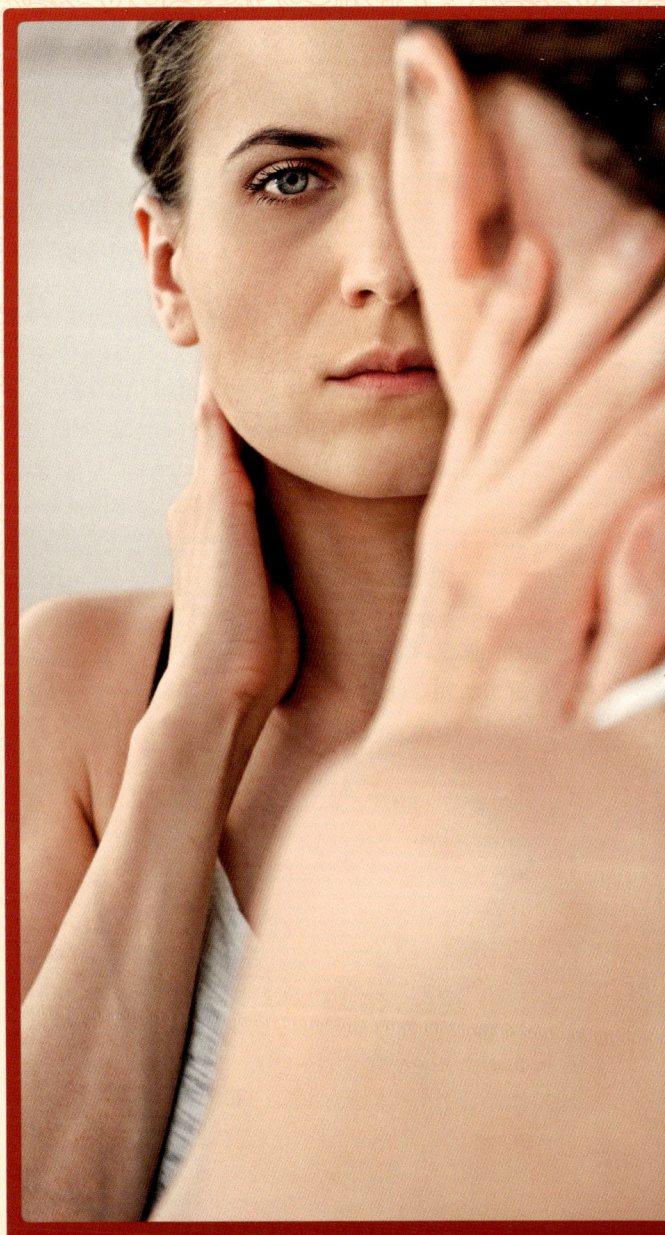

Ayurveda lehrt: Liebe Dich selbst so wie Du bist, und erkenne das Potenzial Deiner wahren Konstitution.

Je ausgeprägter ein *Dosha* von Natur aus ist, umso stärker geht von ihm als »Verunreiniger« die Affinität zu bestimmten Krankheiten aus. Wenn also bei einem Menschen die Konstitutionsprägungen eindeutig auf ein *Dosha* zu definieren sind, so ist eine Ernährungsberatung einfach: Der *Vata*-Typ sollte eine *Vata*-regulierende Ernährung praktizieren, der *Pitta*-Typ eine *Pitta*-senkende und der *Kapha*-Typ eine *Kapha*-reduzierende.

Doch meistens gilt es viele verschiedene Komponenten und *Dosha*-Einflüsse zu berücksichtigen. Und damit ist die richtige Ernährungsform wie ein Mosaik, in das auf ganzheitliche Weise die differenzierten Bedürfnisse des Menschen, speziell seines Verdauungstraktes sowie seiner körperlichen und emotionalen Anlagen verwebt sind.

Die wenigsten Menschen lassen sich einem eindeutigen Konstitutionstyp zuordnen, sondern sind eine faszinierende Mischung aus *Vata*, *Pitta* und *Kapha*. Die sogenannten Mischtypen passen zwar in die üblichen Konstitutionsbestimmungs-Fragebogen nicht so gut hinein, erfreuen sich aber einer sehr vielseitigen Persönlichkeitsstruktur auf körperlicher und geistiger Ebene. Wenn auch Sie eher ein Mischtyp sind, so kann sich das in einer unterschiedlichen Prägung Ihrer körperlichen und psychischen Anlagen ausdrücken. Das heißt z. B. Ihr Körper entspricht von seiner Statur und Funktionsweise dem *Kapha*-Typen und Ihr Geist und Ihre Persönlichkeit sind sehr *Vata* geprägt. In diesem Falle wären Sie ein *Kapha-Vata*-Typ und benötigen jeweils unterschiedliche Nahrungsmittel und Gesundheitstipps für Ihr körperliches und psychisches Gleichgewicht.

Ebenso ist es möglich, dass sich zwei *Doshas* gleichmäßig mischen: Sie haben die Statur eines *Pitta*-Typs, die Hände, Haare und Haut von *Vata*, die Verdauung von *Pitta* und Beschwerden von *Vata* und *Pitta*. Dann würde man Sie als *Vata-Pitta*-Typ bezeichnen, und in Ihrem Ernährungsplan mischen sich die *Vata-Pitta*-Empfehlungen, wie z. B. viele süße Speisen und Wurzelgemüse (ist für *Vata* und *Pitta* gut), mittags eine Portion Salat und Rohkost für Ihre *Pitta*-Verdauung sowie tägliche Ölmassagen für Ihre *Vata*-Haut.

Besonders interessant ist es, wenn die körperlichen und psychischen Konstitutionsanteile unterschiedlich ausgeprägt sind. Dann benötigt z. B. ein *Pitta-Kapha*-Typ sehr viel leichte und frisch gekochte Nahrung mit einer scharfen Geschmackskomponente für seine körperlichen *Kapha*-Bedürfnisse, und damit die *Pitta*-Psyche ebenfalls gut genährt wird, werden süße, nahrhafte Speisen und viele frische Früchte in den Speiseplan integriert.

In der praktischen Anwendung und Umsetzung der ayurvedischen Ernährung orientieren wir uns immer an den umfassenden Empfehlungskatalogen, die uns die Ayurveda-Klassiker geben, um die *Doshas* mithilfe der richtigen Ernährungs- und Verhaltensweise positiv zu regulieren. Diese Aufzählungen sind klar in *Vata*, *Pitta* und *Kapha* unterteilt. Abgestimmt auf die individuelle Konstitution werden die Regeln in der Speiseplangestaltung typgerecht zusammengesetzt und bunt gemischt. Die Aufgabe eines Ayurveda-Arztes, -Beraters oder -Therapeuten ist es nun, aus dieser großen Vielfalt an guten Tipps die richtigen auszuwählen und alltagsgerecht zu integrieren. Dabei können die Prioritäten und Konsultationsziele auch unterschiedlich sein: So ist der Diätplan eines Ayurveda-Arztes meist stärker auf die Erkrankungen und die Störungen der *Dhatus* und *Srotas* des Patienten abgestimmt, während sich ein Ayur-

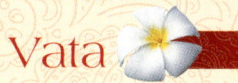

veda-Ernährungsberater primär auf *Agni* und die *Doshas* konzentriert und einen Ernährungsplan zum Ausgleich des Stoffwechsels, der Konstitution sowie des emotionalen Gleichgewichts erstellt.

Empfehlungen zum Vata-Ausgleich

Als Luft- und Äther-dominierte Menschen ist vielen *Vata*-Typen das Essen nicht so wichtig. Viel stärker fühlen sie sich mit den feinstofflichen Energien und dynamischen Prozessen des Lebens verbunden. Wie bereits beschrieben sind *Vata*-Menschen kreativ und sensibel, lieben die

Natur und beschäftigen sich gerne mit Psychologie, Kunst, Kultur und den Geisteswissenschaften. Ebenso zeichnen sie sich durch einen starken Bewegungsdrang aus – alles in ihrem Leben ist ständig in Bewegung. Und wie ein Blatt im Wind werden der Körper und der Geist von wechselhaften Dynamiken beeinflusst: So fühlen sich *Vata*-Menschen häufig unruhig und getrieben, sind erfüllt vom Wunsch nach Veränderung und gleichzeitiger Angst vor Verlust. Das Immun- und Nervensystem ist stark gefordert, und auch das Verdauungsfeuer ist von wechselhaften Pha-

Im Winter, wenn kalte und trockene Temperaturen vorherrschen, muss jeder Vata-Typ besonders auf seine Gesundheit achten.

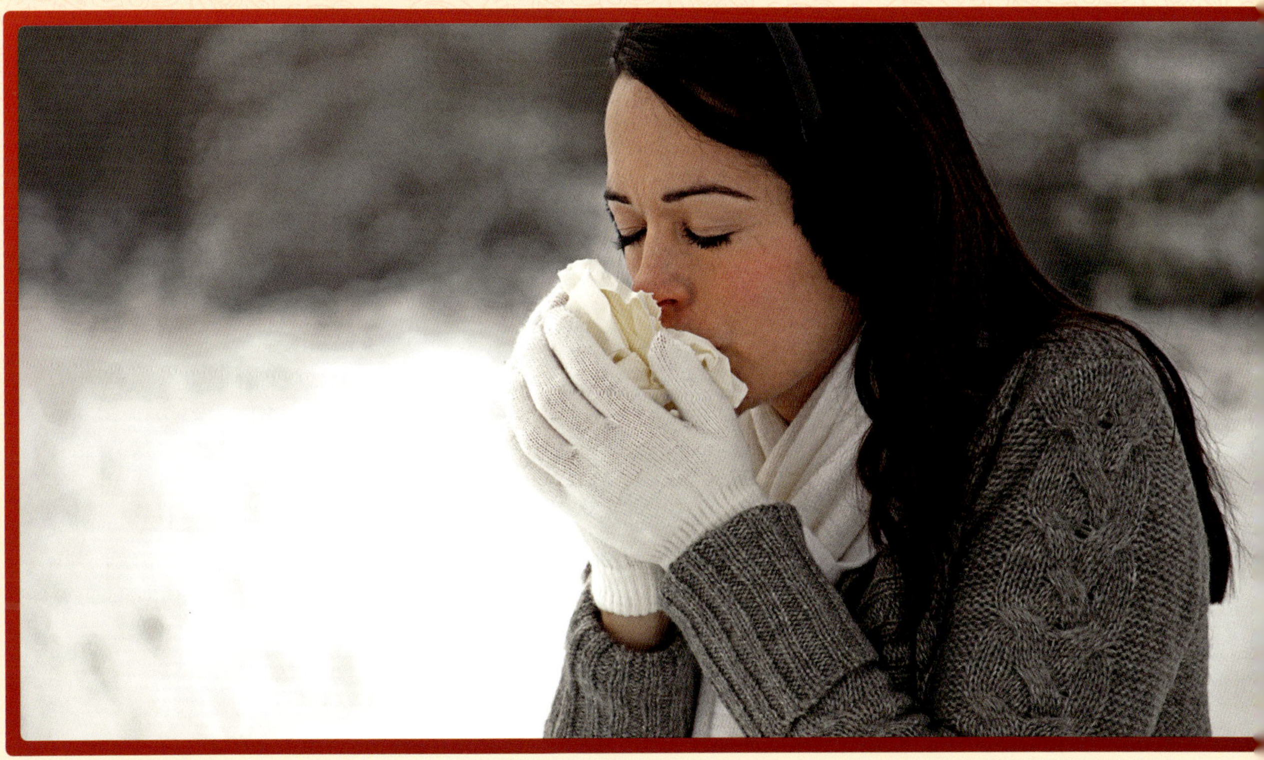

sen betroffen und reagiert mit schwankendem Ungleichgewicht. Oft leiden *Vata*-Typen unter einem ungleichmäßigen Appetit und sind von einer tiefgreifenden Abneigung gegen Routine in ihren Ernährungs- und Lebensgewohnheiten gekennzeichnet. Manchmal ist das *Agni* stark, und die Speisen können gut resorbiert werden, doch oft ist die Verdauungskraft auch sehr schwach. Blähungen und Koliken, ein aufgedunsener Bauch oder Verstopfung sind nun die Folge eines erhöhten *Vatas*. Die Verdauung ist schlecht, der Stuhl ist dunkel, trocken und schwer. Sie fühlen sich unwohl und ausgelaugt, frieren leicht, haben keine Kraft, sind unruhig, zerfahren und nervös.

Immer dann, wenn unser *Vata* aus dem Gleichgewicht gerät, reagiert der Körper sehr empfindlich auf Witterungseinflüsse, schwere Nahrung und Stresssituationen mit Verdauungsstörungen, trockener Haut und Gewichtsverlust. Auf der psychischen Ebene zeichnen sich *Vata*-Störungen durch große Unsicherheit, Ängste und Nervosität aus. Das Gefühl von Leere und Verlust dominiert die gesamte Wahrnehmung, auch wenn es keinen realistischen Ansatz für diese Ängste gibt. Trotz großer Erschöpfung fällt es schwer, sich zu entspannen, und Symptomatiken wie Schlafstörungen, Krämpfe, Ohrgeräusche und Hyperaktivität belasten den Organismus zusätzlich.

Verhalten beachten Um das *Vata* wieder ins Gleichgewicht zu bringen, ist es wichtig, alle *Vata*-erhöhenden Verhaltensformen erst einmal strikt zu meiden. Besonders die körperlich und geistig auszehrenden Gewohnheiten, wie übermäßiger sexueller Verkehr mit wechselnden Partnern, anstrengende Reisen, Fast Food und eine unregelmäßige Lebens- und Ernährungsweise sollten gemieden werden. Ebenso ist der Verzehr von kalten, ungekochten und schweren Nahrungsmitteln der Gesundheit von *Vata* abträglich. Statt Salat, Rohkostplatten, Müsli und Vollkornbrot schenken eine warme Gemüsesuppe, gekochte Eintöpfe und nährende Süßspeisen mit Grieß, Milch und gemahlenen Mandeln dem Organismus neue Lebensenergie und Stabilität. Hilfreich sind alle Nahrungsmittel mit süßer, saurer und salziger Geschmacksrichtung.

Behandlungen mit Öl Zum therapeutischen *Vata*-Ausgleich empfiehlt Ayurveda innere und äußere

Faktoren, die das Vata vermehren

Lebensphasen Das Alter ab dem 60. Lebensjahr, die Meno- und Andropause

Zeiten Herbst, Winter und Nachmittagszeit, untypisches Wetter in den Jahreszeiten

Äußere Umstände Reisen, laute Geräusche, Computerarbeit, Schichtdienst, Lärm, Wind, Chaos

Innere Umstände Innere Ängste, Stress, Leistungsdruck, körperliche oder mentale Überanstrengung, sexuelle Ausschweifungen, Mangelernährung

Ernährung Unreine, bittere und schwer verdauliche Nahrung, Nahrungsmittelzusätze wie Emulgatoren und Konservierungsmittel, zu viel kalte Speisen und Rohkosternährung

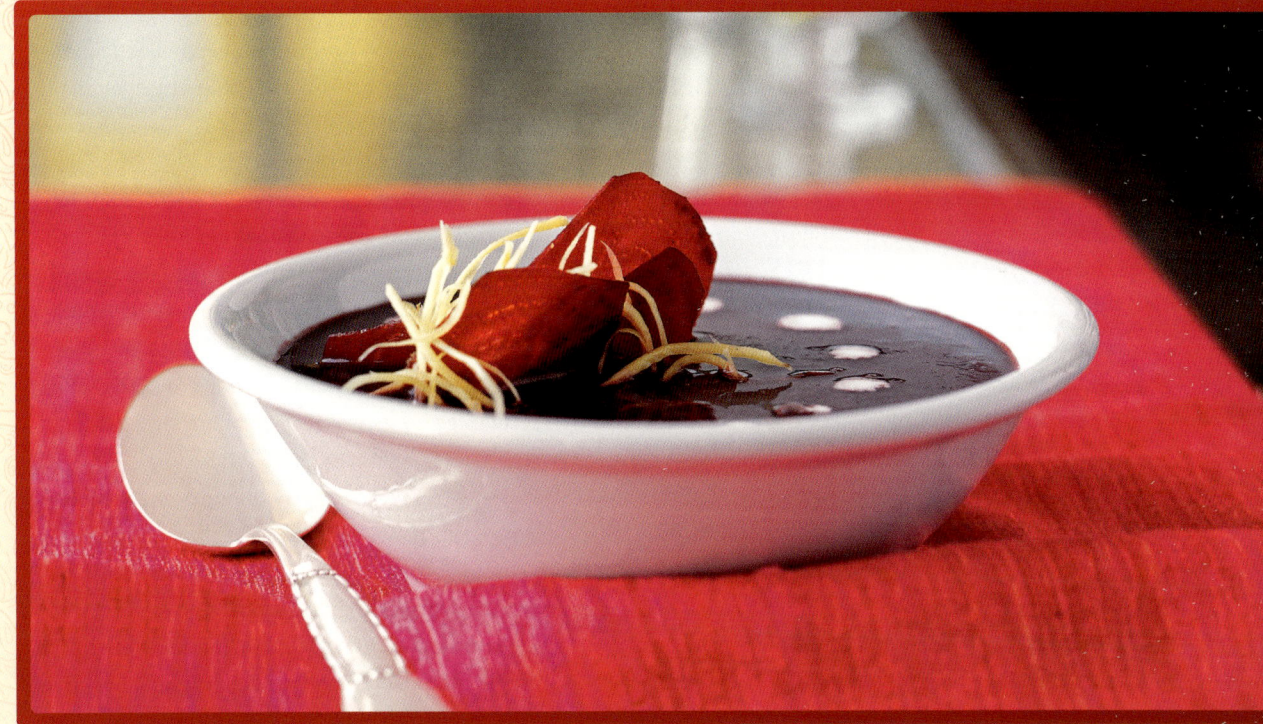

Ölbehandlungen. Die sanften Ölmassagen von *Snehana* mit einem anschließenden Schwitzbad *Svedana* beruhigen unmittelbar das Nervensystem und schenken Ruhe, Wärme, Feuchtigkeit und angenehme Schwere. Um das sensible Verdauungssystem zu unterstützen, sind die inneren Ölungen, Einläufe *(Basti)* und die milden Ausleitungsverfahren *(Shodhana)* als hauptsächliche therapeutische Maßnahmen zu empfehlen. Je nach Bedarf und Möglichkeit können verschiedene Formen der Ölung ausgewählt werden. Ein tägliches Ölbad oder Massage mit warmem Sesam-, Rizinus- oder Mandelöl am Morgen und ein kleiner Nähreinlauf *(Anuvasana Basti)* mit etwas warmem Sesamöl am Abend können reine Wunder wirken.

Rote Bete gehört zu den Gemüsearten, die auf einem Vata-ausgleichenden Speiseplan stehen. Aus ihr lassen sich leckere Suppen zubereiten.

Weitere Ölbehandlungen wie *Gandusha* (Ölziehen), *Karna Purana* (Ohreinlauf), *Nasya* mit Öl (Ölung der Nase), *Akshitarpana* (Augenbehandlung), *Shirodhara* (Stirnguss mit Öl) und *Shirobasti* (Kopfbehandlung mit medizinierten Anti-*Vata*-Ölen) sind bewährte Maßnahmen, um *Vata* zu kontrollieren. Diese werden vor allem im Rahmen von Ayurveda-Kuren oder typgerecht abgestimmten Behandlungen in ambulanten Praxen angeboten. Je regelmäßiger diese Maßnahmen angewendet werden, umso stabiler ist das *Vata*, um inneren und äußeren Belastungen standzuhalten.

Yoga und Meditation Neben all diesen gesunden Interventionen ist eine ruhige und ausgeglichene Lebensweise unabänderlich. Als *Vata* belastete Persönlichkeit benötigen wir ein spezielles Programm, um körperlich und geistig zu entspannen und zu regenerieren: Mit Yoga, Meditation, Musik, liebevollen Begegnungen und einer angenehmen Umgebung finden wir besonders gut zu innerem Frieden. Harte Arbeit, übermäßiges Sprechen, ausschweifende körperliche Übungen, zu viel Sex und Nachtwachen sollten hingegen gemieden werden.

Ernährung Bei einer *Vata*-ausgleichenden Ernährung lassen sich die wichtigsten Eigenschaften mit den Begriffen warm, schwer, befeuchtend, nährend, beruhigend, befriedigend und erdend beschreiben. Warme Speisen, Gemüsesuppen und einfache, schwach gewürzte Mahlzeiten wirken besonders wohltuend. Ist das *Vata* durch eine Störung oder konstitutionsbedingt erhöht, sollte sich der Körper stabilisieren und mit nährstoffreicher Kost unterstützt werden. Dazu ist eine eiweiß- und stärkehaltige Nahrung erforderlich. Um eine langfristige Verbesserung des Gesamtzustandes zu gewährleisten, müssen zusätzlich auch Stress, innere Anspannung und Ängste abgebaut werden.

Ein *Vata*-Typ leidet oft unter einem schwachen *Agni*, und die Lebensenergie der Speisen *(Prana)* entscheidet über seine Verdaulichkeit. Aus diesem Grunde sollten die Speisen immer frisch zubereitet werden, einfach sein und nicht aufgewärmt werden. Eine ausgewogene Mahlzeit zum *Vata*-Ausgleich besteht überwiegend aus saftig gekochtem Gemüse, Getreide und einem Eiweißträger wie Linsen, Geflügel oder Milchprodukte, welche mit milden Gewürzen und ausreichend Ghee oder Öl zubereitet werden. Alle schwer verdaulichen Nahrungsmittel wie z. B. Kohl, Pilze, Paprikascho-

ten, Nüsse, Fleisch und alle sehr anregenden Speisen wie z. B. rohe Zwiebeln, bittere Salate, Knoblauch und scharfe Gewürze sollten nur wenig und wenn, dann zur Mittagszeit gegessen werden. Sehr trockene Speisen, wie Hirse, Bohnen und Brot, sowie alle bitteren Speisen und Gewürze wirken *Vata*-erhöhend und sollten ebenfalls gemieden werden. Speziell am frühen Morgen, am Abend und in der kalten Jahreszeit dürfen keine kalten Speisen wie zu viel Rohkost, Früchte oder Salate gegessen werden. Ebenso stören alle chemischen Nahrungsmittelzusätze, Geschmacksverstärker und Emulgatoren das *Vata-Dosha*.

Tagesablauf Um den Organismus und das Nervensystem zu stabilisieren, ist es ratsam, bei Lebensführung und Mahlzeiten immer auf einen regelmäßigen Rhythmus zu achten. Als ideale Zeit zur Bettruhe wird 22:00 Uhr empfohlen. Eine kleine Mittagsruhe oder entspannende Verdauungspause nach dem Essen wirkt ebenfalls sehr beruhigend und hilft, der Bildung von *Vata-Ama* vorzubeugen. Achten Sie auf eine ruhige und bewusste Atmosphäre während der Mahlzeiten, dann können Sie auch bei einer *Vata*-Erhöhung die Lebenskraft der Speisen umsetzen und Blähungen vermeiden.

Nahrung Leiden Sie unter plötzlichem Heißhunger oder Energieabfall zwischen den Mahlzeiten, so darf dieser nicht übergangen werden. Bei Bedarf können süße Früchte, nährende Getränke wie Tee mit Milch oder warme Milch mit Honig, sowie Getreide (Brot, Reiswaffeln usw.) mit Butter oder Ghee gegessen werden. Auch heißes Wasser und Getränke wie Ingwerwasser und Kräutertee sollten regelmäßig über den Tag verteilt getrunken werden. Als Nahrung sind alle süßen, mild salzigen und angenehm sauren, heiße und ölige Speisen

Empfehlungen zum Vata-Ausgleich

✿ Eine regelmäßige und beständige Ernährungs- und Lebensweise bevorzugen.

✿ Stress, innere Anspannung und Ängste abbauen.

✿ *Vata*-erhöhende Faktoren wie Lärm, Auszehrungen, Computerarbeit, Elektrosmog, Reisen, Geschmacksverstärker und zu viel Rohkost reduzieren.

✿ Nach dem Essen 15 bis 30 Minuten Ruhepause zur Verdauung einplanen.

✿ Alle Sinnesüberreizungen meiden.

✿ Mindestens drei warme Mahlzeiten am Tag (mit genügend Fett und Eiweiß) essen.

✿ Speisen immer frisch zubereiten und nicht aufwärmen.

✿ Auf feuchtes Essen achten: saftig gekocht, mit Ghee zubereitet, genügend Salz.

✿ Regelmäßig heißes Wasser, Ingwer- und Kräutertee trinken, evtl. auch beim Essen.

✿ Vorwiegend gewebeaufbauende Nahrungsmittel wie Milch, Weizen, Hafer, Dinkel, Mungbohnen oder *Urad-Dal*, Mandeln, Nüsse, Geflügel, Fleisch und Eier, Wurzelgemüse und genügend Fett verzehren.

Für die Vata-Psyche

✿ Dem Wunsch nach Kommunikation und Kreativität Ausdruck verleihen.

✿ Positive Gewohnheiten und Rituale aufbauen und beibehalten.

✿ Sich in Geduld, Selbstdisziplin, Gelassenheit und Ausdauer üben.

---

besonders zu empfehlen. Weiterhin sollten Milch, Ghee, gequirlter Joghurt, alle süßen Früchte und Süßspeisen unter stetiger Beachtung der Stärke von *Agni* regelmäßig in den Speiseplan integriert werden. Nährende und leicht verdauliche Getreidearten wie Reis, Hafer und Weizen sind den trockenen Getreidearten wie Gerste, Mais und Hirse stets vorzuziehen. Um körperliche Kraft und genügend Aufbaustoffe zu gewinnen, sind Mungbohnen und ein paar schwarze Linsen – am besten zusammen mit Getreide zur Mittagszeit – eine optimale Ergänzung. Andere Arten von Hülsenfrüchten sind aufgrund der trockenen Eigenschaft weniger geeignet. Für alle Nicht-Vegetarier können auch etwas Geflügel, Eier und helles Fleisch eine wertvolle Eiweißquelle sein. Alle Nussarten, vor allem Mandeln, Pistazien und Cashewnüsse, sind sehr geeignet und schenken dem Organismus Wärme, Vitalenergie und Öligkeit. Auf Gewürze kann der sensible *Vata*-Gaumen sehr empfindlich reagieren, und sie sollten minimiert werden. Am besten verträglich sind wärmende Gewürze wie Ingwer, Nelke, Zimt und Muskatnuss. Leicht verdauliche und wärmende Gemüsearten hingegen dürfen in unbegrenzter Menge genossen werden. Besonders gut sind Auberginen, Kürbisse, gekochter Knoblauch, Möhren, Okras, Rote Bete, Spargel, Zucchini und Kartoffeln. Blattgemüse

Tagesplan für die Vata-Konstitution

Frühstück

✳ sämiger Brei aus Dinkel-, Weizen-, Kalmut- oder Reisflocken mit etwas Salz, Ghee und Gewürzen (süß oder salzig-würzig)

✳ Grießbrei (süß oder salzig-würzig)

✳ gedünstete Früchte oder eingeweichte Trockenfrüchte

✳ bei warmem Klima und guter Gesundheit auch frische Früchte, aber alleine

✳ leichtes Brot, Reiswaffeln mit Butter, Ghee, vegetarischer Brotaufstrich

✳ bei Auszehrungen und Stress darf es für Nicht-Vegetarier auch mal ein Frühstücksei zum Toastbrot sein

✳ frische Sprossen und Keimlinge

✳ Milch, erwärmt und mit Gewürzen (nur allein)

Mittagessen

✳ weich gekochter Reis oder anderes Getreide

✳ gedünstetes Gemüse mit Ghee und Gewürzen

✳ mindestens fünf Mal pro Woche ein hochwertiger Eiweißträger wie Hülsenfrüchte, Geflügel, Joghurt oder Nüsse

✳ mildes Chutney

✳ eine kleine Portion grüner Blattsalat oder Rohkost aus süßlich schmeckendem und leicht verdaulichem Gemüse wie Fenchel, Möhren, Rote Bete

✳ ein süßer Nachtisch

Abendessen

✳ immer eine warme Suppe oder ein warmer Eintopf. Süßes Wurzelgemüse wie Kartoffeln, Möhren oder Pastinaken wirkt besonders wohltuend

✳ gekochtes Getreide mit Gemüse, auch Nudeln oder Brot sind erlaubt

✳ kein Obst, keine Rohkost, nichts Saures oder Scharfes am Abend essen

Eine regelmäßige Zwischenmahlzeit gegen 11:00 Uhr und 16:00 Uhr kann sehr empfehlenswert sein. Sie sollte bei Leistungsabfall, Unterzuckerung, innerer Nervosität oder Lethargie aus natürlichen und süßlich schmeckenden Speisen bestehen. Sehr gut eignen sich ein Getreideschleim, süße Früchte, Reiskräcker mit Butter und Honig oder süße Säfte z. B. aus Möhren oder Trauben. Ebenso wohltuend und aufbauend kann ein indischer Gewürztee (Chai) mit Milch sein oder eine salzige Gemüsebrühe.

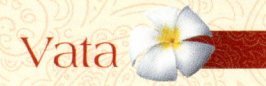

sollte nur in geringem Maße, gekocht und mit genügend Öl sowie einer süßlichen Geschmackskomponente gegessen werden. So darf beispielsweise dem Spinat für eine *Vata*-Person niemals der berühmte Blubb Sahne und etwas Kartoffeln als süßer Ausgleich fehlen.

Empfehlenswerte Nahrungsmittel für Vata

Die folgende Auflistung gibt Auskunft im Detail:

Früchte Alle saftigen, süßlich und leicht sauer schmeckenden Früchte wie Ananas, Aprikosen, Beeren, Datteln, Feigen, Kirschen, Mangos, Orangen, Papayas, Pflaumen, Trauben. Diese Früchte eignen sich auch als leichte Zwischenmahlzeit.

Gemüse Sehr verträglich sind alle süßen, saftigen und erdigen Gemüsearten wie Auberginen, Fenchel, Kohlrabi, Kürbisse, Möhren, Okras, Pastinaken, Rote Bete, Schmorgurken und grüner Spargel.

Getreide Das beste Getreide ist Reis. Hafer, Weizen oder Dinkel sind ebenfalls empfehlenswert und können zum Frühstück oder Abendessen die Grundlage einer leicht verdaulichen Mahlzeit sein.

Proteine Die besten *Vata*-ausgleichenden Eiweißträger sind Milch, grüne Mungbohne und *Urad-Dal*. Ebenso sind Samen, Nüsse, Ziegenfrischkäse oder milder Naturjoghurt in angemessenen Mengen empfehlenswert. Für Nicht-Vegetarier Geflügel, helles Fleisch und Eier. Alle eiweißreichen Nahrungsmittel sollten am besten zur Mittagsmahlzeit zusammen mit Gemüse und Reis gegessen werden.

Gewürze Gewürze mit einem süßlichen Geschmack und wärmender Wirkung wie Ajwain, Anis, Fenchel, *Hing*, Ingwer, Kreuzkümmel, Muskatnuss, Nelke, Safran und Zimt. Aus der hiesigen

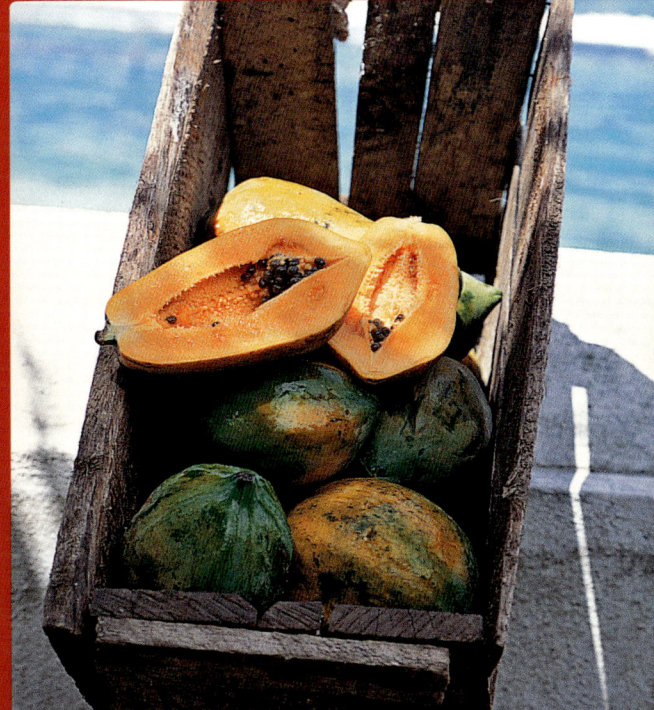

Frische, sonnengereifte Früchte enthalten besonders viel Lebensenergie (Prana). Im unreifen Zustand sind sie jedoch unverträglich.

Küche sind Basilikum, Lorbeer, Majoran, Oregano, Salbei, Thymian empfehlenswert. Gekochte Zwiebeln und gekochter Knoblauch werden als Anti-*Vata*-Therapie eingesetzt.

Sonstiges Die *Vata*-Ernährung sollte genügend Fette und Eiweiße enthalten, um einen gesunden Gewebsaufbau zu gewährleisten: Butter, Ghee, hochwertige Öle und Milch wirken nährend und aufbauend. Der Verzehr von Geflügel kann bei Erschöpfungszuständen therapeutisch empfehlenswert sein.

Vata: Fallbeispiel Juliane

Juliane ist eine echte *Vata*-Frau. Sie ist sehr schlank und feingliedrig, hat feines Haar, splitternde Fingernägel und etwas unregelmäßige Zähne. Sie liebt Kunst, Musik und Literatur und reist gemeinsam mit ihrem Mann gerne in ferne Länder, um dort die fremde Kultur, Land und Leute zu erkunden. Die attraktive Mitvierzigerin arbeitet mit großer Freude als Körpertherapeutin. Hier kann sie sich energetisch und psychisch voll auf die Menschen einlassen. Regelmäßig besucht sie Meditations- und Selbsterfahrungskurse, nimmt an Schweigeretreats (Schweigen über einen längeren Zeitraum) in Klöstern teil und beschäftigt sich intensiv mit Mystik und Spiritualität. Julianes großes Problem ist ihr Unterleib: Sie leidet unter chronischer Verstopfung, starken Menstruationsschmerzen und häufigen Blähungen. Als ich ihr erklärte, dass diese Beschwerden ganz typisch für ein blockiertes *Apana-Vata* seien – das heißt, ihre nach unten gerichtete *Vata*-Energie sei nicht im Fluss –, konnte sie diese Diagnose gleich gut einordnen. Als *Vata*-Typ sei sie auch mehr zum Himmel ausgerichtet, und all ihre Meditationen seien darauf ausgerichtet, ihre oberen Energiezentren zu öffnen, antwortete sie. Doch sie könne sich gut vorstellen, sich nun wieder mehr der Mutter Erde zuzuwenden. Was sie denn dazu aus ayurvedischer Sicht tun solle? Meine Empfehlungen wurden von ihr sehr gut aufgenommen: Sie aß nun regelmäßig warme und gekochte Speisen, bevorzugte Wurzelgemüse, leichte Getreidegerichte und gekochten Knoblauch, genoss entspannende Fuß- und Bauchmassagen und behandelte sich selbst mit nährenden Öleinläufen. Ihre Meditationspraxis ergänzte sie um spezielle Atemübungen (*Pranayamas*), welche den nach unten gerichteten Energiefluss stärkten, und um schöne Spaziergänge in der Natur.

Weniger empfehlenswerte Nahrungsmittel für Vata

Früchte Neben sehr sauren Früchten sind Bananen, Birnen, Melonen und Trockenobst weniger empfehlenswert.

Gemüse Brokkoli, Erbsen, Paprikaschoten, Rettich, Rosenkohl, Sellerie, rohe Tomaten und Weißkohl können den Organismus leicht stören. Rohkost und Salat nur wenig essen.

Getreide Alle trockenen Getreidearten wie Gerste, Hirse, Mais und Roggen können *Vata* erhöhen.

Proteine Hülsenfrüchte (außer Mungbohnen und *Urad-Dal*) sollten nur in kleinen Mengen gegessen werden. Käse, rotes Fleisch und Fisch sollten gemieden werden.

Gewürze Überwürzte, sehr bittere oder scharfe Speisen sind unverträglich. Roher Knoblauch sollte gemieden und Bockshornklee, Chili, Kurkuma und Pfeffer nur sparsam verwendet werden.

Sonstiges Um die Verträglichkeit der Speisen zu verbessern, sollten sie gut gekocht, mit genügend Flüssigkeit und mit Akzentuierung des salzigen und sauren Geschmacks zubereitet werden. Die richtige Nahrungsmenge beachten!

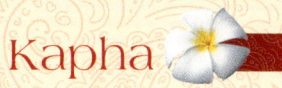

scharfen *Kapha*-reduzierenden Ölen oder auf trockener Basis wie *Garshan* (Seidenhandschuhe) oder *Udvarthana* (Kräuterpulver) auf sehr dynamische und vitalisierende Weise durchgeführt. Das gleiche Öl oder eine Abkochung (ein wässriger Extrakt) von Anti-*Kapha*-Pflanzen kann für *Gandusha* und *Nasya* verwendet werden. Jede dieser Maßnahmen kann entsprechend der betroffenen Körperregion und der Verfügbarkeit des erforderlichen Materials ausgewählt werden.

Eine gute Therapiemethode, um *Agni* anzuregen und *Kapha* zu reduzieren, ist Fasten. Entsprechend der individuellen Kapazität und Toleranz sollte dies regelmäßig und insbesondere im Frühjahr und in der Regenperiode durchgeführt werden. Als einfachste Maßnahme dient hier das Auslassen einer Mahlzeit – vorzugsweise des Frühstücks – oder monatliche Fastentage, wie z. B. immer zu Vollmond. Begleitet werden sollten die Fasten- und Diättage von viel heißem, stoffwech-

Tagesplan für die Kapha-Konstitution

Frühstück

Das Frühstück sollte nicht vor 8:00 Uhr eingenommen werden, lieber noch später. Davor unbedingt genügend heißes Wasser oder Ingwerwasser trinken. Es eignen sich kleine Mengen von

- ✿ gedünsteten Früchten und Trockenobst
- ✿ Gerste-, Hirse- oder Maisbrei mit etwas Honig und Salz
- ✿ Knäckebrot oder Reiswaffeln mit vegetarischem Brotaufstrich

Mittagessen

- ✿ ein anregender *Agni*-Trunk (mit Kreuzkümmel, Pfeffer und Ingwer) oder die Einnahme von etwas Berberitze (Sauerdorn) vor dem Essen
- ✿ viel Gemüse
- ✿ **als Eiweißträger sind alle Hülsenfrüchte, besonders die Mungbohnen, sehr empfehlenswert**
- ✿ etwas Salat und Rohkost
- ✿ wenig Reis oder anderes Getreide
- ✿ ein scharfes Chutney
- ✿ statt einem Nachtisch lieber eine Tasse schwarzer/grüner Tee oder Kaffee

Abendessen

- ✿ leichte Mahlzeiten mit viel Gemüse und etwas Getreide. Gerne auch eine Suppe dazu.
- ✿ neben Hirse, Gerste und Polenta sind auch Kartoffeln, grüne Bohnen und alle bitteren Gemüse wie Artischocken, Mangold oder Radicchio geeignet für ein leichtes Abendessen vor 19:00 Uhr.

selanregendem Ingwer- und Kräutertee und einem ausgiebigen Bewegungsprogramm. Eine Faustregel besagt, dass jeder *Kapha*-Typ einmal täglich aus eigener Körperanstrengung zum Schwitzen kommen sollte, um seinen Stoffwechsel zum Leben zu erwecken. Gegen das natürliche *Kapha*-Phlegma braucht es mindestens eine halbe Stunde Bewegung in der frischen Luft mit geeigneten Sportarten wie Laufen, Rad fahren, Schwimmen und jede Form von Mannschaftssport. Von Tagesschlaf, Untätigkeit, übermäßiger Ruhe sowie einer kalte Atmosphäre ist hingegen abzuraten.

Anregende Speisen und Getränke mit frischem Ingwer sind das ideale Therapeutikum zum Kapha-Ausgleich.

Für eine ausgleichende Kapha-Ernährung ist es vor allem wichtig, maßvoll zu essen. Der *Kapha*-betonte Stoffwechsel ist in der Lage, auch bei geringer Nahrungszufuhr einen substanziell aufbauenden Gewebsstoffwechsel vorzuweisen. Das heißt, *Kapha*-Typen nehmen sehr leicht zu und nur sehr schwer ab. Deshalb sollten sie maximal nur drei kleine Mahlzeiten essen – gerne auch eine weniger – und alle Zwischenmahlzeiten meiden.

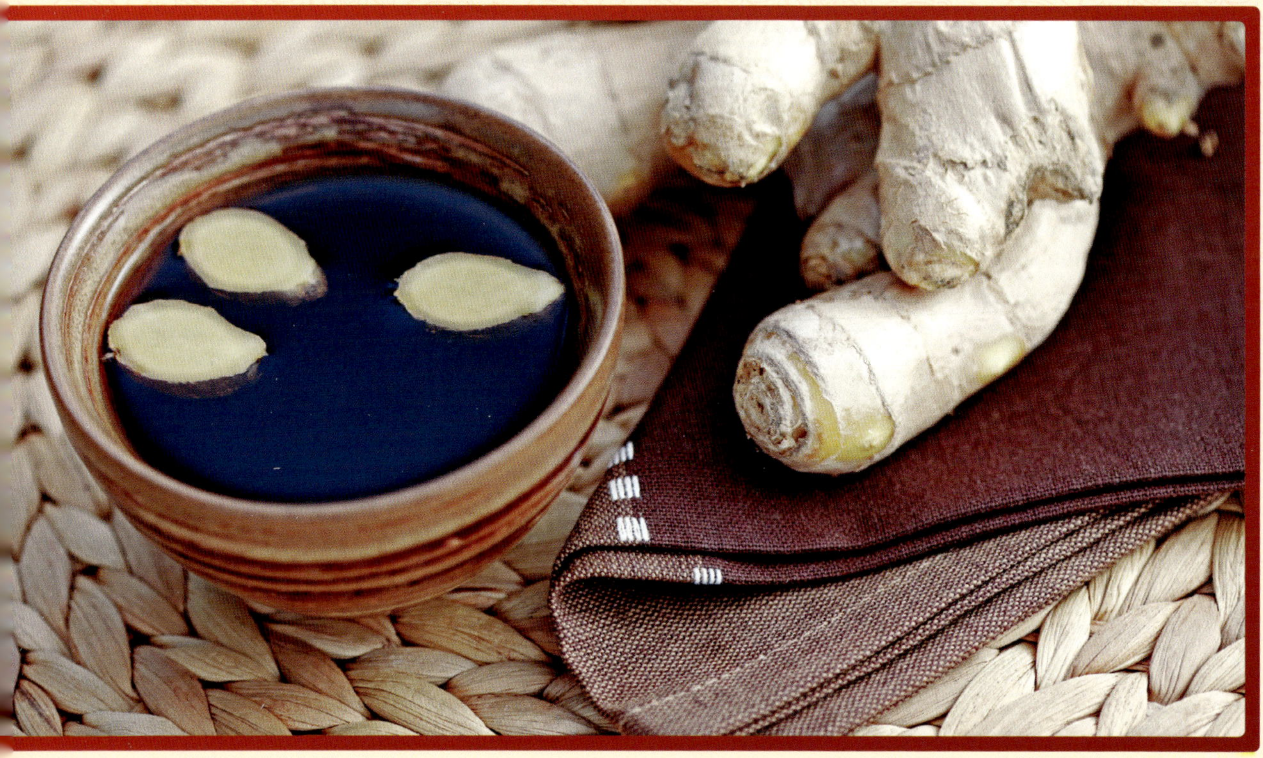

Alle scharfen, leichten, trockenen, bitteren und erhitzenden Speisen sind nun besonders gesund. Und mit Honig, Chili, Gerste, Mungbohnen und Blattgemüse sind auch bereits die wichtigsten Nahrungsmittel genannt, die alle Eigenschaften besitzen, um die *Kapha*-Konstitution in Leichtig-

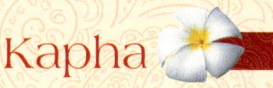

keit und Dynamik zu führen. Süße, saure, schwere, ölige, salzige und kalte Nahrungsmittel hingegen sollten gemieden werden, besonders am Morgen, späten Abend und im Frühjahr.

Ist *Kapha* durch eine Störung oder konstitutionsbedingt erhöht, sollten die Verdauungskraft gestärkt und der Abbau von *Ama* angeregt werden. Beides geschieht, indem das Bewegungs- und Verbrennungsprinzip des Körpers angeregt wird.

Um das Verdauungsfeuer anzuregen, sollten vorwiegend warme, leichte und trockene Speisen und Getränke bevorzugt werden. Scharfe, bittere und anregende Gewürze, bittere Gemüsearten und herbe Kräuter fördern ebenfalls die Verdauungskraft. Die Mahlzeiten sollten appetitanregend mit viel Gemüse und Hülsenfrüchten zubereitet und unter Berücksichtigung der leicht verdaulichen Kombinationen zusammengestellt werden. Frisch gepresste Gemüse- und Kräutersäfte mit einem Anteil aus etwas bitter schmeckenden Blattgemüsen und Berberitze stärken das Enzymsystem und fördern die Entschlackung. Sie können regelmäßig mit scharfen Gewürzen und warmem Wasser als Aperitif vor der Mahlzeit getrunken werden.

Ein Frühstück mit heißem Honigwasser und etwas Gerstenbrei, das Einhalten der Verdauungszeiten und genügend Flüssigkeitsmenge über den Tag verteilt, sind weitere Regeln, die dem Körper helfen, besser auszuscheiden.

Trockene und leichte Getreidearten wie Gerste, Mais und Hirse sind Reis und Hafer vorzuziehen. Der regelmäßige Genuss von Hülsenfrüchten wie Mungbohnen, *Tuweer*-Linsen und Masur-Linsen (rote Linsen) ist ideal, da sie leicht und beweglich machen. Schwarze Linsen hingegen sind nicht geeignet. Alle Nussarten, zu viel Fett, Zucker (außer Honig) und Salz sollten vermieden wer-

den. Ebenso sind Spargel, Okras, Kürbisse, Gurken und Kartoffeln der Gesundheit weniger zuträglich. Stattdessen dürfen alle Gewürze auch in größeren Mengen verwendet werden. Besonders positiv wirken sich Chili, Pfeffer, Ingwer, Kurkuma und *Hing* auf den Organismus aus. Auberginen, Blattgemüse, Kohl, Möhren, Zucchini und bitteres Gemüse sind anderen Gemüsearten vorzuziehen. Der übermäßige Genuss von süßen Früchten kann zu Verschleimungen und Müdigkeit führen. Eine vernünftige Menge Alkohol oder andere anregende Getränke dürfen konsumiert werden.

Bei einem starken Übermaß an Kapha sollten die substanzaufbauenden Nahrungsmittel isoliert gegessen werden. Das heißt konkret, dass alle eiweißreichen Speisen immer ohne Kohlenhydrate und Fette gegessen werden. Alle gebratenen, schweren, sehr fettigen und übermäßig salzigen Speisen sollten ebenso vermieden werden wie zu viel Käse und tierische Eiweiße. Schleimige oder *Srota*-blockierende Nahrungsmittel wie Joghurt, saure Früchte, Eiscreme und Süßspeisen sind besonders schädlich und sollten gemeinsam mit allen fettigen Speisen gemieden werden. Milch zählt ebenfalls zu den schwer verdaulichen Nahrungsmitteln. Sie kann von einem *Kapha*-Stoffwechsel nur isoliert, erhitzt und am besten mit etwas Kurkuma, Ingwer und Kardamom verdaut werden. Als Zwischenmahlzeit oder als kleines Frühstück oder Abendessen hilft sie, den Körper zu stabilisieren.

Um das innere *Kapha*-Phlegma zu überwinden, eignet sich neben einer anregenden Ernährung und einem aktivierenden Bewegungsprogramm auch die Förderung der geistigen Flexibilität. Das Erlernen neuer Interessengebiete, anregende Gespräche, intensiver Kontakt und Austausch mit anderen Menschen beugen der inneren Trägheit und der Neigung zu Depressionen vor, welche bei *Kapha*-Störungen typisch sind. Unterstützend für das körperliche und mentale Wohlbefinden wirkt sich auch eine vegetarische Ernährung mit vielen frisch gekochten und anregend gewürzten Speisen aus. Dass man beim Einkauf möglichst auf regionale Ware zurückgreift, wird auch schon in den klassischen Schriften empfohlen.

Empfehlenswerte Nahrungsmittel für Kapha

Früchte Alle süßen Früchte können in kleinen Mengen eingenommen werden. Besonders empfehlenswert sind Äpfel, Kakis, Kiwis, Mirabellen und Papayas.

Gemüse Um den Stoffwechsel anzuregen, sollten zwei Drittel der Mahlzeit immer aus frischem

Kapha: Fallbeispiel Agnes und Michael

Agnes und Michael konsultierten mich gemeinsam wegen ihrem unerfüllten Kinderwunsch. Das Ehepaar war seit acht Jahren glücklich verheiratet und lebte eine sehr harmonische Beziehung. Im Gespräch fiel mir auf, dass die beiden sehr vertraut und liebevoll miteinander umgingen, viel Verständnis füreinander, viel Zeit miteinander und auch gemeinsame Interessen hatten. Beide waren echte Gourmets, liebten es auf Wochenmärkten einzukaufen, zusammen zu kochen und neue Restaurants auszuprobieren. Entsprechend dieses Hobbys waren beide gut genährt und etwas rundlich. Sie gingen geregelten Berufen im Verwaltungsbereich nach, fühlten sich nicht gestresst und litten auch unter keinen nennenswerten Beschwerden. So war ich sehr verwundert, dass Agnes noch nicht schwanger geworden war, denn normalerweise verfügen *Kapha*-Menschen über hervorragende Fortpflanzungsgewebe. Als ich die beiden nun nach ihren detaillierten Ernährungs- und Lebensgewohnheiten befragte, fand ich ebenfalls keine Erklärung für das Phänomen. Schließlich kamen wir auf ihre Sexualgewohnheiten zu sprechen, und hier wurde sehr schnell deutlich, dass die beiden – trotz großer Zuneigung zueinander – nur selten Sex miteinander hatten: Grundsätzlich hätten sie eine schöne und erfüllende Sexualität, erklärten sie mir, doch irgendwie könne sich keiner aufraffen, die Initiative zu ergreifen. Michael wartete darauf, bis Agnes ihn einmal wieder so richtig verführen wolle, und Agnes fand, es sei die Aufgabe des Mannes, die Frau zu einer sexuellen Begegnung anzuregen. Diese liebevolle, aber passive und abwartende Haltung ist typisch für *Kapha*-Persönlichkeiten. Doch mit scharfen Gewürzen, körperlicher Bewegung und anregenden Massagen und Schwitzbehandlungen lässt sich das innere Feuer von *Kapha* gut erwecken. So auch bei Michael und Agnes: Beide absolvierten ein *Kapha*-reduzierendes Programm mit viel Ingwerwasser, Mung-Dal-Suppe und Bewegung. Sie verloren etwas an Gewicht und gewannen neue Lebensenergie und ein vitales Körperbewusstsein, welches sich auch auf ihre Sexualität auswirkte. Zusätzlich angekurbelt wurde diese noch mit anregenden *Vajikarana*-Gewürzen und Kräutern wie Chili, Knoblauch und *Ashwaganda*.

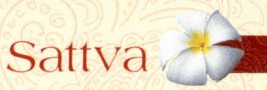

Gemüse bestehen. Alle Gemüsearten sind verträglich, insbesondere die bitteren und anregenden wie Artischocken, Brokkoli, Chicorée, Kohl, Rettich, Spargel, Spinat und frische Keimlinge.

Getreide Buchweizen, Gerste, Hirse, Mais und Roggen sind die verträglichsten Getreidearten für die *Kapha*-Gesundheit.

Proteine Alle Hülsenfrüchte – insbesondere die Mungbohne – sind eine optimale Eiweißquelle.

Gewürze Alle Gewürze sind empfehlenswert, besonders bittere, scharfe und allgemein stoffwechselanregende wie Chili, Bockshornkleesamen *(Methi),* Kreuzkümmel (Cumin), Kurkuma und Pfeffer.

Sonstiges Generell sollte nur wenig Fett gegessen werden. Am besten verträglich sind Olivenöl, Sesamöl und Ghee.

Weniger empfehlenswerte Nahrungsmittel für Kapha

Früchte Bananen, Datteln, Pflaumen und saure Früchte sollten selten und nur in kleinen Mengen gegessen werden.

Gemüse Gurken und Tomaten sind für Menschen mit einer *Kapha*-Konstitution weniger gut verdaulich.

Getreide Gewebsanreichernde und nährende Getreidearten wie Weizen, Dinkel oder Hafer sind weniger zuträglich. Von allen Reissorten wirkt der rote Reis als einziger nicht *Kapha*-erhöhend.

Proteine Käse, Fleisch und Fisch sind für die *Kapha*-Gesundheit unzuträglich.

Gewürze Salz und Safran sollten nur sparsam verwendet werden.

Sonstiges Gebratenes Fett, Sahne und Butter können den Stoffwechsel stören.

Sattvische Ernährung – Nahrung für den Geist

Unter der *sattvischen* Ernährung verstehen wir in der ayurvedischen Diätetik eine sehr reine und naturbelassene Ernährungsform, deren Ziel die Steigerung der geistigen Verfassung im Menschen ist. Sie entspricht allen Prinzipien, mit denen wir die Klarheit des Geistes, die Reinheit der Gefühle und die Kraft des Körpers stärken können. Die Ernährungskriterien werden nach den drei *Gunas Tamas, Rajas* und *Sattva* ausgerichtet und sollen bei der Überwindung von *Tamas* und *Rajas* und der Steigerung von *Sattva* unterstützend wirken.

In der vedischen Tradition wird die *sattvische* Ernährung vor allem von den Yogis und anderen spirituell Suchenden praktiziert. Sie bildete die Grundlage für das Leben in den Klöstern und Tempeln und schaut heutzutage auf eine lange Geschichte zurück.

Mit der *sattvischen* Ernährung versorgen wir den Körper mit spiritueller Kraft, feinstofflicher Energie und geistiger Vitalität. Es ist eine sehr reine Ernährungsform, die für Menschen mit einem hohen Bewusstsein, guter Gesundheit und starken Verdauungssäften konzipiert ist. Die streng vegetarische Ernährung unterscheidet sich von der »typischen« Ayurveda-Ernährung vor allem durch ihren relativ hohen Anteil an Vollkorngetreide und ungekochten Speisen. In der spirituellen Ernährungsform besteht circa die Hälfte der Nahrung aus möglichst unbehandeltem, rohem Gemüse und rohen Früchten, dazu kommen vollwertige Getreideprodukte und Nüsse. Alle tierischen Produkte wie Fleisch, Fisch und Eier werden strikt gemieden. Die einzige Quelle tierischen Eiweißes stellen die frische Bio-Milch

sowie Butter, Ghee und etwas Joghurt dar. Auch anregende Reizstoffe wie Kaffee, schwarzer Tee, Knoblauch und Zwiebeln sind strengstens verboten, da sie einen schlechten Einfluss auf die Reinheit des Geistes ausüben. So werden viele Gewürze und Nahrungsmittel, die in der ayurvedischen *Rasayana*-Lehre Verwendung finden, in der *sattvischen* Ernährung vom Speiseplan gestrichen. Damit wird eine sinnliche Stimulation, die von der Meditation ablenken könnte, vermieden. Stattdessen isst der Yogi geistig harmonisierende Nahrung, die frei von allen Zusatzstoffen oder aufwendigen Verarbeitungsformen ist. Die einfachen und mild gewürzten Speisen gleichen das körperliche und geistige Feuer aus und fördern inneren Frieden und Reinheit. Der Grundgeschmack der *sattvischen* Diät setzt sich aus süßen und bitteren Nahrungsmitteln zusammen, wie z. B. süße Früchte, Nüsse oder Blattgemüse. Diese öffnen unseren Geist, befreien uns von negativen Emotionen und fördern den Heilungsprozess bei psychischen Erkrankungen. Besonders gut verträglich ist diese Ernährungsform für alle *Pitta*-Typen sowie zum kurativen Einsatz während der Reinigungsphasen im Jahreszyklus oder in Zeiten intensiver Selbsterfahrung und spiritueller Übungen.

> »*Sattva*-Menschen lieben Speisen, die ihre Lebenskräfte, Stärke und Gesundheit steigern. Solche Speisen machen glücklich und zufrieden. Saftig sind sie, frisch und wohlschmeckend.
>
> Der *Rajas*-Mensch zieht Speisen vor, die bitter, sauer, salzig, beißend, scharf und sehr heiß sind. Sie verursachen Krankheit, Schmerz und Leid.
>
> Der *Tamas*-Mensch hingegen bevorzugt Speisen, die abgestanden, schal, faulig, übelriechend und unrein sind. Gern isst er, was andere übrig lassen.«
>
> Quelle: *Bhagavad-Gita* 17,7–10

Auch wenn wir kein strenges Yoga-Leben führen, kann die *sattvische* Ernährung eine wertvolle Therapie für uns darstellen. Die reine Ernährung befreit uns von psychischen Schlacken und bringt unterdrückte Gefühle an die Oberfläche. Gerade depressive oder traumatisierte Menschen sind oft mit »geistigem *Ama*« belastet und können mit der *sattvischen* Ernährung wieder in Kontakt mit sich selbst kommen und sich von ihren Ängsten, Aggressionen und negativen Emotionen befreien. Sie erfahren neue Lebendigkeit und Klarheit, die ihnen mithilfe therapeutischer Anleitung die Kraft geben kann, alte Persönlichkeitsmuster abzulegen und ein neues Selbstbild in das Leben zu integrieren.

Weniger sinnvoll hingegen ist es, die *sattvische* Ernährung ohne Anleitung auf Dauer zu praktizieren. Sie sollte immer Teil eines *sattvisches*, spirituellen Lebensstils sein, denn nur die wenigsten Menschen haben aus sich heraus bereits den Bewusstseinsstand erreicht, um diese spezielle Ernährungsform langfristig gut zu verdauen. Wir benötigen dazu ein außerordentlich starkes Feuer und viel Lebensenergie. Ist dies nicht vorhanden, kann die *sattvische* Ernährung langfristig zu Verdauungsstörungen oder Auszehrung führen. Verzehren wir uns hingegen im stressigen Alltag

Sattva

Fallbeispiel Christian

Vor vielen Jahren lernte ich Christian als Mitglied meiner damaligen Yoga-Gruppe kennen. Er war ein ausgeprägter *Vata-Pitta*-Typ und lebte mit viel Disziplin und Eifer den klassischen Yogaweg. Sein Tag begann sehr früh am Morgen mit ausgiebigen Yoga-, Atem- und Reinigungsübungen, er praktizierte spezielle Meditationstechniken, und auch in seiner Ernährung war er sehr streng. Nach der von seinem indischen Yogalehrer empfohlenen *sattvischen* Diät aß er am Morgen und Mittag nur frische Früchte und Rohkost und am Abend eine leichte Suppe mit Gemüse und Reis. Dass er mit seinem ausgeprägten *Pitta-Dosha* oft mehr Hunger verspürte, nahm er als spirituelle Herausforderung an. Nach seinem Studium begann Christian einen stressigen Job in der Tourismusbranche. Er arbeitete viel, reiste durch die Gegend und war vielen negativen Außeneinflüssen ausgesetzt. Ayurvedisch ausgedrückt: Er lebte voll im *Rajas*. Seine strenge Yogaernährung behielt er allerdings bei – um wenigstens darin seinem Yogaweg treu zu bleiben, wie er sagte. Jedoch entwickelte die leichte und Rohkost-geprägte Ernährung, gepaart mit dem stressigen Lebenswandel, bei ihm eine massive *Vata*-Erhöhung. Er verlor Körpergewicht, sein Immunsystem wurde geschwächt, und oftmals fühlte er sich gereizt und ausgebrannt. Trotz der guten Ratschläge seiner Yogafreunde, eine Änderung seines Ernährungsstils vorzunehmen, blieb er stur und hartnäckig (typisch *Pitta*). Dann bekam er eine Entzündung, die eine schwere Erkrankung nach sich zog. Sein Körper hatte so viel Hitze angereichert, dass seine Abwehrkräfte völlig versagten und er für mehrere Wochen ins Krankenhaus musste. Als er dann seinen Meister in Indien besuchte und nach dem Grund für seine schwere Erkrankung fragte – er habe doch so diszipliniert und yogisch gegessen – war sein Yogalehrer erstaunt über seine Diät. Diese sei für spirituell Suchende geeignet, deren Alltag dem Yoga geweiht sei und die keinen Stress hätten, erklärte er. Christian solle nun lieber eine aufbauende und stärkende Ernährung zu sich nehmen, mit deren Hilfe er seine ausgezehrten Kräfte vom stressigen Berufsalltag regenerieren könne.

im *Rajas*-Feuer, so kann eine übermäßig strenge *Sattva*-Ernährung den Körper schwächen und die Psyche überfordern.

Jede Religion oder spirituelle Gemeinschaft verfügt normalerweise auch über bestimmte Regeln in der Ernährung und Lebensgestaltung. Denn um den Geist von störenden Einflüssen zu befreien und negativen Anhaftungen zu entsagen, bedarf es Selbstdisziplin und langen Übens in den spirituellen und reinigenden Techniken. In den heiligen Schriften war von je her die unmittelbare Wirkung der Nahrung auf Körper, Geist und Gefühlswelt bekannt, und jede Glaubenslehre gibt ihren Anhängern klare Ernährungsregeln, die für eine erfolgreiche Meditation und Läuterung erforderlich sind. Menschen, die ihr Leben Gott geweiht haben, sind aufgrund ihres enthaltsamen Lebens von einem starken inneren Feuer erfüllt. Der Körper ist widerstandsfähig und kraftvoll und die mentale Gedankenkraft ausdrucksstark. Die Medi-

Merkmale pranareicher Nahrungsmittel

Die Lebenskraft in Nahrungsmitteln erkennen

- ❁ Saftige Früchte sind immer reichhaltiger als mehlige.
- ❁ Süße Früchte sind immer reichhaltiger als fade, geschmacklose oder bittere.
- ❁ Kleine Früchte sind immer reichhaltiger als große.
- ❁ Duftende Früchte sind immer reichhaltiger als geruchlose.
- ❁ Reife Früchte sind immer reichhaltiger als unreife.
- ❁ Frische Früchte sind immer reichhaltiger als getrocknete und gefrorene.
- ❁ Schwere Früchte sind immer reichhaltiger als leichte (von gleicher Größe).
- ❁ Regional angebaute Lebensmittel können besonders gut aufgenommen werden.

tation wirkt wie ein Verstärker auf alle Gedanken und Gefühle, so dass sie durch bewusste Verhaltensänderungen und spirituelle Prozessarbeit transformiert und aufgelöst werden können.

Auch im Mittelpunkt der *sattvischen* Yoga-Ernährung steht das Gebet. Jede Mahlzeit wird mit großer Dankbarkeit für Gottes Gaben in Bewusstheit zubereitet und in Liebe eingenommen. In der *sattvischen* Ernährung essen wir am liebsten im Schweigen und halten uns streng an die Regel »der Magen sollte nur zwei Drittel gefüllt werden«. Als Maßstab dienen uns hierfür die beiden Handflächen, deren Füllmenge die Menge unseres Speisebreis ausmacht, die während einer Mahlzeit nicht überschritten werden sollte. Ein zu üppiges Essen lenkt den Geist ab und bindet übermäßige Aufmerksamkeit an sich, währenddessen die etwas asketischere Lebensweise ein großes spirituelles Potenzial freisetzen kann. Oft werden nur zwei Mahlzeiten eingenommen – ein frühes Mittagessen und ein frühes Abendessen. Als Frühstück wird traditionell nur ein Ingwerwasser mit drei Pfefferkörnern oder eine Tasse warme Milch mit Safran eingenommen.

Besonders wichtig für diese Art der Ernährung ist auch die Art der Nahrungszubereitung und -einnahme. Gerade weil uns nur eine eingeschränkte Auswahl und Menge zur Verfügung steht, sind wir auf einen hohen Energiegehalt (*Prana*) der Speisen angewiesen. Diesen gewinnen wir zum einen durch frische, unbehandelte Nahrungsmittel aus ökologischem Anbau und zum anderen durch eine bewusste Zubereitungsform. So wie man auf einem weißen Hemd jeden Flecken sieht, so schmecken und spüren wir bei einem reinen Essen jeden Störfaktor.

In der *sattvischen* Küche kochen wir mit viel Liebe und mit allen Sinnen: Wir legen unsere ganze Kreativität und Zärtlichkeit in die Verarbeitung von lebendiger Nahrung – liebevoll schneiden wir unser Gemüse, atmen sein Duft beim Kochen, hören es sanft köcheln und sehen die fertigen Speisen in ihrer heilenden Kraft vor unserem inneren Auge entstehen. Wir setzen bewusst alle

teln, Eier und eventuell etwas Ziege als Aufbaukost empfohlen. Der regelmäßige Genuss von Milch, Butter und Ghee gehört in jeden Speiseplan und ist für alle – auch Vegetarier – ein ayurvedisches *Rasayana*-Muss.

In meiner Ayurveda-Praxis berate ich häufig Vegetarier, die aus gesundheitlichen Gründen eine *Rasayana*-Aufbaukost benötigen würden. Gerade für *Vata*-Konstitutionen oder bei *Vata*-typischen Erkrankungen kann eine Hühnersuppe oder ein Frühstücksei ein wirkungsvolles Stärkungsmittel darstellen. Um eine fleischlose Alternative für den hohen Eiweiß- und Kalziumbedarf zur Gewebserneuerung sowie zur Nerven- und Knochenstärkung zu bieten, ist eine sehr nahrhafte Kost mit vielen Hülsenfrüchten und Nüssen notwendig. So wie viele traditionsbewusste, fleischlose Ernährungsformen – wie die hinduistisch oder buddhistisch geprägte Küche Asiens – empfiehlt auch die ayurvedische Ernährungslehre täglich Linsengerichte in Kombination mit Kartoffeln, Brot, Reis oder anderen Getreidearten für Vegetarier.

Und nicht nur die indische Küche liebt die Hülsenfrüchte: Auch in Südamerika gibt es Bohnen in jeder Form, und unsere Großeltern haben mit Linsen- und Erbseneintöpfen die fleischlosen Tage ausgefüllt.

Die ayurvedische Rasayana-Küche bietet uns eine sehr abwechslungsreiche und wohlschmeckende Kost, die in vielen Bereichen Berührungspunkte mit unserer konventionellen Ernährung hat. Gerade Ayurveda-Einsteiger, die im Rahmen einer Kur oder Beratung erstmalig in Kontakt mit der ganzheitlichen Ernährungslehre und Heilkunst Indiens kommen, sind häufig sehr positiv überrascht, das viele ihrer liebgewonnenen Gewohnheiten im Rahmen einer *Rasayana*-Diät beibehalten werden dürfen.

Und doch verbirgt sich hinter der *Rasayana*-Lehre ein sehr komplexes System mit vielen speziellen Anleitungen, Rezepturen und Empfehlungen

Hochwertige Eiweiße gehören auf jeden vollwertigen Speiseplan. Sie sind wichtig zum Substanzgewinn und für die Abwehrkraft.

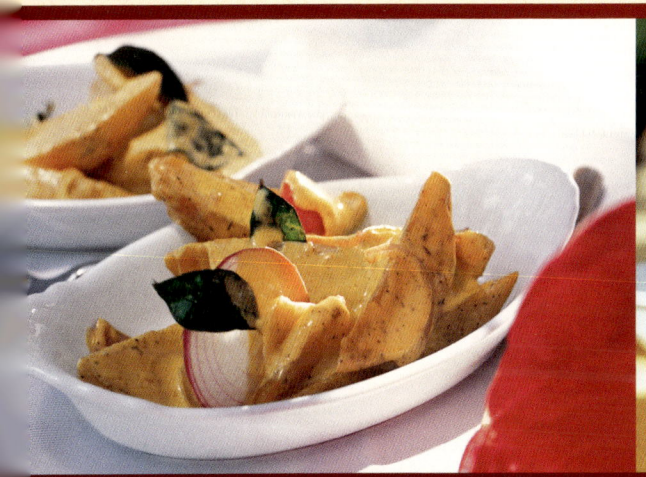
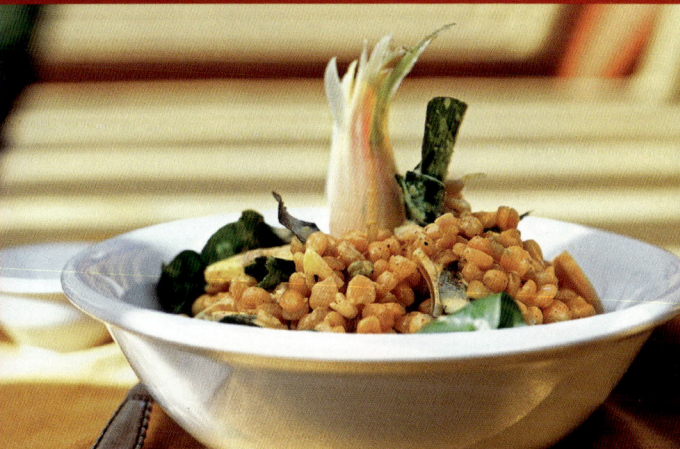

für die einzelnen Bedarfsgruppen wie Schwangere, alte oder gestresste Menschen.

Alle *Rasayana*-Rezepturen verfügen über eine *Kapha*-aufbauende Wirkung, und sind aus diesem Grunde zum *Vata*- und *Pitta*-Ausgleich besonders gut geeignet. Wer von Natur aus schon viel *Kapha* mitbringt, sollte mit der *Rasayana*-Ernährung und den Kräutern lieber vorsichtig sein und einen Spezialisten bezüglich der Dosierung befragen. Bereits kleine Mengen können zu einem spürbaren Gewichtsaufbau führen. Einige *Rasayanas* haben jedoch eine aufbauende Wirkung, ohne eine Zunahme von *Mamsa* und *Meda* (Muskel- und Fettgewebe) zu bewirken. Dies sind vor allem Honig, *Ashwaganda*, *Amalaki*, Ingwer und gekochter Knoblauch. Sie können von allen Menschen unbedenklich und ohne Nebenwirkungen als körperliches und mentales Stärkungsmittel eingenommen werden.

Nahrungsmittelkombinationen in der Rasayana-Ernährung

Generell empfiehlt die *Rasayana*-Ernährung eine möglichst vielseitige Mischkost einzunehmen. Nehmen wir alle Nahrungsbausteine während einer Mahlzeit gemeinsam ein, bewirkt dies einen besonders effektiven Aufbau- und Nährprozess. So dürfen im Rahmen der *Rasayana*-Ernährung auch Speisen zusammen gegessen werden, die sonst nach den allgemeinen Ayurveda-Regeln lieber getrennt verzehrt werden sollten. Dies gilt insbesondere für die Milch, die ein wertvolles *Rasayana* darstellt und im Rahmen dieser Diätetik zusammen mit *Amla*, Butter, Gerste, Ghee, Honig, Ingwer, Mangos, Pfeffer, Reis, Trauben und Zucker kombiniert werden darf. Als milchunfreundliche

Nahrungsmittel werden dagegen Fisch, Fleisch, Bananen, Blattgemüse, Granatäpfel, Jackfruit, Mungbohnen, Palmzucker, Rettich, saures Obst, Senf, Sesamöl, Sesamsamen und Zitronen explizit aufgeführt, die auch in der *Rasayana*-Ernährung nicht in Kombination mit Milch eingenommen werden dürfen.

Als Alternative zu Kuhmilchprodukten eignen sich Sojamilch und Sojasahne. Die Sojabohne ist ebenfalls ein wertvolles Aufbaumittel für das Knochengewebe (*Asti*). Sojamilch kann sehr gut überall dort eingesetzt werden, wo Kuhmilch aus verdauungs- oder kombinationstechnischen Gründen nicht erlaubt ist. So lassen sich mit Sojamilch oder -sahne Bananenmilchshakes und Cremesaucen herstellen, die keine Kontraindikationen besitzen.

Weitere schädliche Kombinationen sind: Fisch mit Bananen, Fisch mit Buttermilch, Fisch mit Joghurt, Fisch mit Milch, Fleisch mit Honig, Fleisch mit Sprossen, Fleisch mit Zuckerrohrprodukten, Ghee in Bronzebehältern, erhitzter Honig, Honig und Ghee, Honig und Rettich, Honig und Wasser in gleicher Dosis sowie Schwein mit *Jaggery* (Palmzucker).

Rasayana-Ernährung für die einzelnen Körpergewebe

Rasa Als erstes Körpergewebe beeinflusst ein gesundes *Rasa-Dhatu* alle anderen Körpergewebe positiv und spielt eine Schlüsselrolle im Körperaufbau. Auch die Haut hat ihren Hauptsitz in *Rasa*, und die Betrachtung der Haut ist wichtiges Diagnostikum für die Beschaffenheit von *Rasa*: Neigt die Haut zu Trockenheit und Rissen, so fehlt es ihr aus ayurvedischer Sicht an einem gesunden *Rasa*-Körpergewebe.

Um das *Rasa-Dhatu* und damit die Hautbeschaffenheit zu stärken, sind frische Luft, Bewegung und eine frische, vitalstoff- und flüssigkeitshaltige Ernährung die wichtigsten Maßnahmen. Besonders warme Getränke, beruhigende Kräutertees und frisch gepresste Gemüse- und Obstsäfte stellen dem Organismus alle Bausteine für ein gut genährtes *Rasa* zur Verfügung. Auch Reis, Mungbohnen, eingeweichte Trockenfrüchte (besonders Rosinen und Feigen) und Milch können das *Agni* ideal weiterverarbeiten.

Weist die Haut viele Symptome eines erhöhten *Vata-Doshas* auf, so sollte die betreffende Person alle nahrhaften Flüssigkeiten wie Gemüsebrühe, Suppen, Getreidebrei und mit Gewürzen und Ghee angereicherte Linsengerichte (Dal) bevorzugen.

Besteht ein *Pitta*-Überschuss in der Haut, welcher sich durch Hautirritationen, -rötungen und -entzündungen bemerkbar macht, so sind alle kühlenden Flüssigkeiten wie *Lassi*, süße Säfte aus Sommerfrüchten und mild gewürzte Gemüsesuppen aus grünen Gemüsearten zu empfehlen.

Rakta Als zweites Körpergewebe wird *Rakta* gebildet. Als optimale Nahrung für das *Rakta-Dhatu* werden im Ayurveda alle Nahrungsmittel und Heilpflanzen mit bitteren, kühlenden und natürlich süßen Eigenschaften empfohlen. Besonders eignen sich alle grünen Blattgemüsearten wie Mangold, Spinat, Blattsalate und Artischocken. Da das *Rakta* sehr nah mit dem *Pitta*-Prinzip im Körper verbunden ist, sollten alle *Pitta*-störenden Nahrungsmittel mit saurem und scharfem Geschmack vermieden werden.

Allgemeine Rasayana-Ernährungskriterien

❁ Eine Nahrungszusammenstellung und Zubereitung gemäß der Konstitution

❁ Die Nahrungseinnahme wird nicht vor drei Stunden nach vorhergehender Nahrungszufuhr empfohlen

❁ Nicht zu viel Wasser (pro Tag: Körpergewicht x 0,03 Liter) trinken und zur richtigen Zeit trinken:
  – Wasser vor dem Essen unterdrückt das *Agni*
  – Wasser nach dem Essen erregt das *Kapha*

❁ Um *Agni* anzuregen, schluckweise lauwarmes Wasser einnehmen

❁ Das Abendessen nicht später als drei Stunden nach Sonnenuntergang zu sich nehmen, am besten gleich nach Sonnenuntergang

❁ Wenn man Durst hat, soll man nichts essen, und wenn man Hunger hat, nichts trinken
  – wenn man durstig ist und isst = Blähbauch
  – wenn man hungrig ist und trinkt = Wasserbauch

❁ Nach dem Essen 100 Schritte tun

❁ Sich nach dem Essen auf die linke Seite legen und etwas ruhen

❁ Heilige, spirituell bedeutungsvolle Dinge betrachten: Heilige, Kuh, Feuer, Ghee, Sonne, Gold

Mamsa Das dritte Körpergewebe *Mamsa* ist ausschlaggebend für einen jugendlichen und frischen Tonus der Haut und die Beschaffenheit des Körpergewebes. Um das *Mamsa-Dhatu* im Gleichgewicht zu halten, sind ein typgerechtes Bewegungsprogramm sowie eine proteinhaltige Ernährung notwendig.

Für die *Vata*-Konstitution sind warme Milch mit Safran und Kardamom, *Urad-Dal*, Mandeln, Nüsse, Joghurt, Quark, Sahne, Geflügel und Fisch im persönlichen Ernährungsplan empfehlenswert.

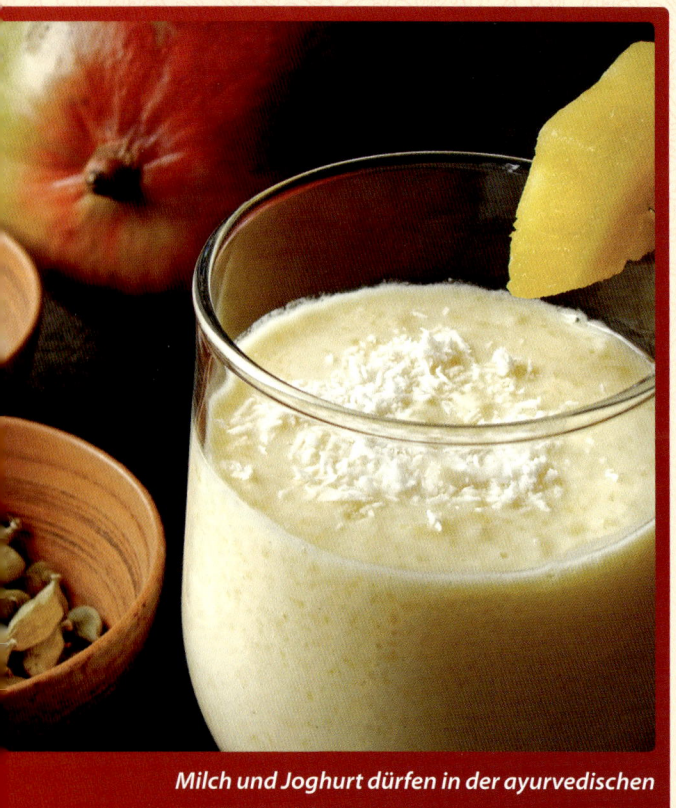

Milch und Joghurt dürfen in der ayurvedischen Ernährungslehre nur mit ganz speziellen Früchten und Gewürzen kombiniert werden.

Für die *Pitta*-Konstitution wirkt eine eiweißreiche Ernährung mit allen Arten von Hülsenfrüchten, Eiern, *Lassi*, Nüssen, Fisch und Geflügel unterstützend.

Für *Kapha*-Konstitutionen ist eine leichte Ernährung mit vielen Hülsenfrüchten, Walnüssen, Sonnenblumenkernen und frischen Sprossen empfehlenswert. Wichtig für ihren optimalen Gewebsaufbau des *Mamsa-Dhatus* ist, dass Eiweiße und Kohlenhydrate nicht innerhalb einer Mahlzeit zusammen verspeist werden (Trennkost).

Meda ist das Fettgewebe, und es dient als Wärmeschutz und Nährstoffspeicher am ganzen Körper. Ist das *Meda-Dhatu* im Körper gestört, so macht sich dies durch Übergewicht, Fettsucht und zu hohe Blutfettwerte bemerkbar. Aber auch Abmagerung, Unterernährung und Anämie sind als *Meda*-Mangel bekannt.

Das Fettgewebe ist eines der wichtigsten *Dhatus* für den menschlichen Organismus. Es dient als Reserve- und Energiespeicher, schützt die Nerven und Knochen und ist durch die Lipidstrukturen in jeder Zelle enthalten. Für ein angemessenes und gesundes Fettgewebe sind drei regelmäßige Mahlzeiten, der Genuss von gesunden und leicht verdaulichen Fetten wie Ghee und kalt gepressten Speiseölen sowie ayurvedische Ölmassagen notwendig.

Asthi ist ein besonders wichtiges Körpergewebe, denn es liefert das tragende Gerüst des Körpers. Ist *Asthi* krankhaft verändert, so äußert sich dies in gesundheitlichen Störungen wie Osteoporose, Skoliosen und Abnutzungserscheinungen. Brüchige Nägel, eine unelastische Haut, Haarspliss und Haarausfall sind die ersten Anzeichen, dass das *Asthi*-Gewebe aus dem Gleichgewicht geraten ist und Mangelerscheinungen aufweist.

Hier helfen vor allem kalziumhaltige Nahrungsmittel, Vitamin D und *Rasayanas*. Als besonders wirkungsvolle Nährsubstanzen haben sich Datteln, Feigen, Mandeln, frische Keimlinge von Mungbohne, warme Milch mit etwas Safran und Weizenkeime bewährt.

Auf der emotionalen Ebene sind Tatkraft, Optimismus und Lebensfreude die wichtigsten Lebensimpulse für ein gesundes und stabiles *Asthi-Dhatu.*

Majja Mit *Majja* wird das Knochenmark, Nervensystem und Nervengewebe benannt. Kein anderes *Dhatu* wird so stark von geistigen und körperlichen Impulsen beeinflusst wie unser Nervengewebe. Sind wir überlastet und gestresst, gerät *Majja* sehr leicht aus dem Gleichgewicht und bewirkt damit eine unzulängliche Zellerneuerung und einen beschleunigten Alterungsprozess. Eine nervenstärkende Ernährung mit vitamin- und mineralstoffhaltigen Nahrungsmitteln (insbesondere Lezithin, Vitamin B und Vitamin E) sind empfehlenswert. Ayurveda empfiehlt dazu den regelmäßigen Verzehr von Ghee, Nüssen, Äpfeln, Rosinen, Datteln und Möhren.

Shukra Das Shukra-*Dhatu* ist das entscheidende *Dhatu* für die persönliche Ausstrahlung und Schönheit eines Menschen. Es repräsentiert die Keimdrüsen und Sexualorgane und besitzt somit die Fähigkeit, neues Leben zu schaffen. Durch ein ausgeglichenes *Shukra* wirkt eine Persönlichkeit auf uns attraktiv, anziehend und jugendlich. Fehlt das *Shukra*, wird der Körper zur leblosen Hülle und besitzt wenig persönliche Ausstrahlung. Neben schönen sinnlichen Eindrücken (wie z. B. die Betrachtung der Natur, angenehme Düfte), Meditation und kreativer Beschäftigung wirken auch Milch, Honig, Rosinen, Datteln, Nüsse

und alle aphrodisierenden *Rasayana*-Gewürze als besonders *Shukra*-aufbauend.

Klassische Rasayana-Rezepte

Im Ayurveda werden Wasser, Milch, Honig und Ghee als die wichtigsten *Rasayana*-Grundbestandteile angesehen. Diese vier sollten morgens einzeln oder in Kombinationen eingenommen werden. Falls sie allein eingenommen werden, so sollten am Morgen 2 Gläser Wasser, 1 Glas Milch oder ½ Löffel Ghee mit Honig zugeführt werden.

Milch ist besonders gut für *Pitta*, Honig für *Kapha* und Ghee für *Vata*. Sind *Vata*, *Pitta*, *Kapha* ausgeglichen, so ist Wasser sehr empfehlenswert.

Weitere typische *Rasayana*-Empfehlungen sind:

Triphala, das aus den drei Früchten *Amalaki*, *Bibitaki* und *Haritaki* besteht. Zur allgemeinen Stärkung sollte ein Viertel Teelöffel von dem Pulver aus den drei getrockneten Früchten zu einer Paste verrieben und mit Wasser eingenommen werden.

Haritaki allein ist ein optimales *Rasayana*, um die saisonalen Belastungen auszugleichen. ½ Gramm *Haritaki* saisonweise wie folgt einnehmen: im Herbst mit Zucker, im Winter mit Ingwerpulver oder langem Pfeffer, im Frühling mit Honig, im Sommer mit Jaggary (Zuckerrohr- bzw. Palmzucker) und im Spätsommer mit Steinsalz.

Hingvastaka Churna stimuliert das *Agni*, korrigiert das *Vata* und ist gut bei Blähungen und Asthma. Es besteht aus: je 10 Gramm Steinsalz, Ingwer (getrocknet), *Hing* sowie *Pippali*, Kreuzkümmel und *Ajwain* (jeweils gemahlen). Für die Zubereitung *Hing* mit 1 Teelöffel Ghee anrösten und die restlichen Gewürze unterrühren. *Hingvastaka Churna* kann auch als fertige Nahrungsergänzung im Ayurveda-Versand bestellt werden.

Die Ayurveda-Ernährungstherapie

Das alte ayurvedische Wissen um Gesundheit und Krankheit des Menschen ist sehr tief gehend und weitreichend. Es beschreibt die Ursachen, Symptome und Maßnahmen, die unsere Gesundheit erhalten und fördern, genauso ausführlich wie die Ursachen, Symptome und Behandlungsmöglichkeiten von Krankheiten. Dabei liegt der Schwerpunkt des ayurvedischen Behandlungsansatzes auf der Gesundheitsförderung und Prävention. Denn Gesundheit ist aus ayurvedischer Sicht nicht nur ein statistischer Durchschnittswert oder ein allgemeines Wohlbefinden, sondern ein Zustand voller Vitalität, Widerstandskraft und Lebensfreude.

»Samadoshah samagnishca samadhatumalakriyah

prasannatmendriyamanah svastha ityabhidhiyate«

Quelle: *Susrutha-Samhita Sutrasthana*, XV.

Gesundheit ist ein Zustand, der sich durch das Gleichgewicht der *Doshas* (funktionelle Prinzipien), den Normalzustand der *Dhatus* (Körpergewebe), *Malas* (Ausscheidungen) und *Agnis* (das für Verdauung und Stoffwechsel verantwortliche Prinzip), den Normalzustand der *Indriyas* (sensorische und motorische Fähigkeiten), Klarheit und Freude des Geistes und Freude der Seele (ein absoluter Zustand der Freude, der unabhängig ist von einem Verlust oder Gewinn) auszeichnet.

Die richtige Ernährung ist eine der wichtigsten therapeutischen Maßnahmen des Ayurveda: Mehr als 50 Prozent unseres körperlichen und mentalen Zustandes werden direkt von dem was, wir essen und trinken – oder was wir nicht essen und nicht trinken – geprägt. Aufbauend auf die individuellen und typgerechten Ernährungsprinzipien, beschreibt die Ernährungstherapie des Ayurveda, wie wir mit gezielten Speiseplänen Einfluss auf den Zustand der *Doshas*, *Dhatus*, *Srotas* und des *Agnis* nehmen können.

Damit können die Ursachen von ernährungsbedingten Beschwerdenbildern behoben und akute Krankheitsbilder behandelt werden: Speziell Hauterkrankungen, Herz-Kreislauf-Beschwerden, Allergien, Verdauungsproblematiken und Erkrankungen des Bewegungsapparats sind aus ayurvedischer Sicht typische Krankheitsbilder, die durch falsche Essgewohnheiten hervorgerufen und verstärkt werden. Unpassende Nahrungsmittel und Kombinationen bringen die *Doshas* aus dem Gleichgewicht, stören *Agni*, erzeugen *Ama* und blockieren die *Srotas*. Diese gesundheitsschädlichen Ernährungsgewohnheiten zu vermeiden, ist der erste Schritt einer jeden Ernährungstherapie.

Bericht aus der klassischen Schrift

Gemäß *Caraka-Samhita* (Sutrasthana, Kapitel 25, Vers 31) belehrte der bekannte Meister *Atreya* seine Schüler wie folgt: »Bekömmliche Nahrung ist einer der Hauptgründe für das gesunde Wachstum der Lebewesen und unverträgliche Nahrung ist der Grund für das Entstehen von Krankheit.« Darauf stellte sein aufmerksamer Schüler *Agnivesha* diese Frage: »Wie können wir bekömmliche und unverträgliche Nahrung voneinander unterscheiden? In der Praxis sehen wir, dass entsprechend Menge, Essenszeit, Herstellungsweise, Ort, Konstitution, Alter und Krankheit sogenannte gesunde Nahrung negative und sogenannte ungesunde Nahrung positive Wirkung zeigt.« Sein Lehrer erwiderte: »Die möglichst genaue Definition ist, dass diejenige Nahrung gesundheitsfördernd ist, welche das delikate Gleichgewicht der Körpergewebe erhält und zur Eliminierung der störenden Faktoren beiträgt.«

Die Ernährung richtig umstellen

Aus ayurvedischer Sicht ist es unerlässlich, eine Ernährungsumstellung vorzunehmen, wenn wir einen nachhaltigen Heilungserfolg erzielen wollen. Die Veränderungen können in ganz verschiedenen Formen vorgenommen werden: Von einer einfachen »Weg-Lass-Diät«, in der unverträgliche Nahrungsmittel aus dem Speiseplan gestrichen werden, bis zu einer sehr komplexen Reinigungskur, in der verschiedene Ausleitungsverfahren, Kräutertherapien und Diäten auf individuell abge-

Die Heilkraft unserer Nahrungsmittel wurde bereits in den alten Ayurveda-Schriften ausführlich beschrieben.

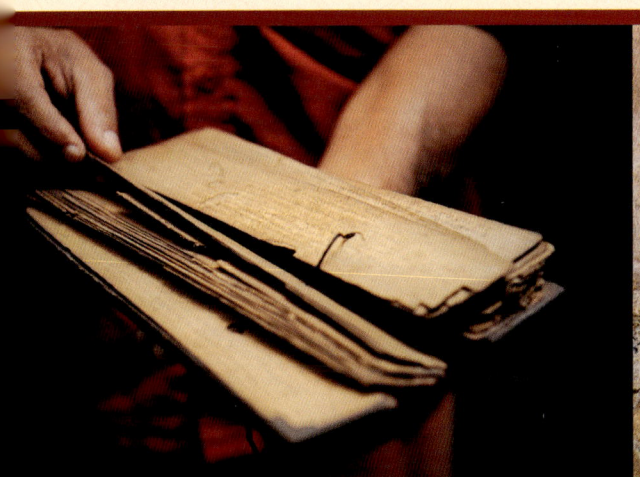
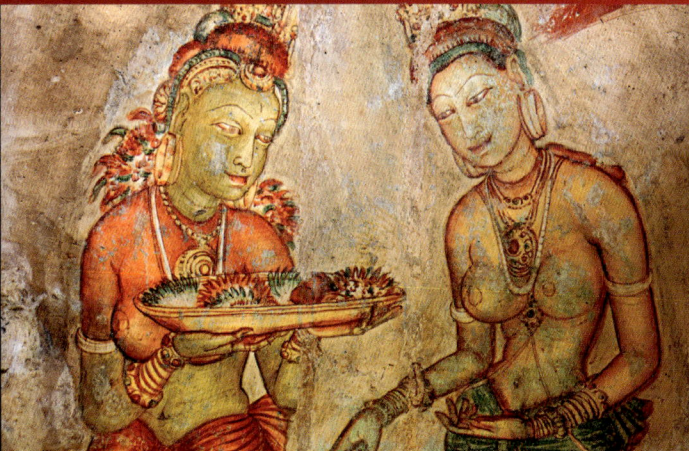

stimmte Weise zum Einsatz kommen. Die Grundlage einer jeden Ayurveda-Ernährungstherapie basiert auf den Prinzipien der konstitutionsgerechten Ernährung, die sehr streng und konsequent »im therapeutischen Sinne« eingehalten werden. Ergänzt durch zusätzlich *Agni*-stärkende Maßnahmen und auf die Jahreszeiten abgestimmte Empfehlungen wird eine optimale Verdauung und Nahrungsverwertung gewährleistet. Noch intensiver wirkt die Diätetik, wenn darauf aufbauend therapeutisch ausgerichtete Speisepläne, Schonkosttage und Fastenkuren verabreicht werden.

In der ayurvedischen Ernährungstherapie sind die Auswahl und Zubereitung der Nahrungsmittel genau auf die Qualität und Störungen der *Doshas*

abgestimmt. Sind mehrere *Doshas* gleichzeitig aus der Balance geraten – was häufig geschieht – beginnen die diätetischen Maßnahmen immer mit der Regulierung des *Vata-Doshas*. Sobald dies durch ausgleichende Maßnahmen stabilisiert wurde, richten sich die weiteren Empfehlungen auf die weiteren *Doshas*. Ergänzend kommen ausgewählte Nahrungsmittel und Rezepte zum Einsatz, welche direkt auf den Zustand der strukturellen Bestandteile des Körpers und deren Symptomatiken abgestimmt sind.

Das Fasten ist die effektivste Form, mit der wir ernährungstherapeutisch auf den Körper und Stoffwechsel einwirken können. Das *Langaham* wirkt intensiv auf das Verdauungsfeuer ein und

Durch falsche Ernährungsgewohnheiten krank

Die häufigsten Fehler, welche aus ayurvedischer Sicht zu Krankheiten führen oder diese verstärken, sind:

- Eine für die individuelle Konstitution unangemessene Ernährung
- Die falschen Nahrungsmittelkombinationen: Vor allem die Kombination von sauren und schleimigen Speisen (wie z. B. Tomaten mit Käse, Zitrusfrüchte mit Joghurt) und Milch zusammen mit tierischen Eiweißen (Fisch und Milch, Fleisch und Milch) ist besonders belastend für das *Srota*-System.
- Eine den Tages- und Jahreszeiten nicht angepasste Ernährung, wie Früchte und Salat am Abend, schwere Speisen am Morgen oder Milchprodukte im Frühjahr.
- Unregelmäßige Mahlzeiten sowie Unruhe und Stress beim Essen führen zu einer Schwächung des Verdauungssystems und der Immunkraft.
- Zuviel essen und zur falschen Zeit essen. Eine gesunde Ernährung besteht aus drei regelmäßigen Mahlzeiten, die maximal zwei Drittel des Magens füllen.
- Der Genuss von sauren Speisen: Zitrusfrüchte, Tomaten, saure Milchprodukte, Essig und alle anderen sauer schmeckenden Nahrungsmittel blockieren die *Srotas* und sollten in einer ayurvedischen Reinigungskur unbedingt vermieden werden.
- Der Verzehr von Fleisch, Fisch, Eiern, Käse, Kaffee, Alkohol, Süßigkeiten und Fast Food belastet Körper und Geist. Im Rahmen einer Entschlackungsdiät werden sie strengstens untersagt.

beseitigt *Ama* aus dem Körper. Mit elementarer Kraft aktiviert eine Fastenkur alle Ausleitungsfunktionen und Selbstheilungskräfte. Dies sollte immer unter fachgerechter Anleitung geschehen und niemals länger als eine Woche dauern.

Entschlackungs- und Schonkostdiäten wirken etwas sanfter. Hier wird ein auf das Krankheitsbild abgestimmter Speiseplan für einen längeren Zeitraum in den Alltag integriert. Als Verstärker der diätetischen Empfehlungen werden häufig auch Gewürze, Kräuterpräparate und Nahrungsergänzungen eingesetzt, denn diese können gezielte und unmittelbare Heilwirkungen in den Organen und Systemen entfalten. Als besonders verträglich und wirkungsvoll hat sich der Einsatz von Kurkuma, Ingwer, *Triphala* (siehe Seite 87) und *Trikatu* (siehe Seite 88) bewährt. Gerade *Triphala* und *Trikatu* sind unerlässlich, wenn wir uns in einer Fastenkur tief gehend reinigen wollen. So dient *Triphala* in der Ayurveda-Diätetik als »*Srota*-Putzer« und wird zu Beginn eines jeden Reinigungs- und Ausleitungsprozesses empfohlen. *Trikatu* ist der »*Agni*-Entfacher« mit dem das Verdauungsfeuer fit gemacht wird, um *Ama* zu beseitigen.

Ernährung als Medizin

»Die Ayurveda-Medizin behandelt primär den Menschen, nicht die Krankheit.« Mit diesem Grundsatz definieren die klassischen Ayurveda-Lehrbücher den individuellen Ansatz der traditionellen Heilkunde, welcher sich auch in der ayurvedischen Diätetik wiederspiegelt. Entsprechend unserer körperlichen und mentalen Konstitution entfaltet sich jedes Krankheitsbild auf ganz einzigartige Weise, und es können sehr differen-

zierte Therapieimpulse notwendig sein, um einen Menschen von seinen Beschwerden zu befreien. Diese Herangehensweise prägt auch die Praxis der ayurvedischen Ernährungstherapie: Anders als in vielen herkömmlichen Ernährungslehren und Diätberatungen, gibt es im Ayurveda keine vorgefertigten »Diätpläne«, mit denen jeder Patient nach dem gleichen Empfehlungskatalog seine Ernährung umstellen soll. Vielmehr berücksichtigt jeder ayurvedische Ernährungsplan die individuelle Konstitution und Erscheinungsform der Beschwerdenbilder. Ein Ayurveda-Mediziner oder -Ernährungsberater möchte genau wissen, mit welchen Eigenschaften, Symptomen und Empfindungen die Krankheit verbunden ist, um diese im ganzheitlichen Kontext zu erkennen und dann entsprechend des ayurvedischen Heilansatzes »Gleiches erhöht Gleiches – Gegensätze gleichen sich aus« zu behandeln.

Individuell betrachten

So ist Kopfschmerz nicht gleich Kopfschmerz und Allergie nicht gleich Allergie! Vielmehr wollen wir wissen: Wann treten die Beschwerden auf? Wodurch werden sie ausgelöst oder verstärkt? Welche Eigenschaften sind wahrnehmbar: Sind sie mit Hitze *(Pitta)* oder Kälte *(Vata)* verbunden? Mit Müdigkeit und Schwere *(Kapha)*, nervöser Anspannung und Erschöpfung *(Vata)* oder schlechter Laune und Gereiztheit *(Pitta)*? Welche Reaktionen zeigen die Haut oder die Schleimhäute: Trockenheit *(Vata)*, Brennen *(Pitta)* oder Jucken *(Kapha)*? All diese Faktoren – und noch viele mehr – lassen erkennen, welche Ursachen einem Krankheitsbild zugrunde liegen und wie nun die richtige Auswahl, Zubereitung und Menge der Speisen zur Gesundung beitragen kann.

Die Ayurveda-Ernährungstherapie

Reinigungs- und Schonkosttage sind ein wichtiges Instrument der ayurvedischen Heilkunde. Typgerechte Fastenkuren und entlastende Diättage schenken Körper und Geist neue Kraft, Vitalität und Regeneration. Eine besondere Stellung nehmen dabei Fastenkuren ein, denn diese werden im Ayurveda als intensivste Anti-*Ama*-Kur angesehen. Doch sie stellen nur eine kurzfristige Intensivkur dar.

Nachhaltige Hilfe ist hingegen nur möglich, wenn die eigene Ernährungs- und Lebensweise grundlegend den Bedürfnissen des Körpers angepasst wird. Denn das Vermeiden der gesundheitsschädlichen Ernährungsgewohnheiten ist der erste und der wichtigste Schritt einer jeden Ernährungstherapie. Um zu ermitteln, welche falschen Ernährungs- und Lebensgewohnheiten zu den individuellen Beschwerdenbildern führen, ist eine ausführliche Diagnose und Befunderhebung notwendig: Darauf abgestimmt werden ayurvedische »Schonkostdiäten« mit überwiegend warmen, gekochten, milden und leicht verdaulichen Speisen zusammengestellt. Mit leichten Gemüse- und Getreidegerichten wird das Verdauungssystem entlastet und der Körper in seinen Selbstheilungskräften angeregt. Als besonders empfehlenswerte Nahrungsmittel führen die klassischen Ayurveda-Schriften Fenchel, Gerste, Ghee, Gurken, Honig, Kartoffeln, Kürbisse, Möhren, Mungbohnen, Pastinaken, Reis, Rote Bete und Zucchini für die Heilkost auf. Diese werden auf vielfältigste Weise mit anregenden Gewürzen zubereitet. Dabei gilt: Je dünner bzw. wässriger gekocht wird, umso leichter ist das Essen, je leichter die Ernährung, umso intensiver der Reinigungsprozess. In diesem Sinne wird durch die Kochmenge des Wassers – hier variieren die Rezepte von 4 Teilen Wasser auf 1 Teil Getreide und Gemüse bis zu 24 Teilen Wasser auf 1 Teil Getreide/Mungbohnen und Gemüse – in Feinarbeit auf die individuellen Bedürfnisse des Einzelnen abgestimmt.

Eine ayurvedische Schonkost besteht grundsätzlich aus einfach zubereiteten und leicht verdaulichen Gerichten. Bekömmliche Suppen aus Getreideflocken, leichte Gemüsegerichte und spezielle Eintöpfe mit Reis und Mungbohnen – die sogenannten *Khicharis* – bestimmen den diätetischen Speiseplan. Für viele Menschen reicht es vollkommen, sich auf zwei Mahlzeiten zu beschränken: Oftmals besteht das Frühstück in einer entlastenden Ayurveda-Diät nur aus Ingwer- und Honigwasser oder einer Tasse Milch mit etwas *Amla*-Mus. Ein frühes Mittagessen gegen 11:30 Uhr und ein leichtes Abendessen gegen 17:30 stellen die einzige Nahrungszufuhr dar. Dazwischen wird viel heißes Wasser getrunken.

Je nach Konstitution und Beschwerdenbild variieren die Mengen, Zutaten und Rezepte für die einzelnen Mahlzeiten. Ebenso die Länge und Häufigkeit der Diät. Den nachhaltigsten Erfolg haben wir erfahrungsgemäß mit einer 3- bis 5-tägigen Schonkostkur und einem konstitutionsgerechten Speiseplan im Anschluss. Begleitet und intensiviert werden kann diese langfristig angelegte Ernährungsform von regelmäßigen Reinigungs- und Schonkosttagen, deren Zeitpunkt oftmals auch astrologisch ausgetestet wird. So kann es je nach Planetenkonstellation besonders günstig sein, jeden Montag zu fasten oder jeden Samstag eine spezielle Diät zu befolgen. Die ersten Erfolge einer solchen Kombination aus grundlegender Ernährungsumstellung und speziellen Diät- oder Fastentagen zeichnen sich spätestens nach drei Wochen ab. Denn so lange benötigt der Stoffwechsel für seine Gewebsumwandlungsprozess (siehe Seite 20ff.). Doch das energetische Gleichgewicht reagiert meist sehr viel schneller. Bereits in den ersten Entlastungstagen erhalten die *Doshas* und das *Agni* eine neue, positive Dynamik, die uns mit Leichtigkeit, Entspannung und Wohlbefinden erfüllt. Unsere Lebensqualität verbessert sich, auch wenn die eigentlichen Beschwerdenbilder noch keine nachweisliche Besserung erfahren haben.

Ausreichend und richtig trinken

Ganz wichtig während einer therapeutischen Ernährungsumstellung ist das Trinken. Heißes, abgekochtes Wasser, Kräuter- und Ingwertee reinigen den Körper von innen heraus und unter-

stützen die regenerativen Stoffwechselprozesse. Frisch gepresste Obst- und Gemüsesäfte zählen zu den wertvollsten Vitalstofflieferanten und entfalten ein großes Heilungspotenzial, besonders wenn sie mit warmem Wasser verdünnt und in der ersten Tageshälfte eingenommen werden. Gelingt es uns, dem Körper möglichst regelmäßig Flüssigkeit zuzuführen, so haben wir den besten Ausleitungseffekt: Eine ayurvedische Fastenregel besagt, man solle jede halbe Stunde ein Glas warmes, abgekochtes Wasser trinken. Dabei wird dem abgekochten Wasser eine besondere Bedeutung bei-

Frisch gepresste Säfte können entsprechend ihrer Zusammensetzung als Heilmittel bei bestimmten Beschwerden eingesetzt werden.

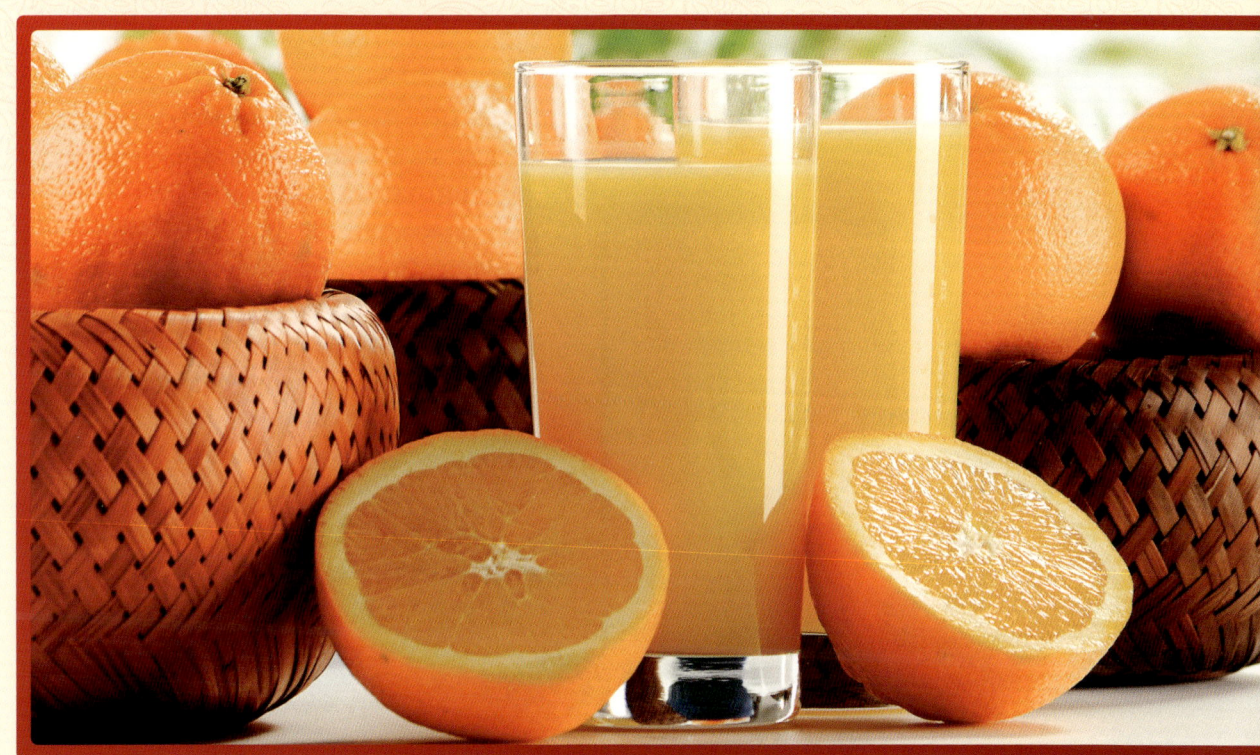

gemessen, denn durch das Aufkochen wurde die Leitfähigkeit verbessert, und die wasserlöslichen Schlackstoffe können nun noch besser ausgeschieden werden.

Die alten ayurvedischen Schriften beschreiben verschiedene Verfahrensweisen, um im Trinkwasser die Heilqualitäten anzureichern. Das möglichst frische Quellwasser wird für mindestens 15 Minuten in einem Metalltopf aus Kupfer, Silber, Zinn oder Gold gekocht. Teilweise werden noch Edelsteine und Halbedelsteine dem Wasser beim Kochen zugesetzt. Dabei durchläuft das Wasser einen alchimistischen Veränderungsprozess und nimmt spezielle Heileigenschaften über die Edelmetalle und -steine an. Dieses Herstellungsverfahren ist nicht notwendig, wenn wir nur unser tägliches Trinkwasser nach ayurvedischen Kriterien »aufbereiten« wollen, Hier genügt es, wenn wir das Leitungswasser für 5 Minuten im Wasserkocher oder Kochtopf sprudeln lassen.

Diätetische Regeln

- ✿ Maximal drei regelmäßige Mahlzeiten einnehmen.
- ✿ Nur kleine Mahlzeiten essen.
- ✿ In Ruhe essen.
- ✿ Alle Speisen frisch zubereiten.
- ✿ Nur warme und gekochte Speisen und Getränke einnehmen.
- ✿ Einfache, saftige, wohlschmeckende und bekömmliche Gerichte zubereiten.
- ✿ Auf die richtigen Kombinationen achten.
- ✿ Während der Mahlzeiten nichts trinken.

Basische und Agni-schonende Kost

Grundsätzlich empfiehlt Ayurveda eine basische und *Agni*-schonende Kost begleitend zu allen Regenerations- und Reinigungsprozessen. Diese basiert auf folgenden Regeln:

Zu bevorzugen sind:
- ✿ Alle süßen Gemüsearten und Früchte wie Wurzelgemüse, gekochte Gurken, Mangos und Trauben.
- ✿ Bittere Gemüsearten wie Spinat und Chicorée, die mit Ghee und etwas scharfen Gewürzen zubereitet werden sollen.
- ✿ Als Eiweißquelle Hülsenfrüchte (im Speziellen Mungbohnen) sowie Nüsse und Milch.
- ✿ Speisen, die immer frisch, saftig, wärmend und leicht zubereitet werden.
- ✿ *Agni*-anregende Gewürze wie Ingwer, Kreuzkümmel und Koriander, regelmäßig verwendet.
- ✿ Ghee, Milch und etwas Honig, die täglich eingenommen werden sollen.

Zu vermeiden sind:
- ✿ Alle sauren Speisen, insbesondere saure Früchte, Tomaten und Essig.
- ✿ Alle sauren Milchprodukte wie Käse, Joghurt, Buttermilch usw.
- ✿ Fleisch, Fisch und Eier.
- ✿ Schwere, gebratene und frittierte Speisen.
- ✿ Trockene, kalte und ungekochte Speisen.
- ✿ Alle schwer verdaulichen und *Ama*-erzeugenden Kombinationen:
  - Milch nur alleine einnehmen, jedoch vorher erwärmen und leicht aufschlagen.
  - Rohes Obst nur alleine einnehmen.
  - Alle tierischen Eiweiße nur gesondert mit Reis, Gemüse und Salat essen.

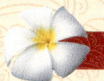

✿ Abendessen: Reis-Mungbohnen-Suppe oder Reis mit etwas Gemüse (*Khichari* oder *Vilepi*)

Die Mahlzeiten sollten noch sehr klein sein und ca. ein Viertel des Magens füllen. Ruhen Sie nach den Mahlzeiten, ohne zu schlafen. Falls es das Wetter erlaubt, können Sie am Vormittag einen ca. 20-minütigen Spaziergang machen oder praktizieren Sie ein leichtes Yogaprogramm. Ein warmes Ölbad und schöne Massagen unterstützen ebenfalls Ihren Regenerationsprozess.

Empfehlungen für den zweiten Aufbautag Trinken Sie die abgemessene Trinkmenge als reines Quellwasser und Ingwerwasser im halbstündigen Rhythmus. Heute dürfen Sie Ihre Portionen während der Mahlzeiten verdoppeln (halbe Magenfüllung) und auch körperlich wieder aktiver werden.

✿ Frühstück: Ein Getreidebrei (Reis, Gerste oder Hirse) mit etwas Salz, Ghee und Honig. Dazu ein paar Trockenfrüchte und eine halbe, gedünstete Banane.

✿ Mittagessen: Reis-Mungbohnen-Suppe mit Gemüseeinlage (*Khichari*).

✿ Abendessen: Reis-Mungbohnen-Suppe (*Khichari*) oder Couscous mit etwas Gemüse.

Neben der morgendlichen Reinigungsroutine sind ein Einlauf mit Öl- oder Kräutersud, ein 30-minütiger Spaziergang, ein leichtes 20- bis 30-minütiges Yogaprogramm und Atemübungen als Begleittherapie sehr zu empfehlen.

Empfehlungen für den dritten Aufbautag Heute ist Ihr letzter Aufbautag. Stellen Sie sich innerlich auf die kommenden Tage ein, in denen Sie zurückkehren in Ihren Alltag. Genießen Sie Ihren letzten Aufbautag mit Freude und gönnen Sie sich so viel Ruhe und Erholung wie Sie es sich wünschen. Neben Ihrer morgendlichen Reinigungsroutine sind heute eine Nasenspülung, ein nährender

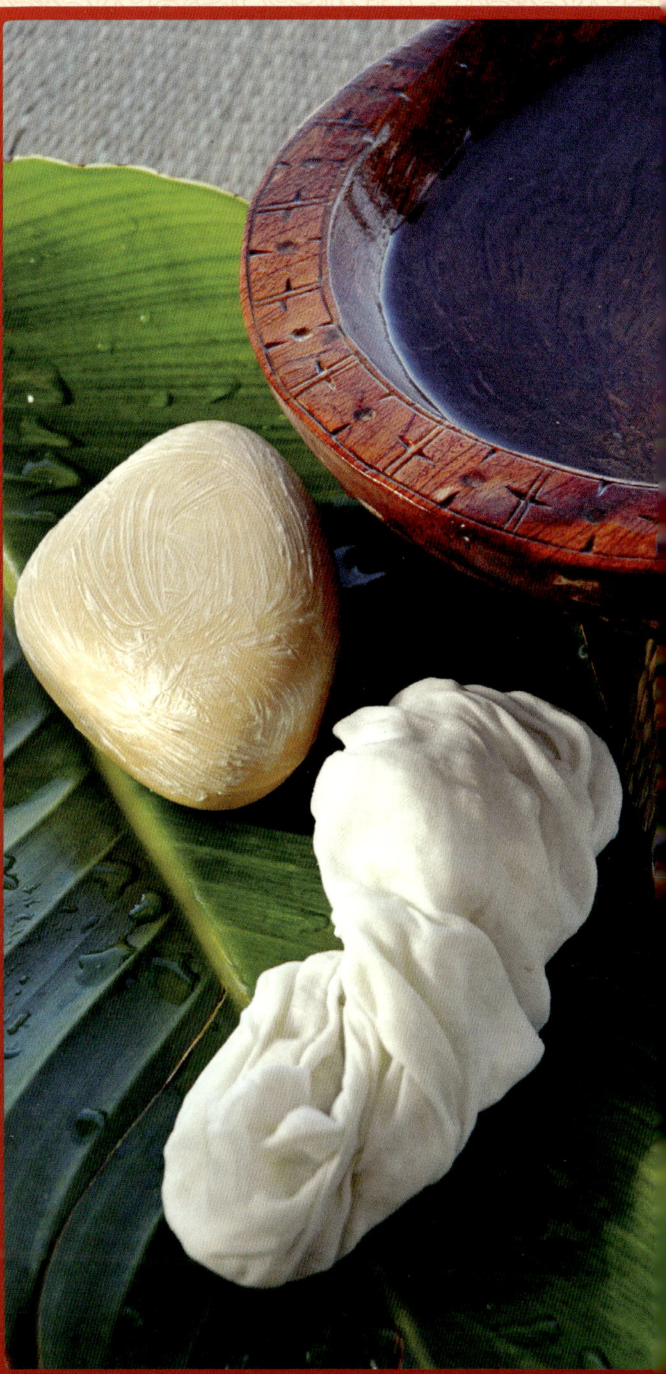

Regelmäßige Reinigungsrituale helfen uns, Altes loszulassen und Neues zu beginnen. So wird nicht nur der Körper gereinigt.

Acht große Fehler

Die ayurvedischen Schriften beschreiben recht eindringlich, welche Verhaltensweisen während einer Reinigungskur unterlassen werden sollten. Die acht großen Fehler während der Ausleitung (*Ashthamahadosha*) sind demnach:

- Lautes Sprechen
- Fahren und Reiten
- Übermäßiges Gehen
- Übermäßiges Sitzen
- Nahrungsaufnahme, bevor die Verdauung der vorherigen Mahlzeit abgeschlossen ist
- Verzehr ungesunder Nahrung
- Tagesschlaf
- Sexuelle Aktivitäten

Quelle: *Caraka-Samhita Siddhisthana*, XII.10-12

Öleinlauf, ein 30- bis 40-minütiges Yogaprogramm und ein 30- bis 40-minütiger Spaziergang sehr empfehlenswerte Begleittherapien, welche Ihre Fastenkur zu einem harmonischen Abschluss bringen. Trinken Sie wieder die abgemessene Trinkmenge als Quellwasser im halbstündigen Rhythmus und gönnen Sie sich weiterhin eine schöne Entspannung für die Seele.

- Frühstück: Getreidebrei mit Trockenfrüchten, gedünstete Früchte, Honig, Ghee, Reiswaffeln.
- Mittagessen: gekochter Reis, Mung-Dal, Gemüse, Chutney und kleiner *Rasayana*-Nachtisch.
- Nachmittags: Yogitee, Reiswaffeln mit Ghee und Honig.
- Abendessen: Suppe, Getreide, Gemüse.

Die individuelle Konstitution beim Fasten

Menschen mit ausgeprägten Vata-Anteilen oder Symptomen sollten niemals zu intensiv fasten, da innerhalb einer Fastenkur das *Vata* immer erhöht wird. Menschen, die schon älter sind oder an *Vata*-Symptomen erkrankt sind, sollten ebenfalls äußerst vorsichtig bei einer Fastenkur sein. Gut ist es in diesem Fall, mit nur einem Fastentag zu beginnen und das Fastenprogramm innerhalb eines halben Jahres auf drei Tage zu steigern. Darmeinläufe mit Rizinus- oder Sesamöl und Reinigungskuren mit leichten Mahlzeiten bieten oft eine wertvolle Alternative zum herkömmlichen Fasten. Auch eine ein- bis zweitägige Saftkur, wobei warmes Wasser und Traubensaft getrunken werden, kann durchgeführt werden.

Besonders wichtig ist, dass es *Vata*-Typen während des Fastens angenehm warm haben. Warme Kleidung und mildes Klima sind also von großer Bedeutung. Auf der sanften Entschlackung des Darmes sollte ebenfalls während der gesamten Kur die Aufmerksamkeit liegen. Atemübungen, Darmspülungen, Massagen, Ölungen, Schwitzkuren und Farb- sowie Musiktherapie sind als Begleittherapie sehr zu empfehlen.

Bei Pitta-Menschen liegt das Augenmerk innerhalb einer Fastenkur vorwiegend auf dem Ausgleich des Verdauungssystems. Es ist sinnvoll, den pH-Wert des Urins zu messen und festzustellen, inwieweit eine Übersäuerung vorliegt. Zeigt das Lackmuspapier bei mehreren Messungen pH-Werte unter 5,8 pH an, so ist dies ein Anzeichen für eine stärkere Übersäuerung, und die betreffende Person sollte besser nicht ohne fachliche Aufsicht fasten. Rohkosternährung und eine ent-

säuernde Therapie sollten der Fastenkur vorausgehen. Auch ein bis zwei regelmäßige Fastentage im Monat mit Apfel- und Traubensaft oder die Vermeidung von allen sauren, scharfen und gekochten Nahrungsmitteln sind bei einer *Pitta*-Konstitution empfehlenswert. Bei heißem Klima und emotionaler Anspannung sollte eine Fastenkur zur *Pitta*-Regeneration vermieden werden. Wasserspülungen für Magen und Darm, Nasenspülung und Massagen mit Sonnenblumen- oder Kokosöl haben sich als Begleittherapie sehr bewährt.

Menschen mit einem starken Kapha-Anteil vertragen eine Fastenkur besser als alle anderen Konstitutionen. Entscheidend für den langfristigen Erfolg sind hierbei die konsequente Aufbaudiät und der allgemeine Lebenswandel. Leichte Gymnastik und ruhige Spaziergänge während der Aufbautage tragen ebenfalls zur Regeneration bei. Um den Körper zu entschleimen, sollte der Einleitungstag vor allem von Wassertrinken und Wasserspülungen der Nase, des Magens und des Darms bestimmt sein.

Unabhängig von der individuellen Konstitution sind Reinigungskuren grundsätzlich für jeden Menschen empfehlenswert, um sich von angesammelten Toxinen und krank machenden Faktoren in Körper und Geist zu befreien. Speziell in der Prävention und Gesundheitserhaltung können sie unbedenklich angewendet werden.

Ausleiten mit Panchakarma

Sehr viel populärer als das Fasten sind die *Panchakarma*-Therapien in der Ayurveda-Heilkunde. Seit Jahrtausenden werden die effektiven Reinigungsmethoden erfolgreich angewendet. Auch heute absolvieren viele Menschen *Panchakarma*-Kuren in Ayurveda-Resorts, Kurzentren und Kliniken nicht nur in Indien und Sri Lanka.

Schon beim Einkauf entscheiden wir über den Stellenwert einer gesunden, nachhaltigen und genussvollen Ernährung in unserem Leben.

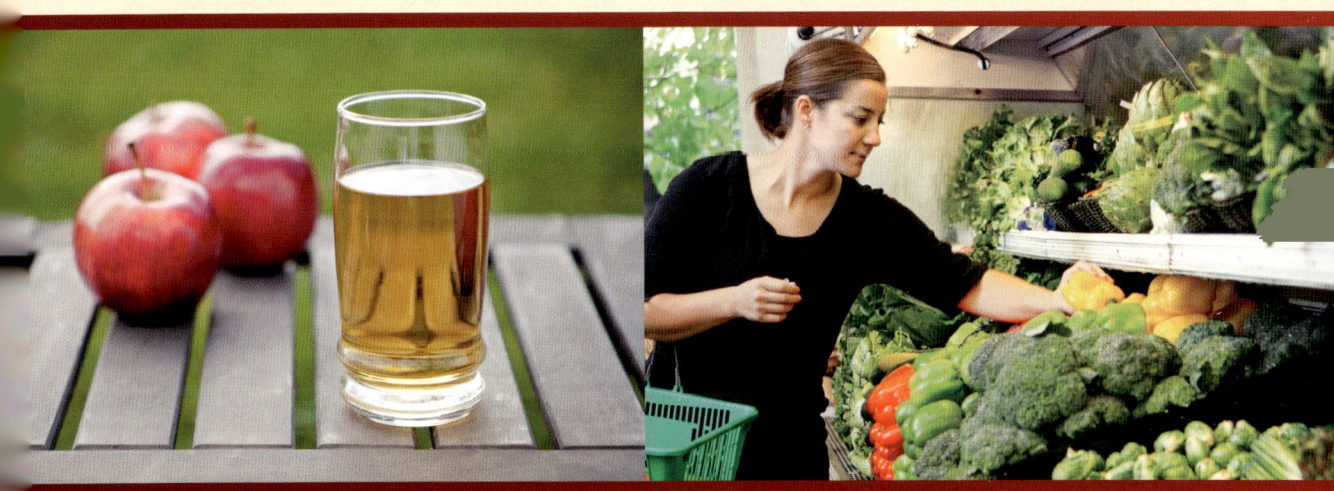

Die Ayurveda-Ernährungstherapie

So möchte ich es nicht versäumen, auch die *Panchakarma*-Prinzipien im Rahmen der diätetischen und reinigenden Therapieverfahren zu erläutern: Unter *Panchakarma* verstehen wir im Ayurveda eine Gruppe von wirkungsvollen Therapien, durch die der Körper auf allen Ebenen entgiftet und befreit werden kann. *Panchakarma* ist die stärkste Waffe der Ayurveda-Medizin gegen Krankheiten und körperlichen Verfall. Immer dann, wenn ein Patient unter einer belastenden Krankheit leidet und die *Doshas* sehr stark erhöht sind, sollte eine *Panchakarma*-Kur als medizinische Behandlung eingesetzt werden. Doch um *Panchakarma* richtig anzuwenden, benötigt der qualifizierte Ayurveda-Arzt einen großen Erfahrungsschatz in der therapeutischen Praxis und der individuellen Abstimmung.

Die Panchakarma-Verfahren

Es gibt folgende Behandlungsmethoden:
- *Vamana* (therapeutisches Erbrechen)
- *Virecana* (Abführen)
- *Anuvasana* (ölige Einläufe)
- *Asthapana* oder *Niruha* (Einläufe mit Kräuter-Abkochungen)
- *Nasya* (nasokraniale Reinigung = Einführen von Ölen oder Kräutern durch die Nase zur Reinigung der Stirnhöhlen).

Bei jedem Menschen verursachen eine falsche Ernährung, unpassende Aktivitäten, atmosphärische Bedingungen und andere Faktoren Veränderungen im Körperinnern und beeinflussen so die Atmosphäre des Körpers. Anfangs sind die Veränderungen vorübergehend, später jedoch werden sie dauerhaft und manifestieren sich in belastenden Krankheitsbildern. Sanft ausleitende Behandlungen *(Samshamanam)* können bei leichten Erkrankungen die Aktivitäten der *Doshas* einschränken oder hemmen. Die Atmosphäre grundlegend korrigieren und somit wirkungsvoll bei schweren Erkrankungen einwirken, können jedoch nur die intensiven Behandlungsmethoden *(Samshodanam)*. Diese leiten exzessive Akkumulationen aus und etablieren wieder eine normale Atmosphäre im Körper. Durch die ausleitenden *Panchakarma*-Prozeduren werden Krankheiten von ihrer Wurzel befreit. Nicht immer sind alle Therapien von *Panchakarma* für jeden einzelnen Patienten notwendig. Es ist auch möglich, einzelne Therapien entsprechend der individuellen Erkrankung auszuwählen.

Zum Zweck der Gesundheitsförderung ist auch für gesunde Menschen eine *Panchakarma*-Kur sehr empfehlenswert. In diesem Fall können Therapien als hervorragende Maßnahmen angewendet werden, um die Gesundheit zu stärken, Senilität herauszuzögern und ein langes Leben, gute Nachkommenschaft, Klarheit des Geistes, Klarheit der Stimme, Klarheit der Sinne, eine gesunde Hautfarbe sowie Stärke und Potenz zu erlangen.

Sinnvoll ist es, sich vor einer Ayurveda-Kur von dem behandelnden Arzt beraten zu lassen, um bereits im Vorfeld eine Diagnose und Aufklärung über das individuell abgestimmte Kurgeschehen zu erhalten. Je aufgeklärter der Patient ist, desto besser kann er die Kompetenz des Therapeuten einschätzen und den Therapieverlauf verstehen.

Typische Krankheitsbilder für eine intensive Reinigung *(Shodana)* sind: Adipositas (krankhaftes Übergewicht), Anämie, Appetitlosigkeit, Benommenheit, Bleichheit und Verfärbung des Körpers (z. B. Vitiligo, d. h. Weißfleckenkrankheit), erworbene Demenz, Depression, starke Erhöhung

Das Für und Wider einer Panchakarma-Kur

Allgemeine Indikationen für eine Panchakarma-Behandlung

❀ Dermatitis (entzündliche Hautreaktion), Psoriasis (Schuppenflechte), Urtikaria (Nesselsucht), Akne und Vitiligo (Weißfleckenkrankheit)

❀ Asthma, Bronchitis, Rhinitis (Nasenschleimhautentzündung), Sinusitis (Nasennebenhöhlenentzündung), Pharyngitis (Rachenentzündung), Tonsillitis (Mandelentzündung)

❀ Bluthochdruck, ischämische Herzerkrankungen (schlechte Durchblutung des Herzes)

❀ Gastritis (Magenschleimhautentzündung), Magengeschwüre, Malabsorption (mangelhafte Verdauung), Colitis ulcerosa (chronische Entzündung des Dickdarms)

❀ Arthrose, rheumatoide Arthritis (entzündliche Erkrankung der Gelenke) und andere Beschwerden des Bewegungsapparats wie Morbus Bechterew oder Ischiassyndrom

❀ Komplikationen von Diabetes mellitus (die sogenannte »Zuckerkrankheit«)

❀ Mildes bis mittleres Nierenversagen, Nieren- oder Blasensteinleiden, Infektionen des Harntrakts, benigne Prostatahypertrophie (gutartige Vergrößerung der Prostata)

❀ Migräne, Schwäche des Nervensystems

Allgemeine Indikationen gegen eine Panchakarma-Behandlung

❀ Ungehorsame Patienten, zahlungsunfähige Patienten, Mangel an Pflegepersonal

❀ Diejenigen Patienten, die über medizinisches Halbwissen verfügen und die Absicht des Arztes stören (medizinische Besserwisser)

❀ Abenteuerlustige Patienten, die nicht die Anweisungen des Arztes befolgen und es lieben, gefährliche Aktivitäten zu unternehmen

❀ Neidische Menschen, die ihre eigenen Therapien und deren Wirkungen stets mit denen anderer Menschen vergleichen

❀ Unreligiöse Menschen, die nicht an ethische Werte glauben, sind ebenfalls keine idealen Patienten

❀ Extrem schwache und ausgezehrte Personen

❀ Patienten, die an bestimmten unheilbaren Zuständen leiden, sollten nicht mit starken *Panchakarma*-Maßnahmen behandelt werden

von *Kapha* oder *Pitta*, Faulheit, starker Körpergeruch, Jucken, Impotenz, Kräfteverlust, Müdigkeit, Ruhelosigkeit, Schlaflosigkeit, Schwäche, Schweregefühl, Steifheit im Körper, Unheil verkündende Träume, Urtikaria (Nesselsucht), Verdauungsstörung und viel Schlaf.

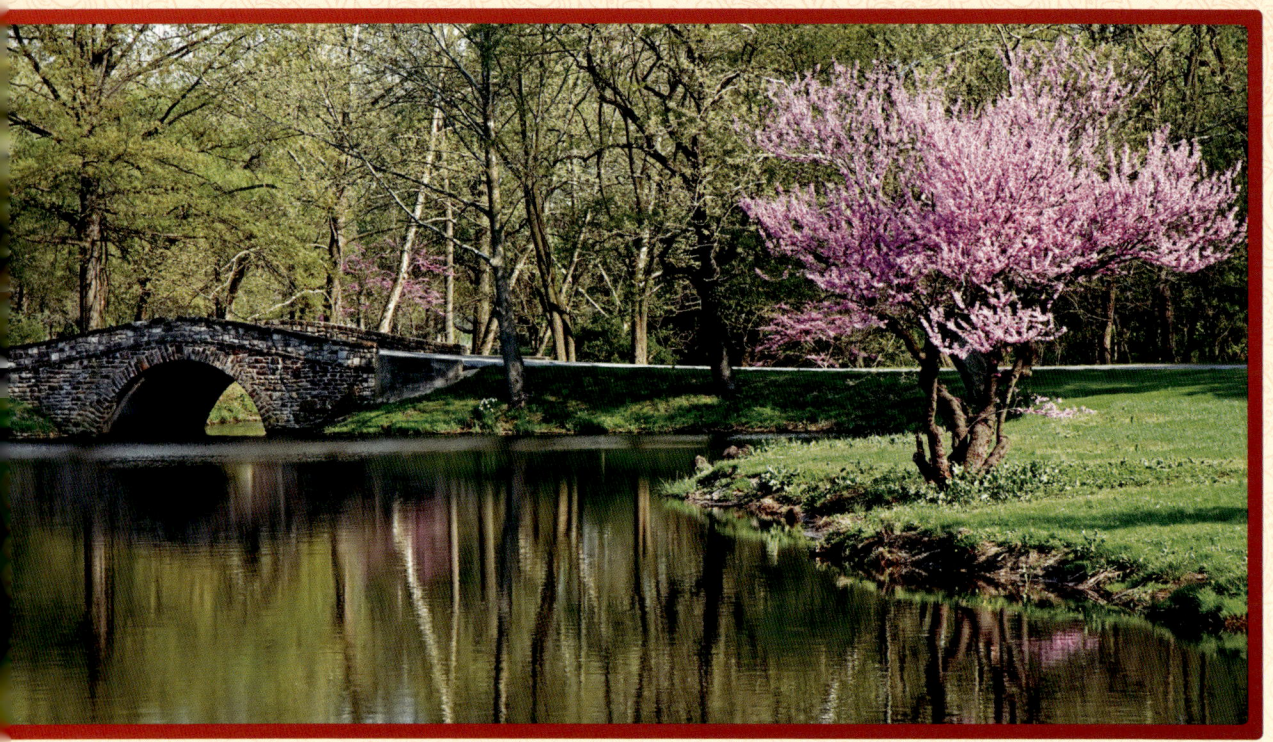

*Nur mit innerer Ruhe und Gelassenheit
können wir einen erfolgreichen Reinigungs- und
Heilungsprozess durchlaufen.*

Sind die *Doshas* nur mittelstark oder leicht erregt, so ist *Panchakarma* nicht das beste Mittel, um dies zu behandeln. Bei Erbrechen, Durchfall, Herzkrankheiten, verlangsamter Darmbewegung, Schweregefühl, Fieber, Verstopfung, Aufstoßen und Appetitlosigkeit sollten vor allem stoffwechselausgleichende Therapiemaßnahmen wie eine spezielle Ernährungstherapie mit leicht verdaulicher Nahrung *(Langhana)* und verdauungsfördernde Medikamente *(Pachana)*, körperliche Übungen und der direkte Kontakt mit Sonne und Wind *(Samshamana)* bevorzugt werden.

Ablauf einer Panchakarma-Kur

Eine *Panchakarma*-Kur ist bei allen Erkrankungen hilfreich, wo besänftigende Maßnahmen keine Wirkung mehr zeigen. Dies trifft besonders bei chronischen und hartnäckigen Krankheitsarten oder bei psychosomatisch bedingten Beschwerden zu, die eines ganzheitlichen Behandlungsansatzes bedürfen. Um ausgezeichnete Behandlungsergebnisse zu erreichen, werden die *Panchakarma*-Therapien in drei Phasen eingeteilt und durchgeführt, denn es handelt sich hier nicht nur um gewöhnliches Erbrechen, Abführen oder um Einläufe.

Entgegen der falschen Vorstellung, in den ausleitenden Therapien würde ausschließlich der ga trointestinale Trakt gereinigt, ist *Panchakarma* in der Lage, durch ein sehr durchdachtes klares Konzept von Vorbereitungen, Ausleitungen und Nachbehandlungen den gesamten Körper und rückkoppelnd auch den Geist nachhaltig auf ganzer Ebene zu erneuern. Aus diesem Grund kann *Panchakarma* zu Recht als die »Intelligenz des Ayurveda« betrachtet werden.

Eine *Panchakarma*-Kur sollte zwischen 15 Tagen und 12 Wochen dauern. Sie dient sowohl der Gesundheitserhaltung als auch der Krankheitsbehandlung. Je schwerer und langwieriger sich das Beschwerdebild abzeichnet, desto länger und umfassender müssen die kurativen Behandlungen sein bzw. wiederholt werden. Auch als Vorbereitung auf eine *Rasayana*- oder *Vajikarana*-Kur sowie für eine geplante Empfängnis gesunder Kinder ist eine grundlegende Reinigung durch *Panchakarma* als sehr effektiv anzusehen. Zur Behandlung von Erkrankungen können einzelne *Karmas* isoliert oder eingebunden in das *Panchakarma*-Konzept eingesetzt werden.

Die Unterteilung des *Panchakarma* erfolgt in die Vorbereitungsphase (*Purvakarma*), die Hauptphase (*Pradhanakarma*) und die Aufbauphase (*Pashchatkarma*). In jeder Behandlungsphase sollten größte Sorgfalt angewendet und alle Prozeduren auf den individuellen Zustand des Patienten abgestimmt werden.

Die Vorbereitungsphase beinhaltet die Untersuchung des Patienten auf Eignung für die einzelnen Ausleitungsverfahren (*Karmas*) sowie die Beurteilung seiner Krankheit. Bei Vorhandensein von *Ama* wird die Kur mit einer leichten Diät, Fasten und *Agni*-Anregung begonnen (*Langhana*, *Pacana*). Hat sich kein *Ama* im Körper manifestiert, so kann direkt mit der inneren und äußeren Ölung begonnen werden. Während der Vorbereitungsphase nimmt der Patient als innere Ölung am Morgen eine täglich gesteigerte Menge flüssiges Ghee zu sich und erhält als äußere Ölung Ölmassagen und Schwitzbäder. All dies dient dem Erweichen und Auflösen der Verbindungen von angesammelten *Doshas* aus den *Dhatus* und *Srotas* sowie der Mobilisation und dem Rücktransport der drei *Doshas* in den inneren Verdauungstrakt.

Die Hauptphase In den Hauptbehandlungen der *Panchakarma*-Therapie, *Pradhanakarma*, werden die *Doshas* – genauer die Substanzen, die im Körper ein *Dosha* förderndes Milieu erzeugen – aus dem Körper eliminiert. Mithilfe der wirkungsvollen Ausleitungsverfahren (*Karmas*) werden alle aus den Geweben gelösten Störfaktoren ausgeleitet. Begleitet werden die einzelnen Reinigungstechniken von einer speziellen Fastenkost, bestehend aus Reis, Mungbohnen oder Getreideflocken. Vor jeder großen *Panchakarma*-Anwendung, wie z. B. *Vamana* (Erbrechen) und *Virecana* (Abführen) werden ayurvedische Ölmassagen (*Snehana*) und Schwitzkuren (*Svedana*) als Vorbehandlungen durchgeführt. Diese werden jedoch auch als unabhängige Therapien bei verschiedenen Krankheiten eingesetzt. Dann folgen die eigentlichen Ausleitungsverfahren, die *Karmas*.

Die Anschlussphase Nach den eigentlichen Ausleitungsverfahren und *Panchakarma*-Therapien dient die letzte Kurphase dem Kostaufbau und der Regeneration von Körper und Geist. Eine leicht verdauliche und energiereiche Ernährung, die die *Dhatus* wieder stärkt und aufbaut, spezielle Heilkräuter und Medikamente sowie spezielle Ölbehandlungen, Massagen und manuelle Therapien schenken neue Kraft, Gesundheit und Stabilität. Die medikamentöse Behandlung erfolgt im ayur-

Die Ayurveda-Ernährungstherapie

Energetik von Heilpflanzen

Guna Eigenschaft, Qualität

Karma Effekt, Wirkung

Prabhava spezifischer pharmakologischer Effekt (nicht durch *Rasa, Guna, Vipaka, Virya* erklärbar)

Rasa Geschmack (direkte Wahrnehmung)

Vipaka systemischer Effekt nach der Verdauung

Virya thermische Potenz

vedischen Behandlungskonzept immer erst nach den ausleitenden *Samshodanam*-Behandlungen, das heißt als Aufbau nach erfolgreicher Durchführung der ersten und zweiten Kurphase.

Unsere Nahrung als Heilmittel

Nahrung ist Energie und Energie ist Lebenskraft. Ist die Nahrung des Menschen einseitig, denaturalisiert oder mineralstoffarm, so ist dies die Ursache für Krankheiten und Beschwerden vielfältigster Art. Frische Gemüsearten, Salate und Früchte, vollwertige Getreide, Hülsenfrüchte, Nüsse, Ghee und Milch sind die Grundnahrungsmittel in der ayurvedischen Ernährungstherapie. Sie werden in den klassischen Schriften des *Caraka, Susrutha* und *Vagbhata* in ihrer Wirkung für den täglichen und therapeutischen Einsatz sehr genau beschrieben. Dabei basiert die Heilkraft eines Nahrungsmittels auf seiner spezifischen Wirkung für die

Doshas und das *Agni*. Der Geschmack *(Rasa)* und die Eigenschaften *(Guna)* der Nahrungsmittel entscheiden über die Menge und Darreichungsform im therapeutischen Einsatz. Als weitere aktive Prinzipien sind die Potenz *(Virya)*, der Effekt nach der Verdauung *(Vipaka)*, Wirkung *(Karma)* und spezielle, nicht direkt erklärbare Wirkungsweisen *(Prabhava)* sehr wichtig für die ayurvedische Heilkost sowie in der Pharmakologie und Pharmazie.

Die ayurvedische Ernährungstherapie basiert auf dem Wissen um die Heilkraft der Kräuter, Gewürze und Nahrungsmittel. Damit unterscheiden sich die Prioritäten der Alltagsernährung und der Diätetik: Die allgemeinen Ayurveda-Ernährungsregeln (siehe Seite 104f.) sind eher breit gefächert angelegt und dienen dem harmonischen Ausgleich der *Doshas* und des *Agnis* entsprechend der Natur- und Lebenszyklen. Die Ernährungstherapie hingegen funktioniert nach Prinzipien der Ayurveda-Pflanzenheilkunde. Dabei werden Nahrungsmittel und Gewürze ganz gezielt gemäß ihrer Eigenschaften, Verdauungsqualitäten und Heilwirkungen auf die Beschwerdenbilder und Therapieprozesse abgestimmt.

Die Klassiker des Ayurveda nennen einen wichtigen Grund, warum *Dravyaguna* (das Wissen und die phytotherapeutischen und pharmakologischen Prinzipien) für Fachleute unumgänglich ist: »Wenn Nahrungsmittel mit gegensätzlichen Qualitäten kombiniert werden, dann wird die stärkere über die schwächere siegen. So kommt es auch, dass der Geschmack nach der Verdauung *(Vipaka)* die Wirkung von Geschmack *(Rasa)* annulliert, die Potenz *(Virya)* sowohl den Geschmack wie auch die Wirkung nach der Verdauung *(Rasa* und *Vipaka)* überdeckt und die spezifische Wirkung *(Prabhava)* alle anderen ausschaltet.«

Blähungen zeigen an, dass sich zu viel Wind im Verdauungstrakt angesammelt hat, was einen typischen *Vata*-Überschuss darstellt. So sind alle *Vata*-reduzierenden Ernährungs- und Gesundheitsempfehlungen die wichtigste Grundlage, um Blähungen zu vermeiden bzw. zu beseitigen. Da das Verdauungsfeuer (*Agni*) recht schwach ist, sollte der Verzehr von stark gebratenen Dingen, übermäßig viel Hülsenfrüchten, Hirse, Paprikaschoten, Kohl und Pilzen vermieden werden. Stattdessen sollten Naturjoghurt und Gewürze wie Fenchel, *Ajwain*, Koriander, Nelke, Muskatnuss, Ingwer und Kardamom den Speiseplan bereichern. Einläufe (*Bastis*) mit 40 Milliliter Sesamöl reduzieren das angesammelte *Vata* im Unterleib.

❂ Sehr hilfreich ist die Einnahme von *Hingvashtaka Churna* (s. Seite 88) in einer Dosis von 2 bis 3 Gramm vor den Mahlzeiten mit etwas Ghee.

Blasenentzündung ist eine typische *Vata-Pitta*-Problematik, die durch Ängste, Stress und Infektionen ausgelöst werden kann. Hier hilft das Trinken von Beerentraubenblättertee oder von Koriandersud.

❂ Für den Koriandersud 1 Teelöffel Koriandersamen in 2 Tassen Wasser aufkochen, 5 Minuten ziehen lassen und absieben. In Schlückchen trinken. Mehrmals am Tag frisch kochen und trinken.

❂ Um die Nieren zu entlasten, sollte auf schwarzen Tee, grünen Tee und Mate-Tee verzichtet werden. Sehr gut ist die Einnahme von 1 Esslöffel Kürbiskernen und 1 Teelöffel Pinienkernen täglich.

Cholesterinspiegel, zu hoch Ein zu hoher Cholesterinspiegel ist aus ayurvedischer Sicht auf toxische Ansammlungen (*Ama*) im Darm zurückzuführen. Aus diesem Grunde sollten alle *Agni*-anregenden Ernährungsempfehlungen die Grundlage einer Diät gegen zu hohes Cholesterin

darstellen. Zusätzlich ist die Einnahme von folgenden Rezepturen zu empfehlen:

❂ 1 Knoblauchzehe abziehen und mit 1 Scheibe Ingwer und 1 Teelöffel Zitronensaft mischen und fein zermörsern. Vor jeder Mahlzeit einnehmen.

❂ 1 Teelöffel Zimtrinde und ½ Teelöffel *Trikatu* (s. Seite 88) pro Tasse mit sprudelnd kochendem Wasser aufgießen, mit etwas Honig süßen und 1- bis 2-mal täglich trinken.

❂ Am Morgen 1 Tasse heißes Wasser mit 1 Teelöffel Honig und 1 Teelöffel Zitronensaft trinken.

Durchfall Viele Menschen die an einem zu hohen *Pitta* leiden, neigen zu Durchfall (Diarrhö). Dies muss nicht immer krankhaft sein. Doch um dem großen Energie- und Nährstoffverlust von Durchfall entgegenzuwirken, sollte die Verdauung etwas reguliert werden. Hierbei ist es sehr empfehlenswert:

❂ alle schweren, sauren und öligen Nahrungsmittel wie gebratene, frittierte Speisen oder Nüsse sowie scharfe Gewürze, heiße Bäder, anstrengende Körperübungen, anregende Massagen, übermäßige Sonne und Hitze zu meiden.

❂ Im Allgemeinen sind Reis-Suppe oder gerösteter Reis, Äpfel, Bananen, Granatäpfel, Joghurt, Kreuzkümmel, *Masur* (rote Linsen), Mungbohnen und Ziegenmilch bestens zur Linderung geeignet.

❂ Ein typischer Diätvorschlag des Ayurveda lautet: am Morgen 2 gedünstete Äpfel mit etwas Ghee, 1 Messerspitze Kardamom und 1 Prise Muskatnuss essen, und mittags etwas Joghurt und Ingwer in den gekochten Reis mischen.

❂ In akuten Fällen kann die Einnahme von 1 Teelöffel Fenchelpulver, 1 Teelöffel Muskatnusspulver und ½ Teelöffel Ingwerpulver, mit etwas Wasser vermischt und 2-mal täglich in kleinen Schlucken getrunken, den Durchfall stoppen.

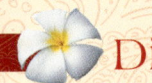

Die Ayurveda·Ernährungstherapie

❁ Mangosamen, in einer Dosis von 1 Gramm, 2- bis 3-mal täglich, helfen ebenfalls, um den Durchfall zu kontrollieren. Das Pulver gibt es als Gewürz in Asia-Läden und Ayurveda-Versandläden.

Erkältung und Schnupfen Gemäß Ayurveda ist der klassische Schnupfen eine typische *Vata*-Störung, die durch *Vata*-erhöhende Nahrung und Aktivitäten verursacht wird. Meine Kinder leiden sehr häufig unter Schnupfen, und sie reagieren besonders sensibel auf alle kalten und sauren Nahrungsmittel und Getränke, spätes Zubettgehen sowie emotionale Erregung. Doch auch Staub, Rauch, verschmutzte Luft, ein plötzlicher und ungewöhnlicher Wetterumschwung und Kälte stellen häufige Ursachen für Erkältungen dar.

Um das *Vata* zu reduzieren, ist es wichtig, alle kalten und sauren Dinge in der Nahrung zu vermeiden, genügend zu ruhen (ohne jedoch tagsüber zu schlafen), heiß zu baden und ½ Liter Ingwerwasser am Vormittag zu trinken.

❁ Die ayurvedische Medizin empfiehlt eine klassische Mischung der Heilkräuter *Triphala*, *Guduchi* und Kurkuma, zu gleichen Teilen gemischt und in einer Dosis von 5 bis 6 Gramm, 2-mal täglich mit etwas Honig eingenommen.

❁ Als Erkältungstees haben sich bewährt:
– Bei Husten 2 Teelöffel Veilchen (s. Seite 213) mit ca. 350 Milliliter Wasser aufgießen und 10 Minuten ziehen lassen. 2-mal täglich in kleinen Schlucken trinken.
– Zur Schleimlösung je 1 Teelöffel Basilikum und Bockshornkleesamen mit ½ Teelöffel Thymian und 1 Scheibe Ingwer in ½ Liter Wasser aufkochen und 10 Minuten ziehen lassen. 1 Spritzer Zitronensaft zufügen und mit Honig süßen. In Schlückchen trinken, am besten jeweils vormittags und am Abend.

– Bei Erkältung, Halsweh und Kältegefühl 2 Teelöffel Nelken und 2 Scheiben Ingwer 10 Minuten in 1 Liter heißem Wasser köcheln lassen, in eine Thermoskanne absieben und schluckweise über den Tag verteilt trinken.

Haarprobleme Frühzeitiger Haarausfall, Haarergrauen und Schuppenbildung haben meistens ihre Ursache in zu viel *Pitta* im Kopf, das die Kopfhaut erhitzt und die Haarwurzeln schädigt (verbrennt). So dienen alle Behandlungsformen für Haar und Kopfhaut der Reduktion von *Pitta* und dem Kühlen des Kopfes.

❁ Sehr empfehlenswert ist es, die Kopfhaut täglich mit etwas Kokosöl zu massieren. Dafür die Fingerspitzen immer wieder mit Kokosöl benetzen und die Kopfhaut vom Haaransatz in Richtung Scheitel mit kleinen Kreisen massieren. Das Öl sollte mindestens 2 Stunden (oder noch besser über Nacht) einwirken können. Nach dem Haarwaschen mit einem Sud aus Petersilie nachspülen. Für den Sud ein Bund Petersilie in 1 Liter Wasser 15 Minuten köcheln lassen und abkühlen. Der Sud kann für 2 bis 3 Haarspülungen verwendet werden.

❁ Eine intensive Kur zur Verbesserung der Kopfhautdurchblutung ist eine mit Wasser angerührte Paste aus gemahlenen Bockshornkleesamen *(Methi),* die man für 5 Minuten in die Kopfhaut einmassiert und anschließend wieder gründlich auswäscht.

❁ Die Einnahme von 2 Esslöffel weißer Sesamsamen und 2 Teelöffel Kokosflocken zum Frühstück versorgt den Körper mit allen notwendigen Aufbaustoffen für das Haar.

Hals- und Mandelentzündung Ich habe einmal eine sehr spektakuläre und erfolgreiche Behandlung einer akuten Mandelentzündung miterlebt, in der ein ayurvedischer Arzt dem Patienten

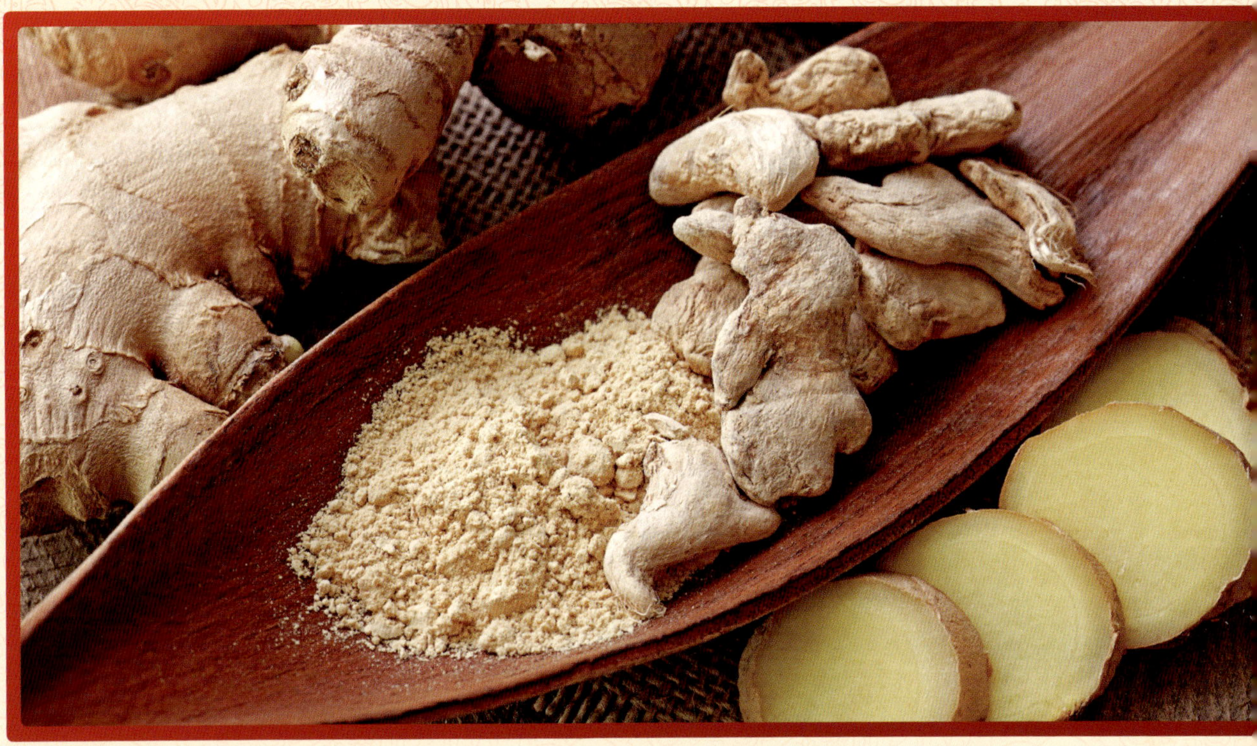

Beschwerdenbilder von E bis H

zuerst ungefähr 1 bis 2 Esslöffel Kurkumapulver
mit dem Finger auf die geschwollenen Mandeln
gestrichen hat und der Patient anschließend einen
sehr starken schwarzen Tee trinken musste. Die
zusammenziehende Wirkung des schwarzen Tees
ließ das Kurkuma eindringen und zeigte eine fast
unmittelbare Heilwirkung. Zusätzlich wird das
Kauen von Süßholz, Kalmus und Galgant als hilf-
reiche Unterstützung empfohlen.

Da bei einer Mandelentzündung alle *Doshas*
aus dem Gleichgewicht geraten sind, sollten vor
allem *sattvische* Nahrungsmittel bevorzugt werden
und von dem Genuss von sauren und kalten Nahrungsmitteln und Getränken sowie übermäßig viel
Süßem abgesehen werden.

*Ingwer ist ein Lebenselixier im Ayurveda:
Er regt die Verdauung an, stärkt das Immunsystem
und hilft bei vielen Beschwerdenbildern.*

Hauterkrankungen sind immer ein Warnsignal
des Körpers, das vor schwereren Beschwerden
schützen soll. Alle *Doshas* können in dem Krankheitsprozess beteiligt sein, doch *Pitta* ist immer
das am meisten betroffene *Dosha*. Im ersten
Krankheitsstadium sammeln sich *Vata*, *Pitta* und
Kapha an. Dies belastet das Blut und die Lymphe
und damit auch *Mamsa*, die Haut und Muskeln.
Bei fortschreitendem Fehlverhalten werden alle
drei *Doshas* massiv gestört.

Die ursächlichen Faktoren liegen oft in einer
falschen und *Ama*-erzeugenden Ernährung, über-

171

Die Ayurveda-Ernährungstherapie

mäßiger Arbeit oder Sonneneinwirkung sowie in mangelnder Hygiene begründet. In der ayurvedischen Medizin wird jede Hautkrankheit individuell behandelt, doch die Vermeidung der Krankheitsursachen sowie eine *Pitta*-reduzierende Diät stellen immer die Basis aller Maßnahmen dar:

❁ alle sauren Speisen meiden (Zitrusfrüchte, saure Beeren, Tomaten, Essig)

❁ alle erhitzenden Speisen meiden (rotes Fleisch, scharfe Gewürze, Kaffee, Salz)

❁ alle *Srota*-blockierenden Nahrungsmittel meiden (Joghurt, Käse, falsche Kombinationen)

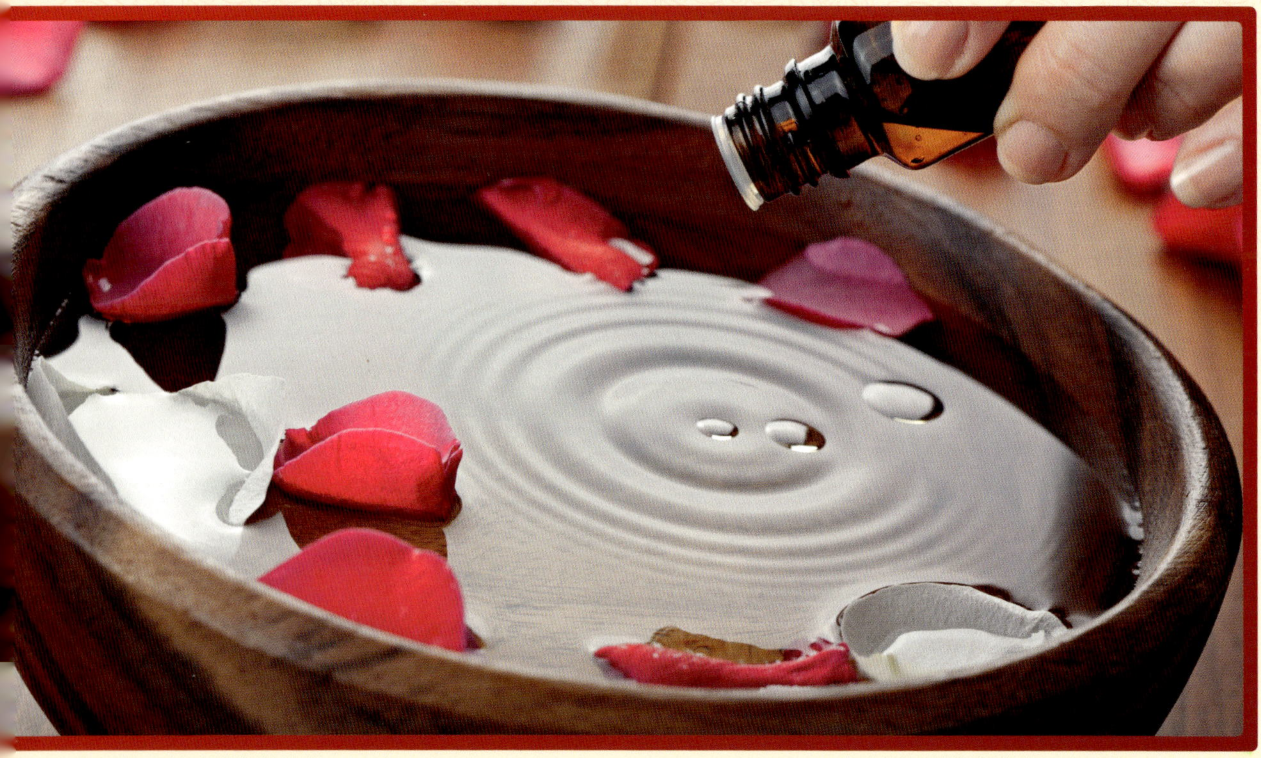

Blüten- und Aromabäder werden gerne in der ayurvedischen Hautpflege und Anti-Aging-Therapie eingesetzt.

❁ Bei Schuppenflechte (Psoriasis) sollten zusätzlich auch alle trockenen und kalten Nahrungsmittel, wie z. B. Knäckebrot, Rohkost und Tomaten unbedingt gemieden werden. Stattdessen sind Suppen und Eintöpfe aus Wurzelgemüse und Getreide sehr empfehlenswert.

Heiserkeit Neigen Sie zu Heiserkeit, so sollten Sie alle Milchprodukte und Käse meiden. Gegen akute Heiserkeit kann man mit heißem Kurkumawasser gurgeln und Kurkumamilch trinken.

❁ Für das Kurkumawasser bzw. die Kurkumamilch jeweils 1 Teelöffel Kurkuma mit 1 Tasse Wasser oder Milch kurz aufkochen und anschließend als Gurgelwasser verwenden bzw. als Kurkumamilch in kleinen Schlucken trinken.

✿ Auch ein Gewürztee kann hilfreich sein. Dafür 1 Scheibe Ingwer, 1 Zimtstange und 1 Teelöffel Süßholz mit ca. 400 Millilter Wasser aufkochen und 10 Minuten ziehen lassen. 3-mal täglich eine Tasse von diesem Tee trinken.

Kopfschmerz und Migräne Viele Menschen erleben Kopfschmerzen und /oder Migräne als eine sehr hartnäckige Erkrankung, die immer dann auftritt, wenn *Vata* und *Pitta* gestört sind. Die meisten meiner Kopfschmerz-Patienten arbeiten zu viel und leiden unter chronischer Anspannung, mentaler Überbelastung und Stress. Ihre regelmäßig auftretenden Migräne- oder Kopfschmerzanfälle sind nun ein letzter Hilfeschrei, der zu einer sofortigen Stilllegung aller geistigen Aktivitäten führt. Sehr viel besser allerdings ist es, bereits im Vorfeld den Geist zu entspannen und alles zu vermeiden, was *Vata* oder *Pitta* erhöhen könnte.

Empfehlenswerte Nahrungsmittel zur Linderung von Kopfschmerzen sind Bananen, frische Butter, Gerste, Ghee, süße Granatäpfel, Kürbisse, Mangos, Milch, Mung-Dal, Weizen, Zucchini, Weintrauben und andere süße Früchte. Geeignete Gewürze sind Fenchel, Gewürznelken, Ingwer, Koriander, Kreuzkümmel und Steinsalz.

Vermieden werden sollten Auberginen, Fleisch, gebratene Nahrungsmittel, Joghurt, Schafsmilch, Sesamsamen, starke Gewürze wie Chili und Pfeffer sowie Urad-Bohnen.

✿ Auch die Nelke ist ein besonders wirkungsvolles Therapeutikum, um den Kopf zu befreien, indem Sie 2 Nelken auf nüchternen Magen für ca. 10 Minuten lutschen.

✿ Eine direkte Hilfe gegen Kopfschmerzen stellt *Nasya* dar, indem man jeweils 1 Tropfen Sesamöl morgens und abends in beide Nasenlöcher träufelt. Ebenso angenehm ist es, die Augen zu kühlen, indem man 2 Wattepads mit Rosenwasser tränkt und diese auf die geschlossenen Augenlider legt.

Regelmäßige Meditationen, entspannende Spaziergänge am Wasser und kühlende Fußmassagen mit Ghee stärken das geistig-seelische Gleichgewicht und schenken einen freien Kopf in *sattvi*scher Gelassenheit.

Magenschleimhautentzündung Der Magen gehört zu den sauersten Organen des Körpers, und alle Beschwerden dieses wichtigen Verdauungsorgans werden durch ein erhöhtes *Pitta* verursacht. Oft liegt der Auslöser im übermäßigen Genuss von *Pitta*-erhöhenden Speisen wie Zitrusfrüchten, Fleisch, Alkohol, Kaffee und weißem Zucker, sowie in innerer Anspannung und Aggressionen. Manchmal führen auch *Vata*-Ansammlungen zu einer Erhöhung von *Pitta*. Aus diesem Grunde sollten alle *Pitta*-und *Vata*-provozierenden Faktoren gemieden werden und Meditation oder andere Entspannungsmaßnahmen im Tagesplan ihren festen Platz finden.

Empfehlenswerte Nahrungsmittel sind Bananen, frische Butter, Gerste, Ghee, süße Granatäpfel, Kokosnüsse, Kürbisse, Mangos, Milch, Mungbohnen, Weizen, Zucchini, Weintrauben und andere süße Früchte. Geeignete Gewürze sind Fenchel, Gewürznelken, Ingwer, Koriander, Kreuzkümmel und Steinsalz.

Zu vermeidende Nahrungsmittel sind neben den oben genannten Säurebildnern auch Auberginen, gebratene Nahrungsmittel, Joghurt, Schafsmilch, Sesamsamen, starke Gewürze wie Pfeffer und Chili sowie Urad-Bohnen.

✿ Linderung ermöglicht die Einnahme einer Mischung aus Fenchel, Gewürznelken, Kandiszucker, Kardamom, Koriandersamen und gemahlenen Rosenblüten (zu gleichen Teilen) in einer

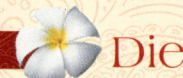

Die Ayurveda-Ernährungstherapie

Dosis von 2 Gramm, 2 bis 3-mal täglich mit einem halben Glas lauwarmem Wasser getrunken.

✿ Zusätzlich sollte ein *Shatavari*-Pulver (Spargelwurzel) in einer Dosis von 3 Gramm, 2-mal täglich, morgens und abends, mit gekochter Milch, eingenommen werden.

✿ Eine gute Linderung verschafft auch eine Mischung aus je 1 Messerspitze *Amalaki*, Süßholz und *Guduci*, 2 bis 3-mal täglich mit einem Viertel Teelöffel Honig oder einem Schluck Wasser eingenommen.

Magengeschwür Ein Magengeschwür hat seine Ursache immer in einem stark erhöhten *Pitta* und einem zu sauren Stoffwechsel. In manchen Fällen liegt auch eine zu geringe Schleimbildung des Magens vor (*Kapha* vermindert). Auf der psychischen Ebene können auch *Vata*-Problematiken wie Stress, Angst und Minderwertigkeitsgefühle der Auslöser sein.

In den klassischen Behandlungsformen werden alle *Pitta*-erhöhenden Nahrungsmittel gemieden, Stress und Ängstlichkeit abgebaut und auf Rauchen, Alkohol, Kaffee und schwarzen Tee vollends verzichtet. Die Psyche wird durch mentales Training, Meditation und ausgleichende Körperübungen zur besseren Stressbewältigung und Vermeidung von Ängsten gestärkt.

✿ Als Medizin kann man einen Sud herstellen, von dem man morgens und abends jeweils 75 Milliliter trinkt. Dazu 2 Gramm *Shatavari* mit 2 Gramm Süßholz, 150 Milliliter Wasser und 150 Milliliter Milch aufkochen und so lange köcheln lassen, bis die Flüssigkeit auf ca. 150 Milliliter eingekocht ist.

Mundschleimhautentzündung Wie bei allen Arten von Entzündungen ist auch bei der Entzündung von Mundschleimhaut oder Zahnfleisch

Pitta der hauptverursachende Faktor. Daher sollten alle Maßnahmen zur Besänftigung von *Pitta* unternommen werden.

✿ Besonders wirkungsvoll sind das Vermeiden von allen sauren Speisen und das Ölziehen (*Gandusha*) mit Jasminöl. Falls Sie kein Jasminöl zur Verfügung haben, so können Sie auch 2 Esslöffel Ghee mit ½ Teelöffel Kurkuma erhitzen und damit den Mund ausspülen.

Der Verzehr von bitteren Gemüsearten wie Artischocken, Blattsalaten, Chicorée, Mangold und Spinat ist sehr wohltuend.

Bei Zahnfleischentzündung sollte das Zahnfleisch zudem noch mit einer Mischung aus Kurkuma und *Amalaki* (zu gleichen Teilen) oder Jasminöl an den betroffenen Stellen massiert werden.

Reizdarm Die Ursache eines Reizdarms finden wir vor allem in unregelmäßigen Ernährungsgewohnheiten, dem Verzehr ungesunder und schwerer Nahrungsmittel sowie emotionaler Besorgnis und mentaler Anspannung. All dies lässt *Vata* und *Kapha* aus dem Gleichgewicht geraten und belastet die Verdauungsorgane.

Betroffene Patienten sollten alle *Vata*- und *Kapha*-belastende Faktoren vermeiden, Meditation praktizieren und regelmäßig Joghurt, Reis-Dal-Suppe *(Khichari)*, Äpfel, Bananen, Granatäpfel und Papayas zu sich nehmen. Starke Gewürze wie Chili und Pfeffer sollten vermieden werden, milde Gewürze sind in diesem Zustand jedoch vorteilhaft.

Rheuma Der gesamte Rheumatische Formenkreis lässt sich mit der ayurvedischen Medizin bestens behandeln. Neben speziellen Massage- und Reinigungstechniken helfen vor allem eine *Vata*- und *Ama*-reduzierende Diät, um die Ursachen für Rheuma, Arthrose und Gicht zu behandeln.

Allein der strikte Verzicht auf alle kalten und sauren Speisen, tierische Eiweiße und Rohkosternährung kann bei Rheuma und Gicht bereits gute Ergebnisse erzielen.

Schlafstörungen resultieren aus einem Überschuss an *Vata*, das durch zu viel Stress, Angst, Verstopfung, Übermüdung, Depressionen oder Verstopfung verursacht werden kann.

✿ Neben den allgemeinen *Vata*-reduzierenden Maßnahmen helfen eine kleine Fußmassage mit Ghee und die Einnahme von 1 Tasse heißer Milch mit 1/4 Teelöffel Muskatnuss vor dem Schlafengehen.

Sodbrennen kann direkt gelindert werden durch das Lutschen einer Kardamomkapsel oder an einem Stück geschälter, roher Kartoffel. Die regelmäßige Einnahme von Aloe vera und das Vermeiden aller *Pitta*-erhöhenden Nahrungsmittel ist ebenfalls sehr hilfreich.

Übelkeit und Erbrechen ist oft eine Problematik der nach oben gerichteten *Vata*-Energie (*Udhana-Vata*). Um diese zu harmonisieren, sind das Trinken von einem Glas warmem Wasser mit 1 Spritzer Zitronensaft und 1 Messerspitze Kardamom und der Genuss von 10 über Nacht eingeweichten Mandeln zum Frühstück sehr wirkungsvoll. Ebenso wird empfohlen, mehrmals am Tag etwas Fruchtsaft oder Milch in kleinen Schlucken einzunehmen.

Gegen den Brechreiz bzw. das Erbrechen hilft das Kauen von Gewürznelken oder Kardamomsamen. Wem es beim Autofahren schlecht wird, kann dies ja mal probieren.

Übersäuerung siehe auch das Stichwort Magenschleimhautentzündung.

Verstopfung Um Verstopfung zu vermeiden, sollten alle *Vata*-erhöhenden Nahrungsmittel und

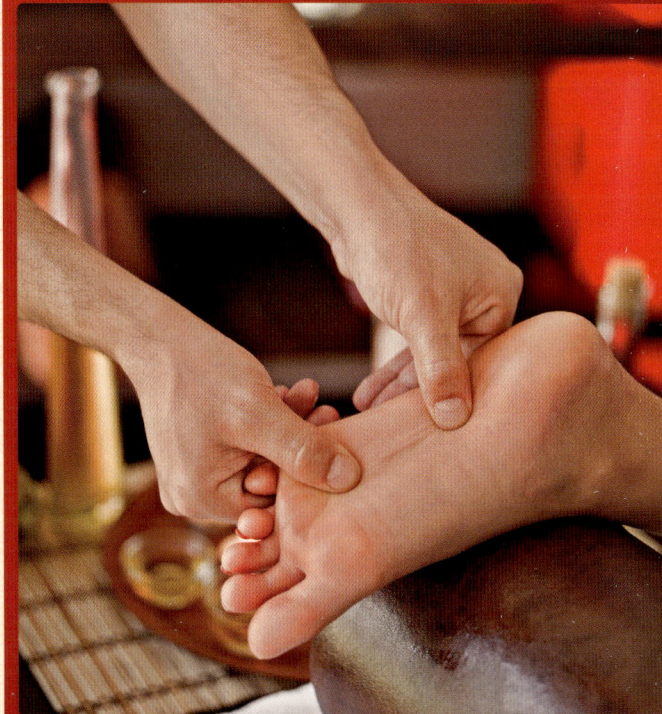
Die ayurvedische Fußmassage (Padabhyanga) wird zur Besänftigung von Vata- und Pitta-Störungen eingesetzt. Am Abend wirkt sie entspannend und fördert den Schlaf.

Lebensgewohnheiten so weit wie möglich reduziert werden. Der regelmäßige Genuss von eingeweichten Trockenfrüchten wie Rosinen, Aprikosen und Pflaumen, und genügend Flüssigkeit (Wasser oder Kräutertee) machen den Stuhl weich und geschmeidig. Zusätzlich hilft die Einnahme von *Triphala* (Ayurveda-Kräutermischung) in einer Dosis von 4 bis 5 Gramm mit heißem Wasser abends vor dem Schlafengehen.

Zahnfleischentzündung siehe auch Stichwort Mundschleimhautentzündung.

Die Heilkraft unserer Nahrung

Im alten Indien wurde die Natur mit ihren Pflanzen und Früchten und deren Wirkung auf den Menschen sehr deutlich beobachtet und studiert. Durch das Wissen um die Heilkraft der Nahrung und deren praktischer Einsatz werden die täglichen Speisen zu einer wirkungsvollen Medizin, welche mit ausgewählten Heilkräutern und Nahrungsmittelergänzungen intensiviert werden kann. Für den Hausgebrauch der ayurvedischen Kräuterheilkunde ist der richtige Einsatz des Geschmacks *(Rasa)* die beste Therapieform.

Auf einfache Weise können wir die täglichen Speisen und Gewürze zu Heilmitteln werden lassen. Das Wissen um die therapeutische Wirkung der einzelnen Geschmacksrichtungen dient uns dabei als Grundlage zur Selbstbehandlung. Dabei nehmen die Geschmackseindrücke über die Schleimhäute direkten Einfluss auf das Gleichgewicht unserer *Doshas* und die Funktionsfähigkeit unseres Verdauungsfeuers *(Agni)* in seiner verwertenden und zellerneuernden Qualität.

Geschmacksrichtungen

Damit eine Mahlzeit im ayurvedischen Sinne ausgewogen ist, um unsere *Doshas* im ausgeglichenen Zustand zu halten, bedarf sie einer ausbalancierten Würzung. Wie schon erwähnt (siehe Seite 81ff.), gibt es sechs Geschmacksrichtungen, die es zu berücksichtigen gilt.

Der süße Geschmack

Der süße Geschmack *(Madhura)* wird wegen seiner heilenden und aufbauenden Kraft sehr geschätzt. Süße Substanzen sind nährend für das Gehirn, fördern die sexuelle Kraft und die Milchproduktion, wirken antitoxisch und allgemein kräftigend. Besonders gut sind sie für die Kehle, den Rachen, das Herz, die Haut und Haare. So können Heilpflanzen, Gewürze und Nahrungsmittel mit einem süßen Geschmack vor allem bei Schwächezuständen, Impotenz, häufigem Stuhlgang, verminderter Milchbildung sowie zur Linderung von allen *Vata-* und *Pitta*-Krankheiten eingesetzt werden.

Im Ayurveda steht der süße Geschmack auch für Liebe und mütterliche Nährkraft. So haben viele süße Substanzen eine äußerst stimulierende Wirkung auf die Psyche und schenken Zufriedenheit, innere Ruhe und Liebe. Doch bei übermäßigem Verzehr kann der süße Geschmack auch sehr schaden: Es entstehen Fettleibigkeit, vermehrtes

Schlafbedürfnis, Schweregefühl, Appetitverlust, Schwellungen im Mund-Hals-Rachen-Bereich, Husten, Asthma, Diabetes, Erbrechen, belegte Stimme und *Kapha*-Störungen aller Art.

Der saure Geschmack *(Amla)* wird in vielen Heiltherapien nicht eingesetzt, da er in einem geschwächten Körper entzündungsfördernd und toxisch wirken kann. Seine positiven Impulse sind seine appetitanregenden, verdauungsfördernden und kräftigenden Eigenschaften, die vor allem zur Reduktion von *Vata*-Beschwerden eingesetzt werden. So findet der saure Geschmack z. B. bei Appetitmangel und Verdauungsstörung seinen Einsatz. Doch Vorsicht: Die psychisch anregende und aktivierende Wirkung des sauren Geschmacks kann dazu verleiten, zu viel saure Substanzen einzunehmen. Und dies führt dann wiederum zu Durst,

schlechter Qualität von *Rasa-* und *Rakta-Dhatu*, Schlaffheit der Muskulatur, Ödemen, Entzündungen, Eiterung, Brennen und *Pitta*-Störungen.

Der salzige Geschmack *(Lavana)* wirkt besonders gut auf das Nerven- und Lymphsystem. Sein systemischer Effekt ist befeuchtend, appetitanregend, und verdauungsfördernd. Bei Erkältungen helfen seine schleimlösenden und auswurffördernden Eigenschaften, und bei Verspannungen macht er die Gewebe weicher. Besonders empfehlenswert sind salzige Substanzen bei Magersucht, Verdauungsbeschwerden, Husten und nervösen, stressbedingten *Vata*-Störungen. Gerade bei psychischer Anspannung, Überlastung und mentaler Anspannung wirkt der salzige Geschmack besonders stabilisierend und entspannend. Wird er jedoch im Übermaß eingenommen, so können Durst, Blut-

Therapeutische Wirkung des Geschmacks

Rasa	Geschmack	Vata	Pitta	Kapha	Agni	Eigenschaften
Madhura	süß	↓	↓↓	↑↑	↓	anregend auf die Bauchspeicheldrüse und beruhigend
Amla	sauer	↓	↑	↑	↑	anregend und kräftigend auf die Magendrüsen, stimuliert die Speichelbildung, stellt zufrieden
Lavana	salzig	↓↓	↑	↑	↑	appetitanregend und den Wasserhaushalt beeinflussend, stabilisierend
Katu	scharf	↑	↑↑	↓↓	↑↑	anregend auf den Stoffwechsel, wärmeerzeugend, reinigend, aktivierend
Tikta	bitter	↑↑	↓	↓	↑	reinigend und klärend, stimuliert Leber und Galle, belebend
Kasaya	herb	↑	↓	↓	↓	zusammenziehend, schleimhautberuhigend, trocknend, belebend

↓ reduzierend   ↓↓ stark reduzierend   ↑ erhöhend   ↑↑ stark erhöhend

verdünnung, Fieber, Neurosen, Hauterkrankungen, Ödeme, Lockerung der Zähne, Impotenz, Ergrauen der Kopfhaare, Haarausfall, Beeinträchtigung der Sinne, Faltenbildung, toxische Reaktionen und *Pitta*-Störungen entstehen.

Der scharfe Geschmack *(Katu)* wirkt sehr reinigend und anregend. Er wird als Therapeutikum gegen Würmer, bei Hemmung der Blutgerinnung und Blutstillung sowie als Aphrodisiakum eingesetzt. Ebenso können scharfe Gewürze und Kräuter gut für Herz und Haut sein. Die klassischen Einsatzgebiete für den scharfen Geschmack sind

Bei Erkältung und Verschleimung helfen scharfe Gewürze wie Chili, Pfeffer oder Ingwer, um die Nase und Atemwege wieder frei zu machen.

Parasiten, Essstörungen, häufiger Stuhldrang mit kleinen Mengen, Fettsucht, Diabetes (»Zuckerkrankheit«), Husten, Asthma, Erkältung und Hautkrankheiten.

Auf der psychischen Ebene schenkt der scharfe Geschmack überschwängliche Emotionen der Leidenschaft, des Tatendrangs, aber auch der Aggressivität. Der übermäßige Genuss von scharfen Gewürzen und Kräutern fördert Impotenz, Schwächezustände, Auszehrung, Vertigo, Durst, brennende Empfindungen, Zittern, Schmerzen sowie *Vata*- und *Pitta*-Störungen.

Der bittere Geschmack *(Tikta)* bringt dem Körper viel Leichtigkeit und Bewegung. Er ist äußerst blutreinigend, antitoxisch, appetitanregend, ver-

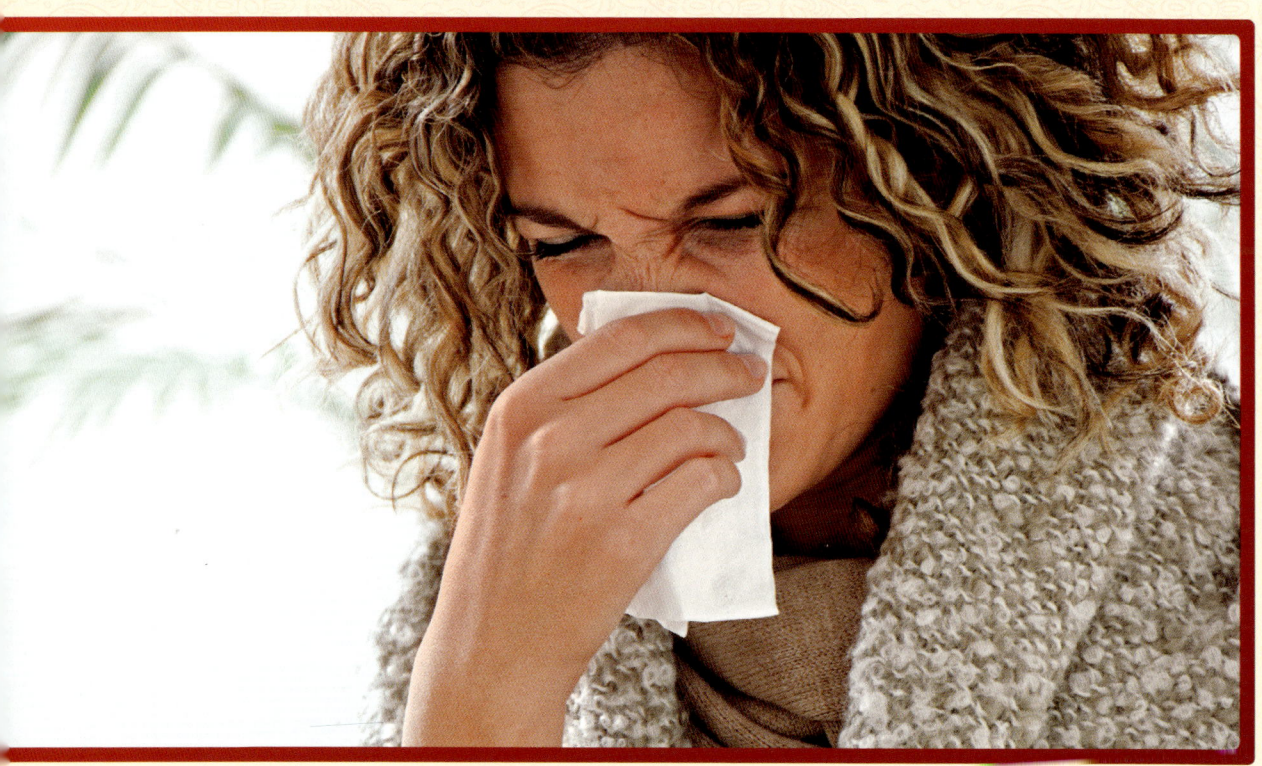

Kontraindikationen der einzelnen Geschmacksrichtungen

Bei folgenden Beschwerdenbildern sollte auf die jeweilige Geschmacksrichtung verzichtet werden:

Beschwerdenbilder	Geschmacksrichtung
Asthma, Diabetes mellitus, Fettleibigkeit, Husten, *Kapha*-Störungen, Kropf (Vergrößerung der Schilddrüse)	süß
Entzündungen, Gastritis (Magenschleimhautentzündung), Gelbsucht, innere Blutungen, *Pitta*-Störungen	sauer
Gastritis (Magenschleimhautentzündung), Hauterkrankungen, Hypertonie (dauerhaft erhöhter Blutdruck), Ödeme (Wassereinlagerung ins Gewebe), *Pitta*-Störungen, Übersäuerung	salzig
Störungen der Fortpflanzungsgewebe, Harnverhalt, Pitta- und Vata-Störungen	scharf
Mangel an Fortpflanzungsgeweben, *Vata*-Störungen	bitter
Grundlegende Schwäche, Appetitverlust, *Vata*-Störungen	herb/ zusammenziehend

dauungsfördernd, fiebersenkend und entzündungshemmend. Verdauungsstörungen, Parasiten im Darm, Magenschleimhautentzündung, Gelbsucht, Fieber, Hautkrankheiten (ganz besonders Akne), Eiterung, Diabetes und Fettsucht können mit dem bitteren Geschmack wirkungsvoll gelindert werden.

Psychisch labile Menschen sollten bittere Speisen nur in geringen Mengen zu sich nehmen, denn der bittere Geschmack kann Ängste, Furcht und Unsicherheit verstärken.

Auf der körperlichen Ebene bewirkt ein Zuviel an Bitter die Abnahme der Körpergewebe *(Dhatus)*, was zur Gewichtsreduktion sehr empfehlenswert sein kann, aber auch zu Auszehrung, Rauheit in den *Srotas*, Schwäche, Depression und Mundtrockenheit führt.

Der herbe Geschmack *(Kasaya)* ist einer der wichtigsten *Rasas* in der Gewürz- und Kräuterkunde. In ihm liegt eine große heilende Kraft, die absorbierend, blutstillend und sekretionsvermindernd wirkt. Bei Diarrhö, Blutungen, Wunden, Diabetes und Hautpigmentierungen zeigen zusammenziehende Substanzen besonders gute Erfolge.

Da der herbe/zusammenziehende Geschmack eher unangenehm schmeckt, ist die Gefahr des übermäßigen Genusses nur gering. Werden jedoch zu große Mengen von herben Substanzen eingenommen, so reagiert der Körper mit Mundtrockenheit, Brustschmerzen, Verstopfung, Blähungen, Impotenz, Blockaden in den *Srotas*, Schwäche, Auszehrung, Durst, Heiserkeit und Steifigkeit. Ebenso können psychische Erkrankungen und Störungen gesteigert werden.

Gunas – Eigenschaften und Heilwirkungen

Fast alle Behandlungsstrategien im Ayurveda beruhen auf der Wissenschaft der Eigenschaften, welche durch ihre entgegengesetzten Eigenschaften heilend wirken. So verwenden wir in der ayurvedischen Heilkunde z. B. bei fiebrigen Erkrankungen kühlende Heilkräuter oder bei trockenen Hautbeschwerden befeuchtende Rezepturen.

Die ayurvedische Medizin kennt insgesamt 42 Eigenschaften *(Gunas)*, doch die 20 wichtigsten Eigenschaften werden in zehn Eigenschaftspaare eingeteilt. Jede Pflanze wird mit den ihr zugrunde liegenden Eigenschaften in ihrer Heilwirkung beschrieben und therapeutisch angewendet.

Vipaka – der Effekt nach der Verdauung

Die Wirkung von Nahrungsmitteln und Heilkräutern hängt nicht nur von ihrem Geschmack und ihren Eigenschaften ab. Ob eine Pflanze ihre gesundheitsfördernde Wirkung im Organismus entfalten kann, zeigt sich erst nach ihrer Verdauung und Resorption. Verantwortlich sind dafür die individuellen Funktionen von *Agni* und *Doshas*. Entsprechend dem Geschmack *(Rasa)* gibt es nach der Verdauung *(Vipaka)* von Nahrungsmitteln oder Medikamenten drei Wirkungen: das süße, das saure und das scharfe *Vipaka*.

Auch in der modernen Ernährungswissenschaft spricht man von sauren Speisen mit einer

Die zehn Eigenschaftspaare und ihre Heilwirkung

Guna	Eigenschaft	Heilwirkung	Wirkung auf die Doshas	
Guru	schwer	nährt den Körper, Dumpfheit, Benommenheit, verzögerte Verdauung, sättigend, verursacht Schweregefühl	K ⬆	V, P ⬇
Laghu	leicht	Abmagerung, Wachheit, Schwäche, gute Verdauung, hilft beim Wundheilungsprozess, vermehrt die Leichtigkeit im Körper, reduziert Übermaß, leicht verdaulich, bei krankhaften Prozessen oft sehr nützlich	V ⬆	P, K ⬇
Hima	kalt	vermindert die Sekretion, gut bei Entzündungen und brennenden Empfindungen, Schwitzen und Durst	V, K ⬆	P ⬇
Usna	heiß	fördert den Metabolismus und die Verdauung, bringt Entzündungsprozesse zum Ende, verursacht Durst, Schwitzen und Brennen	P ⬆	V, K ⬇

Guna	Eigenschaft	Heilwirkung	Wirkung auf die Doshas	
Manda	langsam	langsame Wirkung, Schwerfälligkeit, sehr gut bei palliativer Behandlung	K ▲	V, P ▼
Tiksna	scharf	vermehrt die Sekretion, verursacht brennende Empfindungen, gut für Reinigungsbehandlungen, penetrierend (eindringend)	P, V ▲	K ▼
Snigdha	ölig	Öligkeit, Weichheit, Feuchtigkeit, Kraft, aphrodisierend, gut für die Hautfärbung	P, K ▲	V ▼
Ruksa	trocken	führt zu Trockenheit und Rauheit, Austrocknung der Sekretion, schwächt die Kraft und Hautfärbung, antiaphrodisierend, vermindert Dhatus	V ▲	K, P ▼
Slaksna	schleimig/ glatt	unterstützt die Heilung, stärkt die Körperkraft	P, K ▲	V ▼
Khara	rau	fördert die Rauheit und die Trockenheit, stoppt die Sekretion, hat »kratzende« Wirkung	V ▲	P, K ▼
Sandra	dicht	blockiert die Srotas, vermehrt das Körpergewicht	K ▲	V, P ▼
Drava	flüssig	befeuchtend, löst auf, fördert die Sekretionen, erzeugt Mobilität	K, P ▲	V ▼
Suksma	subtil	öffnet die Srotas, dringt in die feinsten Srotas ein	V, P ▲	K ▼
Sthula	grob	Obstipation (Verstopfung), Übergewicht, blockiert die Srotas, schwer verdaulich, vermehrt Körpermasse	K ▲	V, P ▼
Vicada	klar	vermindert die Sekretion (absorbiert z. B. Eiter), trocknet aus	V, P ▲	K ▼
Picchila	schleimig/ salbend	kräftigend, gut für die Wundheilung, verursacht Belag im Mund	K ▲	V ▼
Medu	weich	lindert Brennen, Sekretionen und Entzündungen, macht Gewebe und Organe locker	K, P ▲	V ▼
Kathina	hart	verleiht Kompaktheit	V ▲	K ▼
Sthira	unbeweglich	Immobilität, Stabilität, blockiert die Ausscheidungen	K ▲	V, P ▼
Chala	beweglich	fördert Bewegung, Zittern und die Ausscheidungen im Allgemeinen	V, P ▲	K ▼

V = Vata, P = Pitta, K = Kapha   ▼ reduzierend   ▲ erhöhend

basischen Wirkung wie beispielsweise der Zitrone oder süßen Speisen, die den Stoffwechsel bereits während der Verdauung sauer werden lassen. Das gilt im Übrigen auch für weißen Zucker und für alle Produkte aus Weißmehl. Das gleiche Prinzip wird in der ayurvedischen Heilkunde mit *Vipaka* aufgeschlüsselt.

Das süße Vipaka Alle natürlich süßen und salzigen Speisen werden mit einem süßen *Vipaka* *(Madhura)* verdaut. Dies erhöht die Fortpflanzungsgewebe *(Shukra Dhatu)*, stärkt das gesamte *Kapha-Dosha* in seiner nährenden und stabilisierenden Funktion und unterstützt die Ausscheidung von Urin und Stuhl. Eine große Ausnahme bildet hierbei das im Ayurveda hochgelobte Steinsalz. Dies schmeckt zwar salzig im *Rasa*, hat aber kein süßes *Vipaka*. Damit ist es ein geeignetes Salz für jede Konstitution, das keine *Kapha*-erhöhenden oder wasseransammelnden Nebenwirkungen haben kann.

Das saure Vipaka Nahrungsmittel und Heilsubstanzen mit einem sauren Geschmack werden auch mit einem sauren *Vipaka (Amla Vipaka)* umgesetzt. So bewirken die sauren Substanzen eine Erhöhung von *Pitta*, führen zu einer Verminderung von Lebensenergie *(Ojas)* und von Fortpflanzungsgeweben *(Shukra Dhatu)*. Durch *Amla Vipaka* werden die Ausscheidung von Urin und Stuhl gefördert und Blähungen vermindert. Dies gilt für alle Zitrusfrüchte, Beeren und andere saure Substanzen. Die einzige Ausnahme ist der Granatapfel. Die aromatisch-säuerlichen Kerne schmecken zwar sauer, werden aber mit einem süßem *Vipaka* verstoffwechselt.

Das scharfe Vipaka Alle Substanzen mit einem scharfen, bitteren und zusammenziehenden Geschmack werden mit einem scharfen *Vipaka (Katu Vipaka)* verdaut. Dies führt zu einer Erhöhung von *Vata-Dosha* und Verminderung *Kapha-Dosha* und den Fortpflanzungsgeweben *(Shukra Dhatu)*. Die natürlichen Ausscheidungen von Urin und Stuhl werden vermindert, und Blähungen können entstehen. Gewürze wie Ingwer, Dill und Basilikum werden trotz ihres anregenden Geschmacks mit einem süßen *Vipaka* verdaut und können aus diesem Grunde von jeder Konstitution zum Ausgleich des Stoffwechsels *(Agni)* genossen werden.

Auswirkung der Verdauung auf die Konstitution

Die Wirkung von *Rasa* auf *Vipaka* und von *Vikapa* auf die *Doshas*

Geschmack (Rasa)	Verdauung (Vipaka)	Konstitution (Dosha)	Ausnahmen
süß, salzig	süß	K ▲	Steinsalz, Honig
sauer	sauer	P ▲	Granatapfel, Amla
scharf, bitter, herb	scharf	V ▲	Ingwer, Pippali, Dill, Basilikum

V = Vata, P = Pitta, K = Kapha   ▲ erhöhend

Virya – die thermische Potenz

Ob eine Pflanze eine erhitzende oder kühlende Wirkung hat, wird durch *Virya*, die thermische Potenz, in den klassischen Schriften genau beschrieben. Dies ist besonders wichtig, wenn es darum geht, ob die Therapie eine aufbauende und stärkende oder eine abbauende und ausleitende Wirkung haben soll.

Mit erhitzenden Substanzen, die ein heißes *Virya (Usna)* besitzen, wird der Stoffwechsel in seinem Ausleitungsprozess angeregt, und Körpergewebe können reduziert werden. Kühlende Substanzen mit einem kalten *Virya (Cita)* dagegen bauen auf, beruhigen und nähren den Organismus.

Usna (heiß) bewirkt Hitze im Körper, wird durch den sauren, salzigen und scharfen Geschmack und durch eine saure und scharfe *Vipaka* hervorgerufen. *Usna* wirkt reduzierend auf die substanziellen Bestandteile des Körpers.

Cita (kalt) bewirkt Kälte im Körper, wird durch den süßen, bitteren und zusammenziehenden Geschmack und süßes *Vipaka* hervorgerufen. *Cita* wirkt aufbauend auf die substanziellen Bestandteile des Körpers.

Bedeutung von Virya

Die besondere Bedeutung von *Virya* in der Diätetik wird in den Ayurveda-Klassikern folgendermaßen beschrieben:

❂ *Virya* wird nicht unbedingt physisch, also körperlich, empfunden, sondern über die Wirkung rückgeschlossen.

❂ *Virya* ist stärker als die vorherigen Prinzipien und kann deren Wirkung aufheben.

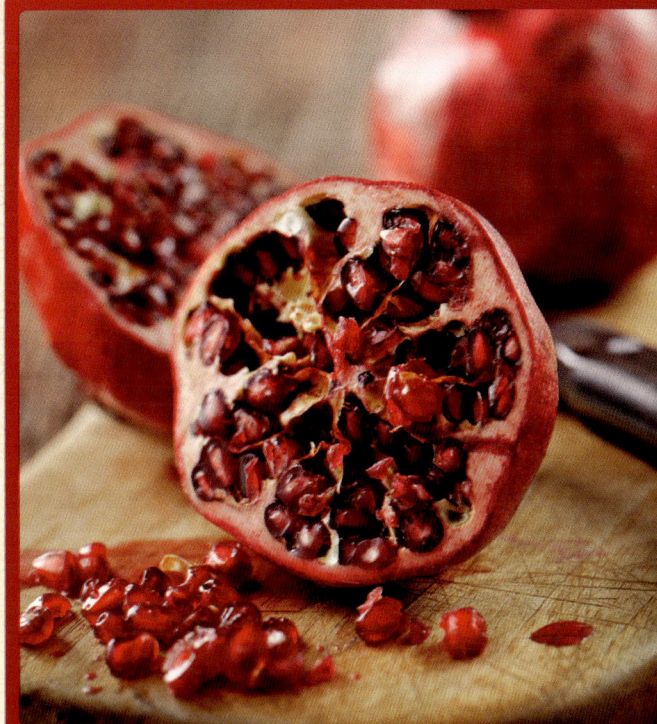

Die ayurvedische Diätetik schätzt den Granatapfel nicht nur als Antioxidants und Eisenlieferant, sondern lobt vor allem seine basische Wirkung auf den Stoffwechsel.

Als Beispiele werden angeführt:

❂ **Zwiebel** *Katu-Rasa* erhöht *Vata*; *Usna-Virya* senkt *Vata*

❂ **Zuckerrohrsaft** *Madhura-Rasa* senkt *Vata*; *Cita-Virya* erhöht *Vata*

❂ **Pippali und Gewürznelken** *Katu-Rasa* erhöht *Pitta*; *Cita-Virya* senkt *Pitta*

❂ **Steinsalz** *Lavana-Rasa* erhöht *Pitta*; *Cita-Virya* senkt *Pitta*

❂ **Fisch** *Madhura-Rasa* senkt *Pitta*; *Usna-Virya* erhöht *Pitta*.

Prabhava – die spezifische Wirkung

In der ayurvedischen Heilkunde werden nicht nur Pflanzen eingesetzt. Auch Mineralien, tierische Substanzen, Edelsteine, Edelmetalle und mentale Kräfte können wirkungsvolle Heilmittel darstellen. Alle speziellen und zum Teil nicht sichtbaren oder wissenschaftlich beweisbaren Heilwirkungen werden mit *Prabhava* beschrieben. So zeigen z. B. Mantras oder Edelsteine bei krankhaften Prozessen eine besondere Wirkung. Auch *Rasayanas*, die eine spezielle Wirkung gegen den Alterungsprozess haben, fallen in diese Kategorie. Bei der Herstellung von Medikamenten wird *Prabhava* eine besondere Bedeutung beigemessen, da durch die richtigen Rituale oder Herstellungsweisen die pharmakologische Wirkung verstärkt werden kann. Nicht alle Substanzen besitzen eine spezifische Wirkung. Die spezifische Wirkung lässt sich nicht durch *Rasa, Guna, Virya* oder *Vipaka* erklären, sondern beruht auf Erfahrungswerten. Ein typisches Bespiel dafür sind Ghee und Milch: Beide haben ein ähnliches *Rasa, Guna, Virya* und *Vipaka*, Ghee wirkt jedoch stärkend auf *Agni*, Milch nicht.

Pharmakologische Wirkung – das Karma

Die pharmakologische Wirkung von Nahrungsmitteln, Kräutern und Medikamenten ist für die Ayurveda-Medizin von größter Wichtigkeit. Über 50 spezielle Qualitäten werden in ihrer Wirkung auf die unterschiedlichen Systeme (Verdauung, Atmung, Herz-Kreislauf usw.) beschrieben. Einige

dieser Qualitäten spielen auch in der ayurvedischen Diätetik eine große Rolle, denn sie beschreiben spezielle Heil-Eigenschaften von häufig verwendeten Nahrungsmitteln und Gewürzen.

Ayurvedische Nahrungsmittel

Die klassische Ayurveda-Literatur beschreibt viele »typische« Ayurveda-Nahrungsmittel und Gewürze in ihrer umfassenden Heil- und Wirkungsweise. Diese Beschreibungen sind seit Jahrhunderten unverändert und dienen bis heute als Grundlage der Ayurveda-Diätetik. Leider sind diese Aufzählungen unvollständig und beinhalten nicht alle Nahrungsmittel, die unseren heutigen Speiseplan bestimmen. Sollten Sie also in den folgenden Ausführungen einige Lebensmittel vermissen, so nutzen Sie Ihr bereits erworbenes Wissen über die ayurvedischen Wirkprinzipien: Anhand des Geschmacks (*Rasa*) und der Eigenschaften (*Guna*) können wir den Effekt der Nahrungsmittel auf die *Doshas* und das *Agni* ableiten und damit selbst bestimmen, was für die entsprechende Konstitution geeignet ist.

Getreide

Alle Getreidearten sind generell süß, nährend und stärkend. Sie wärmen den Körper und schenken ihm leicht verwertbare Brennstoffe. Zusammen mit Hülsenfrüchten sind sie Grundnahrungsmittel im Ayurveda und können von allen Konstitutionstypen gegessen werden. Bei Nahrungsmittelunverträglichkeiten und Glutenallergie, einer Allergie auf einen bestimmten Eiweißstoff

Pharmakologische Wirkung von Nahrungsmitteln und Gewürzen

Nahrungsmittel/Gewürze	Pharmakologische Wirkung (Karma)
Amla, Guduci	Geweberegenerierend *(Rasayana)*, fördert die Gesundheit und den optimalen Nähr- und Funktionszustand aller Gewebe
Kokosnuss	Anabolisch *(Brimhanya)*, baut Gewebemasse auf, vermehrt Kapha
Kichererbsen, Gerste	Trocknet die Gewebe *(Rukshana)*, reduziert den Fett- und Flüssigkeitsgehalt des Körpers, ist hilfreich bei vermehrten fettigen Absonderungen, Verschleimung, Ödemen und Adipositas
Rosenblüten, Süßholz	Brennreduzierend *(Daha-Prashamana)*, hilfreich bei allen Erkrankungen, die mit »Brennen« einhergehen, wie z. B. Sodbrennen (Gastritis), Harnwegsinfekte, brennende Hauterscheinungen (Dermatitis), brennende Augen, Hitzewallungen
Käse, Joghurt, sehr fettige und saure Nahrungsmittel	*Srotas* blockierend *(Bhisyandi)* wichtige negative Wirkung, die einigen Nahrungsmitteln eigen ist und verschiedene Krankheiten verursacht, da sämtliche Transportprozesse behindert werden
Dillsamen, Kreuzkümmel	Den *Vata*-Fluss regulierend *(Anulomana)*, wichtiges Therapiekonzept des Ayurveda, um eine Fehlregulation der *Vata*-Bewegung wie Störungen der Peristaltik und sämtliche Spasmen vegetativ gesteuerter Muskulatur auszugleichen
Pippali, Ingwer	*Ama*-auskochend *(Amapacaca)*, regt *Agni* auf verschiedenen Stoffwechselebenen an, wodurch Stoffwechselzwischenprodukte (*Ama*) in eine ausscheidungsfähige Form umgewandelt werden
Kurkuma	Blutreinigend *(Raktashodana)*, reinigt das *Rakta-Dhatu* und ist hilfreich bei Hautkrankheiten, Gicht, Abszessen, Milz- und Leberleiden
Ghee, Kurkuma, Safran	Antitoxisch *(Vishaghna)*, unterstützt Abbau und Ausscheidung von toxischen Substanzen aus dem Körper; z. B. hilfreich bei starker Exposition gegenüber Umwelt-, Genuss- oder Nahrungsmittelgiften sowie nach Chemotherapie oder Vergiftungen
Süßholz, Ingwer	Gut für die Stimme *(Svarya)*
Zimt	Schleimlösend *(Cedana)*
Pippali, Nelke, Ingwer, Zimt	Hustenlindernd *(Kasahara)*

im Getreide, sollten allerdings die glutenhaltigen Getreide (Weizen, Dinkel, Hafer, Roggen und Gerste) vorerst gemieden werden. Die klassische Ayurveda-Küche bevorzugt den Reis, der in vielen Variationen verzehrt wird. Doch auch die anderen Getreidearten werden im Ayurveda gerne gegessen. Während Reis die typische Beilage zu einem vollwertigen Mittagsmenü darstellt, werden die anderen Getreide eher zum Frühstück oder Abendessen zubereitet.

Gerste (lat. *Hordeum vulgare*) ist trocken, kalt und leicht; süß und zusammenziehend; erhöht *Vata*, verringert *Kapha*; harntreibend, hilfreich bei Nierenschwäche, generell sehr gut für *Kapha*-Zustände. Ein wässeriger Gerstenbrei hilft bei Fieber, Blasenentzündung, Reizungen der Schleimhäute. Gerste bildet die ideale Nahrung bei Diabetes und chronischen Hautkrankheiten. Gerstenmehl, das mit *Amla*-Fruchtpulver vermischt wird, ist die beste Medizin bei Fettleibigkeit. Wenn Sie also abnehmen möchten, sollte Sie in Ihrer Diät als Getreide viel Gerste verwenden. Weitere trockene und leichte Getreide sind auch Hirse, Mais und Amaranth. Diese sind in der *Caraka-Samhita* zwar nicht ausführlich beschrieben, dienen aber ebenfalls dem *Kapha*-Abbau.

Hafer (lat. *Avena sativa*) ist nerventonisch, nährend, antidepressiv, cholesterinsenkend und wird als Gegenmittel bei Alkohol- oder Drogenvergiftung eingesetzt. Er verringert *Vata* und *Pitta*. Auf *Kapha* wirkt er erhöhend.

Reis (lat. *Oryza sativa*) ist feucht, ölig und kalt. Er verfügt über einen süßen Geschmack und verringert *Vata* und *Pitta*. Der rote Reis verringert auch *Kapha*. Gekochter Reis zählt zu den *Rasayanas*, ist nahrhaft, baut die *Dhatus* auf, vermehrt Muttermilch und erhöht die Samenproduktion. Er wirkt harntreibend und verstopfend. Für den Küchenalltag stehen uns viele Reissorten zur Verfügung. Grundsätzlich gilt: Der Reis sollte mindestens 1 Jahr zuvor geerntet worden sein und immer mit genügend Wasser weich gekocht werden. Der bei uns erhältliche Reis ist normalerweise immer einige Monate alt, und nur in den Anbauländern kommen wir in Gefahr, zu frischen Reis zu verzehren. Wer auf Nummer sicher gehen möchte, der kann auch einen Sack Reis auf Vorrat kaufen und im Keller einlagern.

✿ Basmati-Reis ist weißer Reis aus dem Hochland des Himalayas. Er wird in der ayurvedischen Heil- und *Panchakarma*-Küche bevorzugt, da er besonders leicht verdaulich ist und den Reinigungsprozess unterstützt. Er eignet sich bestens als Beilage zu schweren Gerichten, wie z. B. Kohlgemüse, Kichererbsen, Fisch oder Fleisch. Speziell bei allen *Biryanis* und *Pilaws* (Gemüsereis-Variationen) schmeckt er unvergleichlich gut.

✿ Risottoreis ist nicht nur in Italien beliebt. Dieser Rundkornreis ist gut verträglich, besonders, wenn er gut gewürzt und in genügend Flüssigkeit gekocht wird. Ideal für die *Vata*-Konstitution.

✿ Vollkornreis ist ebenso gut verträglich, wenn er ausreichend Flüssigkeit zum Kochen bekommt. Ideal für die *Pitta*-Konstitution.

✿ Roter Camargue-Reis ist für *Kapha* ideal, da er sich durch seine trockenen Eigenschaften auszeichnet.

Weizen (lat. *Triticum aestivum*) ist schwer, feucht/ölig und kalt, hat einen süßen Geschmack und verringert *Vata*. Junger Weizen kann *Kapha* erhöhen. Generell dient Weizen der nährenden und aphrodisierenden Aufbaukost, seine Eigenschaften sind dem des Dinkels sehr ähnlich. Entsprechend der heutigen Ernährungsgewohnheiten wird Weizen in vielerlei Weise weiterverarbeitet und verwendet: Als Bulgur, Couscous, Grieß oder Pasta. Gerade Bulgur und Couscous werden in der ayurvedischen Ernährung aufgrund ihrer leichten Verdaulichkeit sehr geschätzt und variantenreich zubereitet.

Hülsenfrüchte

Der überwiegende Teil aller Ayurveda-Praktizierenden lebt vegetarisch. Sei es aus ethischen, religiösen oder gesundheitlichen Gründen. In der indischen Tradition ist die ayurvedische Ernährung als vegetarische Ernährung fest verankert. So ist es im Ayurveda eher untypisch – wenn auch nicht verboten – Fisch, Geflügel und Eier in den täglichen Speiseplan zu integrieren. Umso wichtiger ist der regelmäßige Genuss von Linsen, Erbsen und Bohnen für den gesunden und kraftvollen Körper. Die verschiedenen Linsen- und Bohnengerichte werden als »Dal« bezeichnet (Dal, zuweilen auch Dhal geschrieben, heißt allgemein »Hülsenfrucht«) und als Beilage zu Reis und Gemüse gereicht. Zusammen mit Nüssen und Milchprodukten zählen sie zu den Grundnahrungsmitteln der täglichen Ernährung.

Über Hülsenfrüchte erhalten wir die ideale Zufuhr an Aufbaustoffen und Eiweiß. Zusammen mit Reis oder anderen Getreiden versorgen sie den Organismus mit allen notwendigen Eiweißbausteinen, die man sonst mit tierischem Eiweiß aufnimmt. Um also einem Eiweißmangel vorzubeugen – wie er bei gestressten und leistungaktiven lebenden Vegetariern nicht selten vorkommt – sollten wir möglichst täglich eine kleine Menge Hülsenfrüchte zu uns nehmen.

Channa-Dal (Kichererbsen). Die Kichererbse (lat. *Cicer arietinum*) ist trocken, leicht und kalt, hat einen süßen und zusammenziehenden Geschmack, verringert *Pitta* und *Kapha* und vermehrt *Vata* (deshalb mit Öl oder Ghee essen!).

Masur-Dal (Rote Linsen). Die rote Linse ist trocken, leicht und kalt, hat einen süßen Geschmack, verringert *Pitta* und *Kapha*, erhöht *Vata* und ist hilfreich bei Durchfall und Fieber.

Mung-Dal (Mungbohnen). Die Mungbohne (lat. *Vigna radiata*), zuweilen auch Mungobohne genannt, ist im Ayurveda die Königin aller Hül-

Reis und Hülsenfrüchte (Dal) sind wertvolle Grundnahrungsmittel der traditionellen Ayurveda-Küche und -Diätetik.

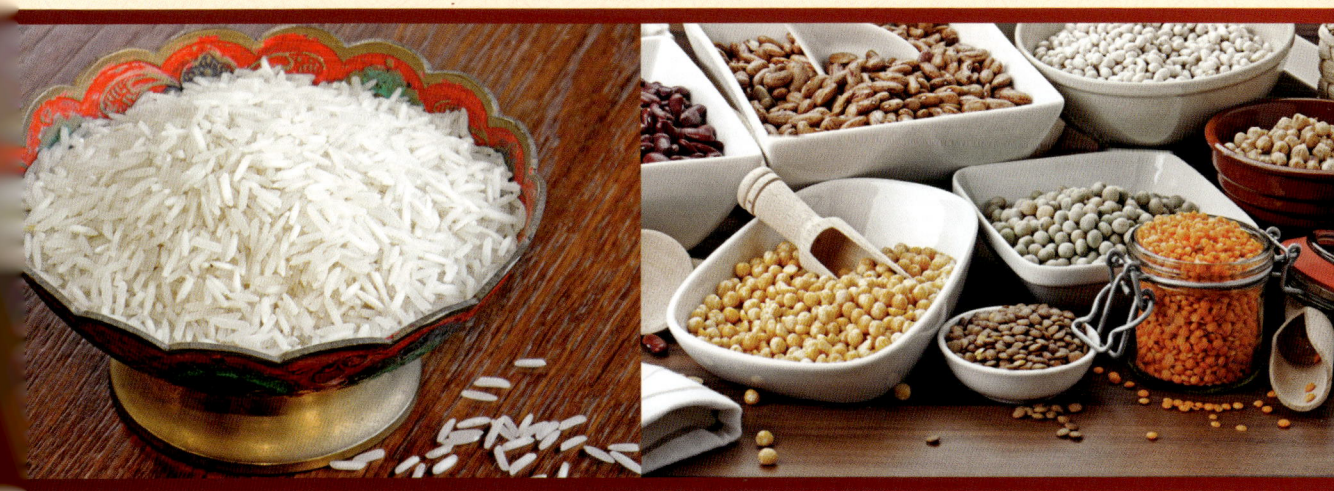

senfrüchte. Sie kann als ganze Bohne mit grüner Schale zubereitet werden oder geschält (dann ist sie gelb) und halbiert als klassischer Mung-Dal. Die Mungbohne ist trocken, leicht, nicht schleimig und kalt, mit süßem und zusammenziehendem Geschmack. Sie verringert *Kapha* und *Pitta*, hat keinen negativen Einfluss auf *Vata* und ist hilfreich zum Abnehmen bei Fettleibigkeit. Mung-Dal ist für fast jeden Zustand (insbesondere *Kapha*) geeignet.

Sojabohnen (lat. *Glycine max*) werden im Ayurveda vor allem als Eiweiß- und Kalziumträger sehr geschätzt. Gerade Frauen sollten während der Schwangerschaft und während der Wechseljahre auf eine regelmäßige Zufuhr von Sojabohnen und Sojaprodukten achten. In der Ayurveda-Küche sind Sojajoghurt, Sojasahne und Tofu eine hervorragende Alternative zu Milch und Milchprodukten, die aufgrund ihrer säuernden Wirkung oder

Um Linsen und Erbsen besser verdauen zu können, helfen langes Kochen und verdauungsfördernde Gewürze.

Ama-bildenden Kombination häufig nicht im diätetischen Speiseplan erlaubt sind. Bei fermentierten Sojaprodukten, wie es die beliebte Sojasauce ist, dominiert der salzige Geschmack die *Vata*-reduzierende Wirkung.

Tuweer-Linsen Die hellgelbe Linse ist trocken, leicht und kalt, mit süßem und zusammenziehendem Geschmack. Sie verringert *Pitta* und *Kapha*, erhöht *Vata*, ist stuhlbindend – was hilfreich bei Durchfallerkrankungen ist – und gut für die Hautfärbung.

Urad-Dal (Schwarze Bohnen) Die Urdbohne (lat. *Vigna mungo*), auf Englisch auch black gram genannt, hat eine schwarze Schale und einen weißen Kern. *Urad-Dal* ist sehr schwer verdaulich – weshalb man davon nur wenig und vor allem nicht abends essen sollte!–, feucht/ölig, schleimig und heiß, mit süßem Geschmack. Als einzige Hülsenfrüchteart wirkt *Urad-Dal Vata*-verringernd und erhöhend auf *Kapha* und *Pitta*. Sie hat eine ausgesprochen kräftigende und aphrodisierende Wirkung.

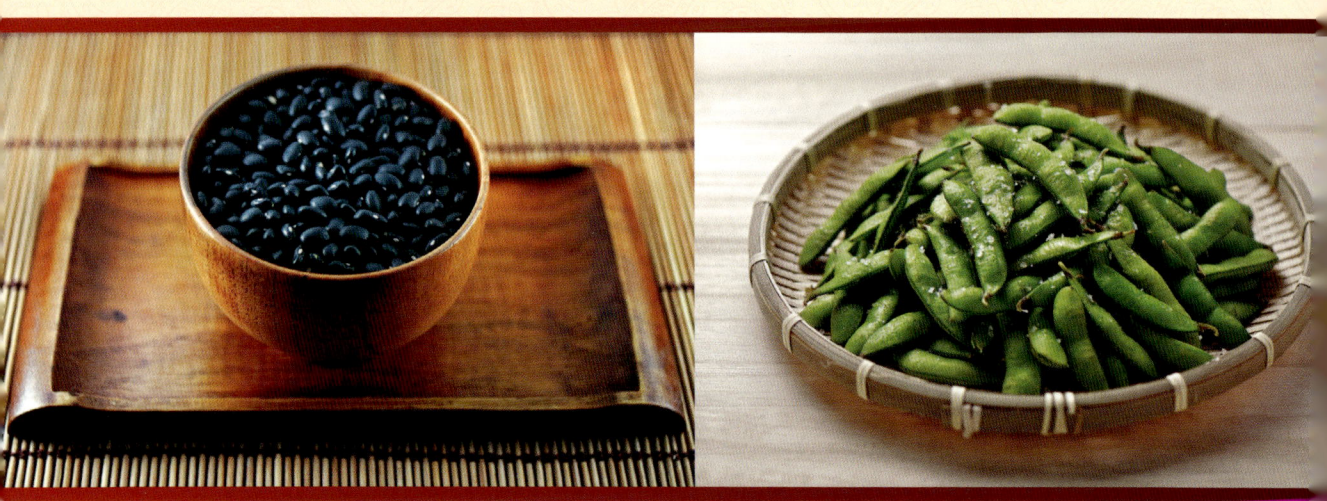

Gemüse

Frisches Gemüse ist der wichtigste Energieträger in der ayurvedischen Küche und wertvoller Grundbestandteil jeder Mahlzeit. Es lässt sich mit allen anderen Nahrungsmitteln auf die verschiedensten Weisen gut kombinieren. In gekochter Form ist Gemüse laut Ayurveda leichter verdaulich und kann besser aufgeschlüsselt werden.

Artischocken (lat. *Cynara cardunculus*) gleichen aufgrund ihres bitteren Geschmacks *Pitta* und *Kapha* aus und wirken stark *Vata*-erhöhend. Sie sind ein bekanntes Leber-Regenerationsmittel, fördern den Gallenfluss und helfen bei den Folgen von Alkohol- und Drogenmissbrauch.

Auberginen (lat. *Solanum melongena*) sind eine der wenigen Gemüsearten, die den Körper wärmen. Ihre Eigenschaften sind heiß und weich. Sie haben einen süßen Geschmack *(Rasa)* und ein scharfes *Vipaka* (Effekt nach der Verdauung), verringern *Vata* und *Kapha*, können aber *Pitta* erhöhen. Sie gelten als heilsam bei Arthritis, Ischias und Milzschwellungen. Sie sollten stets ungeschält und nicht bei Hämorrhoiden verwendet werden.

Avocados (lat. *Persea americana*) nehmen eine Zwischenstellung zwischen Gemüse und Obst ein, da sie nicht zum Kochen geeignet ist. Avocados sind süß, schwer, kühl, fettig und nährend. Damit haben sie vor allem eine *Vata*- und *Pitta*-reduzierende Wirkung und sollten nicht bei *Kapha*-Störungen verzehrt werden.

Bittergurken (lat. *Momordica charantia*) sind leicht, trocken, bitter, heiß, zusammenziehend und scharf. Sie reduzieren alle drei *Doshas* und regen den Appetit an. In Indien werden Bittergurken viel wegen ihrer verdauungsfördernden Wirkung und als Stärkungsmittel eingesetzt. Zudem reinigen sie das Blut und werden bei Fettleibigkeit, Diabetes, Blutverunreinigungen, schmerzhaften Menstruationsbeschwerden und leichtem Fieber verschrieben.

Chicorée (lat. *Cichorium intybus var. foliosum*) ist ein echtes *Kapha*-reduzierendes Gemüse. Er ist leicht, bitter und anregend. Damit stellt er ein hervorragendes Therapeutikum bei Verschleimung, Schweregefühl und Übergewicht dar. Ähnliche Eigenschaften werden auch dem **Radicchio** zugeordnet, der eine Kulturvarietät des Chicorées ist.

Fenchel Gemüsefenchel (lat. *Foeniculum vulgare var. azoricum*) ist ein süßes und leichtes Gemüse, welches gerne aufgrund seiner beruhigenden, besänftigenden und ausgleichenden Eigenschaften zur Reduktion von *Vata* eingesetzt wird. Auch in der *sattvischen* Ernährung und der *Panchakarma*-Kost wird Fenchel als gut verträgliches Gemüse geschätzt.

Gurken (lat. *Cucumis sativus*) sind ein *sattvisches* Nahrungsmittel, welches zur Erhaltung der Gesundheit Nutzen trägt. Gurken wirken kühlend, beruhigend, erfrischend und helfen augenblicklich gegen Magenbrennen. Ihr süßer und zusammenziehender Geschmack machen sie zum idealen Nahrungsmittel gegen Übersäuerung und *Pitta*-Störungen. Die Feuchtigkeit gleicht *Vata* aus. Gurken gelten als schwer verdaulich (wenig und nicht abends essen!) und kalt, die Früchte und die Samen sind harntreibend. Gedünstet als **Schmorgurken** werden sie leichter verdaulich, warm und spenden Feuchtigkeit. Auf diese Weise zubereitet sind sie sehr geeignet für die *Panchakarma*-Schonkost.

Kartoffeln (lat. *Solanum tuberosum*) sind ein ideales Nahrungsmittel, da sie dem Körper viel Energie und Kraft schenken. Von Natur aus sind sie kalt, trocken und nährend, sehr süß und schwer. Kartoffeln erhöhen *Kapha* und gleichen viele *Vata*- und *Pitta*-Beschwerden aus. Speziell bei Magenübersäuerung und Schleimhautreizungen werden sie den Speisen zugefügt.

Kohl Kohlgemüse (lat. *Brassica oleracea*) wird in der Ayurveda-Ernährung aufgrund seiner *Vata*-erhöhenden Eigenschaften nur in den kalten Wintermonaten und für Menschen mit starkem Verdauungsfeuer empfohlen. Anregende und erwärmende Gewürze wie Kreuzkümmel, Zimt, Pfeffer oder Ingwer machen die verschiedenen Kohlsorten – auch für *Vata* – leichter verdaulich. Der Rotkohl wird als winterliches Gemüse mit süßen, nährenden und aufbauenden Eigenschaften geschätzt. Er kräftigt den Körper und gleicht alle *Dosha*s aus. Der Weißkohl wirkt entzündungshemmend, antibakteriell und heilungsfördernd. Zudem beseitigt er Blockaden in der Leber. Weißkohl verringert *Kapha* und *Pitta* und erhöht *Vata*. Seine Blätter können auch äußerlich als Wundverband dienen oder auf Geschwüre, Entzündungen und von Arthritis betroffene Gelenke aufgelegt werden. Bei Hautproblemen wie Akne helfen sie ebenfalls. Frischer Kohlsaft kann Magengeschwüre heilen.

Kürbisse (lat. *Cucurbita pepo*) sind ein sehr schonendes, in der Kurernährung gerne verwendetes Gemüse. Sie haben kalte Eigenschaften, einen süßen Geschmack, verringern *Pitta* und *Vata*, wirken aphrodisierend und masseaufbauend. Der Hokkaidokürbis ist mit seiner süßen, nährenden und wärmenden Eigenschaft besonders gut als bekömmliches Wintergemüse und zum *Vata*-Ausgleich geeignet.

Meerrettich (lat. *Armoracia rusticana*) ist stimulierend, verdauungsfördernd, schweißtreibend und aphrodisierend. Er hilft bei Asthma, Erkältung, Kolik, Gicht, Infekten, Rheuma und Verschleimungen. Äußerlich kann er auch für Wickel bei Rückenschmerzen angewendet werden.

Möhren (lat. *Daucus carota ssp. sativus*), auch Karotten genannt, sind ein feuchtes, öliges und leicht verdauliches Gemüse mit süßem und bitterem Geschmack. Möhren werden in Indien häufig in ländlichen Gegenden verwendet, da sie ein nahrhaftes, gut verträgliches und harmonisches Nahrungsmittel für die Landbevölkerung darstellen. Sie wirken harntreibend, stuhlbindend, blutbildend und stärken Augen, Gehirn und Magen. Sie sind ein altbewährtes *Rasayana* zur Vitalisierung des Zellstoffwechsels.

Okras (lat. *Abelmoschus esculentus*) sind ein wertvolles Gemüse, da ihre Eigenschaften sie zu einem besonders guten *Rasayana*, Aufbau- und Verjüngungsmittel, machen. Okras sind süß, fett, schwer und vermehren den Samen. Sie gelten als ein wirkungsvolles Aphrodisiakum und gutes Stärkungsmittel. Unreife Okras, früh am Morgen auf nüchternen Magen gegessen, kräftigen den Körper. Sie vermehren die Grundbestandteile des Körpers. Weiche, zarte Okras haben die intensivste Heilwirkung.

Porree (lat. *Allium porrum*), auch Lauch genannt, ist ein süßes und stärkendes Gemüse aus der botanischen Familie der Zwiebelgewächse. Porree wird ähnlich wie die Zwiebel als nährendes, aphrodisierendes Gemüse zum Aufbau von *Shukra* und *Ojas* eingesetzt.

Rettich Vom Rettich (lat. *Raphanus sativus convar. sativus*) gibt es zwei verschiedene Sorten: eine leichte und eine schwere. Im Allgemeinen wird die leichte Sorte verwendet. Diese lindert Blähungen, ist gut für Leber, Milz und Herz, hilft bei Schwel-

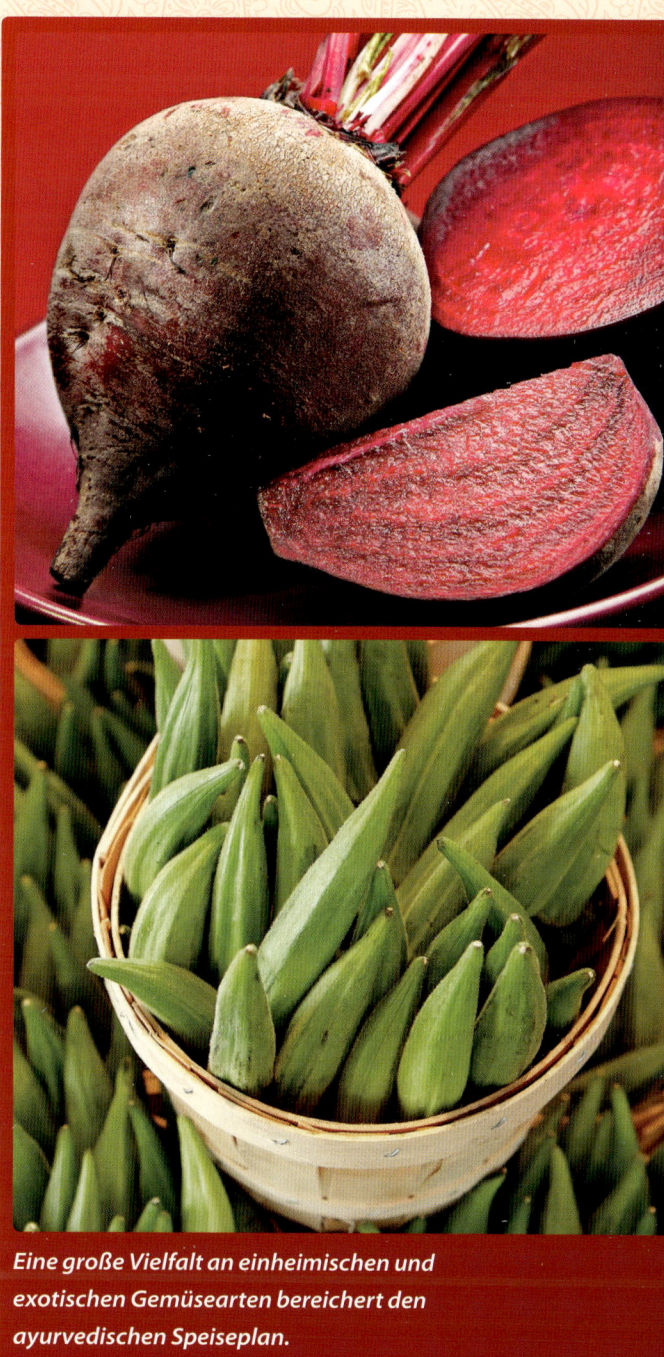

lungen und zählt wegen ihrer scharfen Eigenschaft zu den Expektoranzien. Rettich ist gut für den Hals und hilft bei Husten und Asthma. Er wirkt besonders harntreibend und ist gut geeignet, für Patienten, die unter Harnsteinen leiden. Die Samen der Rettichpflanze fördern die Monatsblutung. Die weichen Wurzeln sind leicht und heiß mit bitterem und scharfem Geschmack. Sie verringern *Kapha*, erhöhen *Pitta* und erhöhen bei vermehrtem Gebrauch *Vata*.

Rote Bete (lat. *Beta vulgaris ssp. vulgaris*) ist ein aufbauendes Nahrungsmittel, das Hitze erzeugt und dem Körper schnell verwertbare Energie schenkt. Sie wirkt ausgleichend auf *Vata* und *Pitta*. Als Heilpflanze werden die Rote-Bete-Knollen und ihre Blätter zur Blutbildung, der Anregung von Leber, Gallenblase, Magen und Darm sowie zur Ausschwemmung von Harnsäure und Natrium verwendet.

Spargel (lat. *Asparagus officinalis*) wird aufgrund seiner harntreibenden und abführenden Wirkung gerne bei Reinigungskuren eingesetzt. Der grüne Spargel ist in seiner Wirkung etwas milder als weißer und dient gleichzeitig als Stärkungsmittel. Spargel reduziert *Kapha* und *Pitta* ohne *Vata* zu erhöhen, und speziell Menschen mit Ödemen sollten regelmäßig Spargel essen.

Spinat Von allen grünen Gemüsearten hat der Spinat (lat. *Spinacia oleracea*) den höchsten Vitamin-A-Anteil. Er ist für seinen Eisen- und Kupfergehalt bekannt, was ihn zu einem wertvollen Heilmittel gegen Anämie, Darmträgheit und Leberbeschwerden macht. Da die rohen Spinatblätter Oxalsäure enthalten, sollten diese nicht oder nur mit Vorsicht verzehrt bzw. vorher blanchiert werden. Man spricht dem Spinat kalte, schwere und *Vata*-erhöhende Eigenschaften zu.

Eine große Vielfalt an einheimischen und exotischen Gemüsearten bereichert den ayurvedischen Speiseplan.

Die Heilkraft unserer Nahrung

Tomaten (lat. *Lycopersicon esculentum*) vermehren alle drei *Doshas* und haben eine *Srota*-blockierende Wirkung. Generell werden Tomaten als Nachtschattengewächse und aufgrund ihrer kalten und sauren Eigenschaften nur im natürlich gereiften Zustand und in geringen Mengen empfohlen. Bei Übersäuerung, *Vata*- und *Pitta*-Störungen sowie in kurativen Diäten sollten vorübergehend keine Tomaten gegessen werden.

Zwiebeln Beim Essen sollten Zwiebeln (lat. *Allium cepa*) nur gekocht verwendet werden. Sie sind schwer, weder kalt noch heiß, haben einen süßen und scharfen Geschmack und verringern *Vata* und *Pitta*. Auf *Kapha*, *Tamas* und *Rajas* wirken sie erhöhend (also nicht gut für Menschen, die Yoga praktizieren!). Sie sind leicht aphrodisierend, kräftigend, appetitanregend, leberstoffwechselanregend, blutzuckersenkend und fördern den Schlaf. **Frühlingszwiebeln** (lat. *Allium fistulosum*) werden auch Winterzwiebeln genannt und ihre grünen Blätter Schlotten.

Pilze

Pilze werden in der ayurvedischen Ernährung wenig empfohlen. Sie vermehren alle drei *Doshas* und *Tamas*. Besonders bei Erkrankungen mit *Ama* und Störungen des Autoimmunsystems ist vom Verzehr von Pilzen abzuraten.

Keimlinge und Sprossen

Frische Keimlinge oder Sprossen aus Mungbohnen, Linsen, Weizen, Bockshornklee und Alfalfa (Luzerne) sind in der Ayurveda-Ernährung ein wertvoller Energieträger. Sie werden sowohl in der *sattvischen* Ernährung als auch in der *Rasa*-yana-Ernährung sehr geschätzt und bereichern mit ihrem Reichtum an Vitaminen und Enzymen Salate und Brotaufstriche.

Früchte

Frische Früchte sind bei richtiger Einnahme ein guter Reiniger für den Körper. Durch ihre schnelle Verwertung und den hohen *Prana*-Gehalt schenken sie dem Körper viel Energie, ohne ihn durch Verdauungsarbeit zu belasten. Bei falscher oder übermäßiger Einnahme hingegen führen sie zu starken Verschleimungen und einer Schwächung von *Agni*. Viele Früchte erhöhen *Kapha*, was durch Trocknung aufgehoben werden kann. Trockenfrüchte jedoch wirken meist nicht *Vata*-erhöhend. Reife Früchte werden in der *sattvischen* Ernährung aufgrund ihres *Prana*-Gehalts sehr geschätzt, unreif geerntete und verzehrte Früchte jedoch sind *tamas*isch und reichern *Ama* an. Generell sollten Früchte nicht mit anderen Nahrungsmitteln zusammen gegessen werden, da sie sonst *Ama* und besonders bei *Vata*- und *Kapha*-Typen das Gleichgewicht der *Doshas* stören.

Amla (lat. *Phyllanthus emblica*), auch Indian gooseberry oder *Amalaka* genannt, ist eine der wichtigsten *Rasayana*-Früchte. Sie enthält alle Geschmacksrichtungen, und ihr Geschmack nach der Verdauung *(Vipaka)* ist süß. Die Frucht reduziert alle drei *Doshas*: Durch den sauren Geschmack wird *Kapha* reduziert, durch den süßen Geschmack und *Cita-Virya* wird *Pitta* reduziert, und durch den scharfen, bitteren und zusammenziehenden Geschmack wird *Kapha* reduziert. *Amla* enthält viel Vitamin C (ihr Vitamin-C-Gehalt pro Frucht entspricht dem von ein bis zwei Orangen) und Eisen.

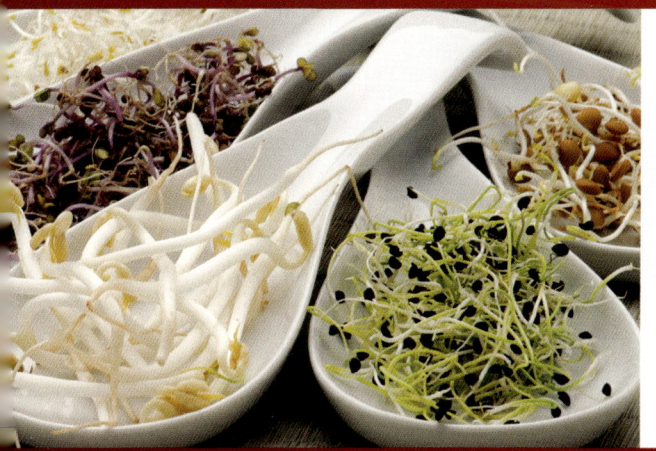

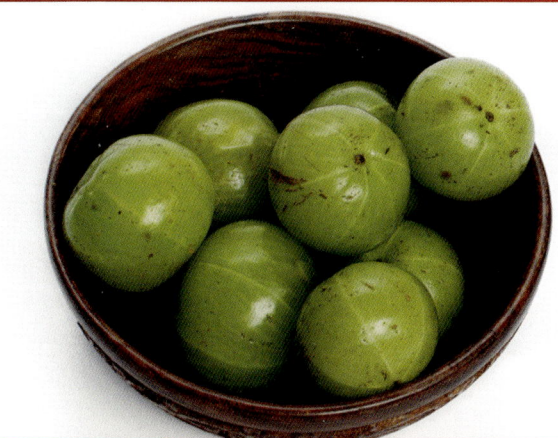

Um gegen Übersäuerung vorzugehen, wird *Amla* zusammen mit *Shatavari* und Zucker zu gleichen Teilen mit etwas Honig und Milch gemischt. Als *Rasayana* beugt *Amla* der Alterung vor und fördert die Langlebigkeit, stärkt den Intellekt, wirkt aphrodisierend, das Haarwachstum fördernd, zahnfleischstärkend, blutbildend, *Ojas*-vermehrend und abwehrsteigernd. Weitere klassische Empfehlungen zur Verwendung von *Amla* sind: Harntrakterkrankungen, Brennen in den weiblichen Organen, Gelbsucht, Anämie, Diabetes, Schluckauf, Wechselfieber, Durchfall, Konzentrationsschwäche, unerfüllter Kinderwunsch, Hautkrankheiten, Kurzsichtigkeit und blutende Hämorrhoiden.

Ananas (lat. *Ananas comosus*) ist saftig und energiespendend. Sie heilt Unruhe und Herzbeschwerden und verleiht Herz und Kopf ein angenehm kühles Gefühl. Reife Ananas ist durstlöschend und *Agni*-fördernd. Unreife Ananas ist schwer, heiß, sehr sauer und stört das *Pitta* und *Kapha* im Körper.

Frische Keimlinge und Amla-Früchte zählen zu den wertvollsten Vitalstoffträgern und werden in vielen ayurvedischen Heildiäten eingesetzt.

Äpfel (lat. *Malus domestica*) sind süß, sauer, zusammenziehend, schmackhaft, stärkend und sehr eisenhaltig. Sie wirken verdauungsfördernd, stuhlbindend (also hilfreich bei Durchfall), appetitanregend und reduzieren *Pitta* und *Vata*. Menschen mit schwachem *Agni* sollten sie gekocht essen. Traditionell werden Äpfel zusammen mit Möhren als wertvolles *Rasayana* eingesetzt. Süße Äpfel verringern alle drei *Doshas* und stimulieren die Leberfunktion. Apfelschalen helfen bei Gicht, Rheuma und als Diuretikum bei Harnbeschwerden.

Aprikosen (lat. *Armeniaca vulgaris*) zählen auch zu den *Rasayana*-Früchten. Ähnlich wie die Mango sind Aprikosen süß, nährend, aufbauend, verjüngend, konzentrationsfördernd und aphrodisierend. Als Trockenfrucht werden sie gerne mit Milch zur körperlichen und mentalen Stärkung eingenommen.

Die Heilkraft unserer Nahrung

Bananen Die ayurvedischen Schriften beschreiben die Banane (lat. *Musa paradisiaca*) als eine schmackhafte, appetitanregende, durststillende, fasern- und fleischbildende Frucht. Sie ist stärkend, süß, kalt, zusammenziehend, schwer, wirkt verjüngend und verleiht neue Kräfte. Sie verringert *Vata* und *Pitta,* und in großen Mengen ist sie schwer verdaulich und erzeugt *Kapha*. Bananen sind das ideale Nahrungsmittel für knochige, magere und schwache Menschen. Sie helfen gegen Ruhr, Diarrhö, chronische Verdauungsbeschwer-

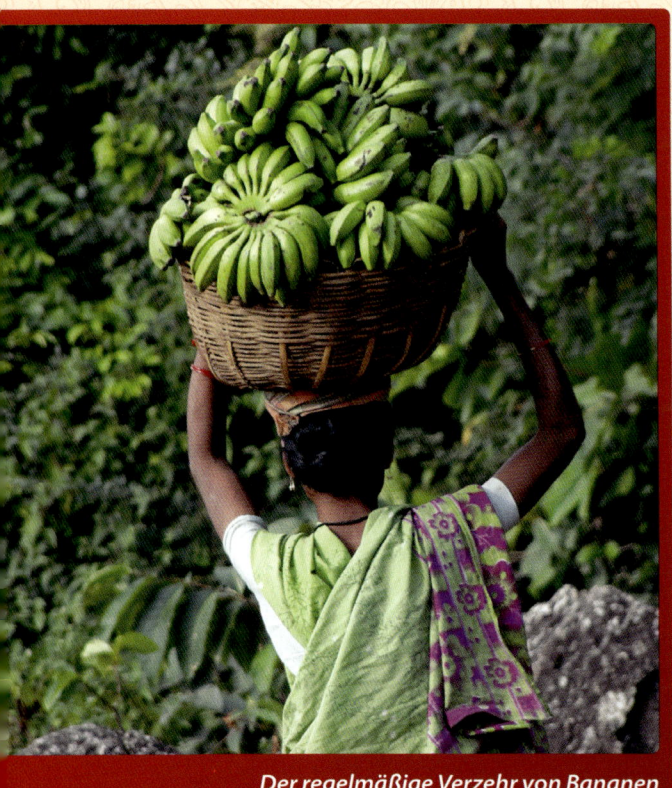

Der regelmäßige Verzehr von Bananen wird im Ayurveda bei Erschöpfung, Auszehrung und Abmagerung empfohlen.

den, trockenen Husten und ein schwaches *Agni*. Bananen vermehren den Samen und verleihen dem Organismus Vitalität und Zeugungskraft. Sie löschen den Durst, reduzieren *Pitta*, vertreiben Schwermut und helfen bei Blutverunreinigung. Unreife Bananen und Bananen in Kombination mit Milch sind unverträglich.

Birnen (lat. *Pyrus communis*) sind in ihren Eigenschaften schwer, fett, süß, zusammenziehend und kalt. Sie können *Kapha* erhöhen, sind gut fürs Herz und harntreibend. Sie werden auch bei Beschwerden vor der Menstruation und Depressionen empfohlen. Im Übermaß genossen verursachen Birnen Verdauungsstörungen, da sie den Stoffwechsel säuern.

Datteln (lat. *Phoenix dactylifera*) haben einen ausgesprochen hohen Nährwert und sind ein wirkungsvolles Verjüngungsmittel *(Rasayana),* das dem Organismus die Möglichkeit gibt, Abwehrkräfte gegen Virus- und Infektionskrankheiten heranzubilden. Sie verringern *Vata* und *Pitta* und können *Kapha* erhöhen. Sie sind eine gute Eisenquelle, nähren und aphrodisieren. Datteln besänftigen irritierte Schleimhäute und helfen bei Asthma, Auszehrung und Gewichtsverlust. Wenn Datteln über Nacht in Milch eingelegt werden, entsteht ein aufbauendes Getränk zur Rekonvaleszenz nach Fieber, Pocken und exzessivem Alkoholkonsum. Eine Konfitüre aus Datteln, Rosinen, Zucker, langem Pfeffer, Honig und Ghee ist eine exzellente Kur bei Husten.

Feigen (lat. *Ficus carica*) sind im reifen Zustand schmackhafte, süße, kalte und appetitanregende Früchte. Sie sind schwer und kalt, helfen bei Verunreinigungen des Bluts, bei Husten, Auszehrung, allen Arten von Brustbeschwerden und chronischem Husten. Im Ayurveda werden sie verordnet gegen Muskelrheumatismus, Hautkrankheiten, Nieren- und Blasensteine, Vergrößerung der Leber und Blutarmut. Sie besänftigen die *Doshas*, reduzieren *Vata*, vermehren *Kapha* und sollten besonders von Frauen regelmäßig gegessen werden.

Granatäpfel (lat. *Punica granatum*) haben einen süßen, sauren und zusammenziehenden Geschmack sowie süße *Vipaka* (Effekt nach der Verdauung). Die süße Art verringert alle drei *Doshas*, während die süß-saure Art leicht *Pitta*-erhöhend und die saure Art stark *Pitta*-erhöhend ist. Granatäpfel sind stuhlbindend, gut für Verdauung und Herz sowie eine gute Eisenquelle. Therapeutisch wird die Wirkung des Granatapfels als hirntonisch, kardiotonisch, blutbildend, schleimbildend, brechreizunterdrückend und appetitanregend beschrieben. Getrocknete Granatapfelschale wirkt sehr gut bei Durchfall.

Grapefruits (lat. *Citrus paradisi*) sind stark appetitanregende und erfrischende Früchte. Ihre regelmäßige Einnahme garantiert gesunde Eingeweide und schützt vor Diarrhö, Ruhr und anderen Infektionskrankheiten des Verdauungstrakts.

Mangos (lat. *Mangifera indica*) sind heiß, feucht, ölig, energiespendend, befriedigend und von allen Früchten die reichste Vitamin-A-Quelle. Saftige, fasrige Mangos sind leicht verdaulich, während süße, fleischige Mangos schwer sind. Im reifen Zustand sind Mangos süß und blutbildend und besonders für Frauen während ihrer Menstruation zu empfehlen. Sie fördern *Mamsa Dhatu* (Muskelgewebe) und *Shukra Dhatu* (Samenflüssigkeit) und werden bei *Vata*- und *Pitta*-Störungen verwendet. Die Mango stimuliert das Nervensystem, bewirkt Gewichtszunahme, heilt Verstopfung, aktiviert die Nierentätigkeit und vermehrt die Entschlackung des Körpers.

❁ Getrocknete Mangosamen haben einen zusammenziehenden Geschmack und sind ein gutes Hausmittel bei Durchfall.

Orangen (lat. *Citrus sinensis*) vermehren die Verdauungssäfte und regen den Appetit an. Sie wirken stärkend, verjüngend und fördern durch ihre süß-sauren Eigenschaften das *Vata* und *Pitta* im Körper. Orangen sind gut für die Haare, Husten, Auszehrung, Erbrechen, Übelkeit und Schwindelgefühl. Süße Orangen mit dünner Schale sind den sauren immer vorzuziehen.

Papayas (lat. *Carica papaya*) haben keine besondere *Dosha*-Wirkung. Trotzdem werden ihnen viele Heilwirkungen nachgesagt: Die reife Papaya ist gut für die Verdauung und hilft bei chronischer Verstopfung und Hämorrhoiden. Der Milchsaft der unreifen Früchte enthält Papain, ein Enzym, das Eiweißverbindungen spaltet. Der Frischsaft der Blätter ist harntreibend und hilfreich bei Herzstörungen. Die Samen sind gut gegen Würmer.

Wassermelonen (lat. *Citrullus lanatus var. lanatus*) zählen zu den kalten, leichten und *Pitta*-reduzierenden Nahrungsmitteln. Sie sind süß, feucht und ausleitend. Ihre Kerne werden bei innerlich und äußerlich (als Paste) frühzeitigem Haarergrauen oder -ausfall verabreicht.

Weintrauben (lat. *Vitis vinifera*) sind die besten Früchte aus ayurvedischer Sicht. Sie sind feucht, ölig und kalt, haben einen süßen Geschmack und verringern *Vata* und *Pitta* – ohne einen negativen Einfluss auf *Kapha* auszuüben (bei hohem *Kapha* sollte man jedoch Rosinen vorziehen). Weintrauben sind nährend, abführend, blutreinigend und verjüngend; sie helfen bei Durst, Fieber, Übersäuerung, Atemnot, Blutungen, Tuberkulose, Abmagerung, rauer Stimme bzw. Heiserkeit, Alkoholismus und Husten. Blaue Trauben sind zudem eine gute Eisenquelle. Getrocknet als Rosinen tritt ihre regenerative, verjüngende und energieaufbauende *Rasayana*-Wirkung noch verstärkt hervor.

Zitronen Wegen ihrer erhitzenden Dynamik (*Usna-Virya*) reduzieren Zitronen (lat. *Citrus limon*) trotz ihres sauren Geschmacks *Kapha*. Sie regen den Appetit und den Speichelfluss an, verbessern den Geschmack und können bei Kolik, Mundgeruch, Geschmacksverlust, Angina pectoris, Appetitlosigkeit, Übelkeit, Leberkrankheiten, Schüttelfrost und Hautkrankheiten angewendet werden. Verwendung finden Zitronen bei Cellulitis, schlaffer Haut, und bei der Beseitigung von Fettpolstern helfen heiße Zitronenwickel. Kindern beim Zahnen kann man ein Stück Zitrone geben. Bei Gastritis 3 bis 5 Milliliter Zitronensaft zwischen den Mahlzeiten am Nachmittag einnehmen. Bei Migräne Zitronensaft in die Nase träufeln.

Nüsse, Kerne und Samen

Nüsse sind reichhaltige Nahrungskonzentrate und werden meist als *Rasayana* eingesetzt. Für die vollständige Verwertung ist es notwendig, die Nüsse gut zu kauen und sie nicht am späten Abend zu essen. Man sollte nicht mehr als 20 bis 40 Gramm Nüsse täglich verspeisen. Nüsse und Samen sind ein guter Fleischersatz und können bei einer Kostumstellung wertvolle Dienste leisten.

Cashewnüsse (lat. *Anacardium occidentale*) sind ein *satt*visches Nahrungsmittel mit hohem Nährwert. Sie sind das ideale Lebensmittel für alle Menschen die an Anämie, Blutarmut, Schwächlichkeit, schlechter Nahrungsresorption, Magersucht und allgemeiner Anfälligkeit leiden. Ihre harmonisierende Wirkung gleicht die *Doshas* aus und hilft die *Dhatus* zu nähren.

Kokosnüsse (lat. *Cocos nucifera*) sind *sattvische* Früchte mit kalten, schweren und öligen Eigenschaften und süßem Geschmack. Sie verringern *Vata* und *Pitta*, unterstützen die Verdauungsvorgänge und wirken antiseptisch auf den Urin. Wegen ihrer aufbauenden Substanzen werden sie im Ayurveda als bewährtes Verjüngungsmittel (*Rasayana*) sehr geschätzt. Die trockene Kokosnuss ist schwerer verdaulich und sollte deshalb, wenn möglich, lieber in eingeweichter Form zum Kochen verwendet werden. Das Kokosöl ist gut für Haut und Haare.

Kürbiskerne Der Kürbiskern (lat. *Cucurbita pepo*) ist ein wichtiger Lieferant von Omega-3- und Omega-6-Fettsäuren. Kürbiskerne nähren und heilen den Magen-Darm-Trakt, bekämpfen Parasiten, verbessern die Durchblutung, beseitigen Prostata-Beschwerden und verhindern Karies. Sie eignen sich gut für schwangere und stillende Frauen, reduzieren *Vata* und vermehren *Kapha*.

Mandeln (lat. *Amygdalus communis*) besänftigen irritierte Schleimhäute, fördern die Ausscheidung und sind aphrodisierend. Mandeln sind schwer, feucht-ölig und kalt, haben einen süßen Geschmack, verringern *Vata* und *Pitta*, erhöhen *Kapha* und sind gut für Gehirn und Nervengewebe.

Für ein *Rasayana* (Regenerationsmittel) Mandeln schälen und für mindestens eine Woche in Honig einlegen. Anwendung: Nehmen Sie täglich drei solcher Mandeln mit etwas heißer Milch vor dem Frühstück bei Schwächezuständen und Potenzstörungen.

Pinienkerne sind süß, nahrhaft, stärkend, ölig und leicht. Sie unterstützen die Nierenfunktionen und helfen, Wasseransammlungen aus dem Körper auszuscheiden.

sche Medizin und Kochkunst. Hierbei werden die Geschmacksrichtungen, Eigenschaften und Heilwirkungen der einzelnen Substanzen beachtet.

In der ayurvedischen Ernährung werden die Auswahl und Menge der Gewürze auf das persönliche Geschmacksempfinden, die Konstitution und die Jahreszeit abgestimmt. Frisch geerntete Gewürze haben immer eine stärkere Würzkraft als alte, da die ätherischen Öle, welche das Aroma bestimmen, sich mit der Lagerung leicht verflüchtigen. Um die Geschmacksintensität zu erhalten, sollten die Kräuter und Gewürze immer in getönten Gläsern aufbewahrt werden. Frische und in der eigenen Umgebung gewachsene Kräuter haben die intensivste Heilwirkung. Die Würzkraft aller

Gewürze entfaltet sich am besten, wenn sie direkt vor dem Gebrauch mit einem Mörser oder einer Gewürzmühle gemahlen werden.

Info Aus der unermesslichen Vielfalt der in der ayurvedischen Medizin verwendeten Heilpflanzen möchte ich zudem einige Pflanzen vorstellen, die entweder auch in Europa wachsen oder heute in Europa leicht erhältlich sind. Die Dosierungen und beschriebenen Anwendungsmöglichkeiten sind auf eine primäre Gesundheitsfürsorge abgestimmt. In der folgenden Auflistung stehen sie unter ihrem Namen auf Sanskrit.

Ein reicher Schatz an Gewürzen macht die ayurvedische Küche wohlschmeckend, bekömmlich und abwechslungsreich.

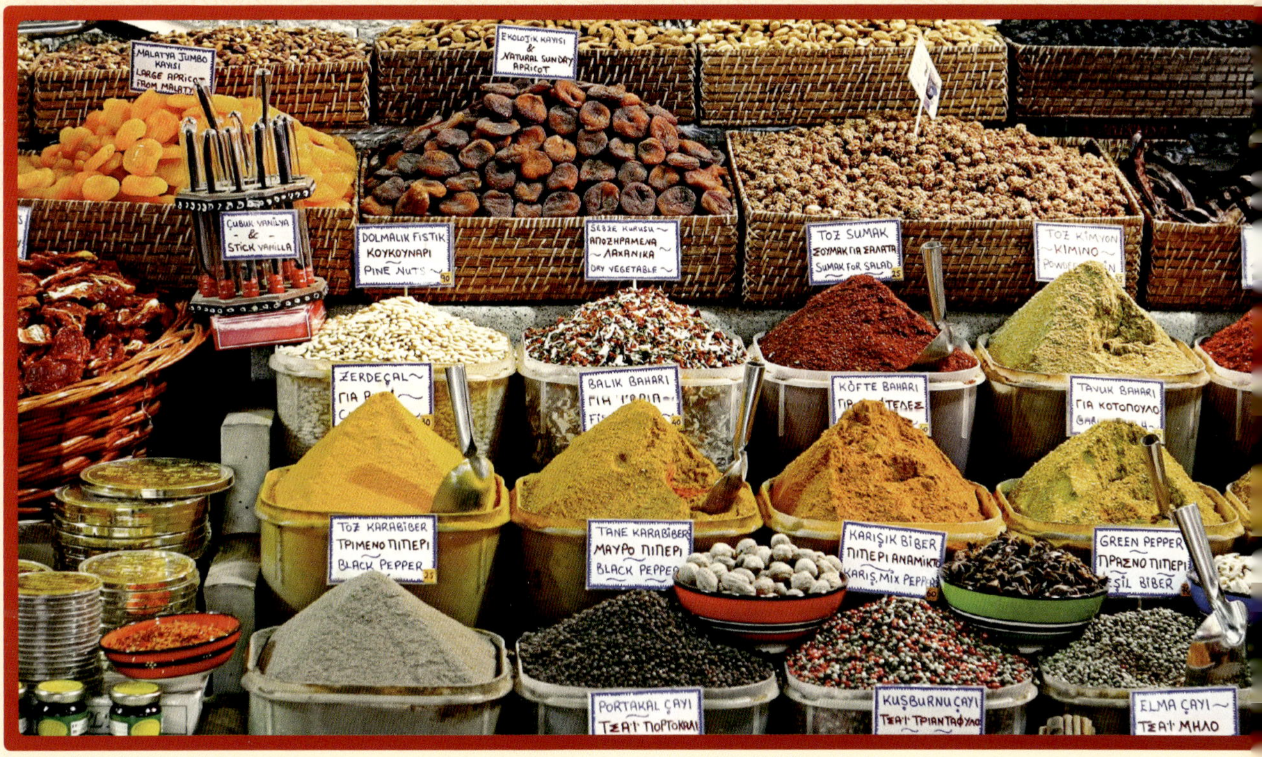

Amchur Das Mangopulver wird aus unreifen, in der Sonne getrockneten Mangos (lat. *Mangifera indica*) gewonnen. Sein süßsaures Aroma erinnert an Harz. *Amchur* würzt vor allem Chutneys und Currys, wobei es erst gegen Ende der Garzeit zugegeben wird, um seinen säuerlichen Geschmack gut zur Geltung kommen zu lassen.

Afsantin Wermut (lat. *Artemisia absinthium*). *Afsantin* ist durch seine leichten, trockenen und scharf penetrierenden Eigenschaften und den bitteren Geschmack zwar nicht sehr wohlschmeckend, dafür aber ein hervorragendes Heilkraut für Leber, Galle, Darm und Herz. Er wirkt schmerzlindernd, fiebersenkend, fördert die Urinausscheidung, stimuliert den Appetit und harmonisiert die Störungen von *Kapha* und *Vita*. Verwendet werden die Blätter und Blüten in einer üblichen Dosis von 1 bis 3 Gramm, 3-mal täglich mit heißem Wasser.

Gewürze kaufen

Gewürze sind die Heilmittel der Küchen-Apotheke und sollten stets von bester Qualität sein. Kaufen Sie ausschließlich Gewürze aus kontrolliert biologischem Anbau (am besten in einem Bioladen oder bei vertrauenswürdigen Händlern, die ihre Ware über das Internet anbieten) und bewahren Sie diese trocken und dunkel auf. Ich selbst verwende eine Masala-Box (Gewürzdose) aus einem Indienladen zur praktischen Aufbewahrung meiner Gewürze. Bezugsadressen für Gewürze finden Sie am Ende des Buches.

Ajwain (lat. *Trachyspermum ammi*), auch Ajowan genannt, ist in unseren Breitengraden ein nahezu unbekanntes Gewürz, dessen Früchte im Aussehen unserem Anis ähneln. Es hilft bei Verdauungsbeschwerden aller Art, Gastritis, Appetitlosigkeit und ist sehr blutreinigend. Der milde und aromatische Geschmack des *Ajwains* passt hervorragend zu Schmorgurken, grünen Bohnen und Paprikagemüse. *Ajwain* hat leichte, heiße, ölige und scharf penetrierende Eigenschaften, einen scharfen und bitteren Geschmack und wirkt appetitanregend, verdauungsfördernd, entblähend, entkrampfend und auswurffördernd. Das Inhalieren der Dämpfe hilft bei der Linderung von Asthma und Husten. Der in *Ajwain* enthaltene Wirkstoff Thymol ist antiseptisch und gut gegen Würmer. Die Behandlung der weiblichen Genitalien nach der Schwangerschaft mit *Ajwain*-Rauch (Räuchern) fördert die Wiederherstellung der Gebärmutter.

Anardana Powder Das Pulver des Granatapfels (lat. *Punica granatum*) schmeckt süß, leicht sauer und aromatisch. Die getrockneten und pulverisierten Granatapfelkerne sind sehr energiespendend, verjüngend und regen den Appetit an. Speziell in der diätetischen Küche findet das Gewürz Verwendung, da es zwar leicht sauer schmeckt, aber ein süßes *Vipaka* hat. Damit ist es optimal geeignet für die regenerativen und aufbauenden Prozesse zum *Vata*-Ausgleich.

Anis (lat. *Pimpinella anisum*) kann als Samen oder gemahlen in Reisgerichten und Süßspeisen verwendet werden. Man gibt ihn gerne scharfem Essen bei, da er den Geruch von Knoblauch, Zwiebeln und den meisten Gewürzen neutralisiert. Ähnlich wie seine botanischen Verwandten Fenchel und Kümmel beruhigt Anis den Darm, entbläht, beruhigt die Nerven und fördert den Schlaf.

Anis wirkt angenehm wärmend für den Körper.

Asafoetida > siehe *Hing*

Ashwaganda (lat. *Withania somnifera*), die Winterblume, ist eine der bekanntesten *Rasayana*-Pflanzen. Es wird empfohlen, täglich 3 Gramm *Ashwaganda*-Pulver mit Zucker, Ghee und Milch einzunehmen. Ihre Eigenschaften sind süß, bitter, herb und heiß. Sie reduziert *Vata* und *Kapha*. Die aktiven Wirkstoffe im *Ashwaganda* haben spezifische Enzymwirkung bei Tumorzellen, stimulieren das Immunsystem, sind gut bei Geschwüren und hervorragend für das Gedächtnis und die Konzentrationsfähigkeit. Als *Vajikarana* ist *Ashwaganda* ein bewährtes Stärkungsmittel für die sexuelle Kraft des Mannes.

Basilikum (lat. *Ocimum basilicum*) wird in Indien auch als »heilige Pflanze« bezeichnet, denn sie ist rein *sattv*isch, und ihre Eigenschaften sind ausgleichend und harmonisierend. Im Ayurveda wird Basilikum bei Trägheit, Energiemangel und Lustlosigkeit empfohlen. Es fördert die Urinausscheidung und beseitigt bei Erkältungen überschüssiges *Kapha* im Körper. Basilikum verringert alle drei *Doshas* und zählt mit seiner Anti-Stress- und Immunsystem stimulierenden Wirkung zu den wichtigsten und ausgleichendsten Kräutern der ayurvedischen Küche. Im getrockneten oder frischen Zustand begleitet Basilikum viele Sommergemüsearten wie Tomaten, Zucchini oder grüne Bohnen auf besonders schmackhafte Art. Frischer Basilikumsaft beseitigt Toxine aus dem Körper, hilft bei Ohrenschmerzen, Hautkrankheiten, klärt die Aura und stärkt das Immunsystem. Bei Fieber, Husten, Erkältung und Verdauungsstörungen soll man Basilikum als Tee oder Saft mit ½ Teelöffel Ingwersaft und drei schwarzen Pfefferkörnern einnehmen und bei Sinusitis, Kopfschmerzen oder

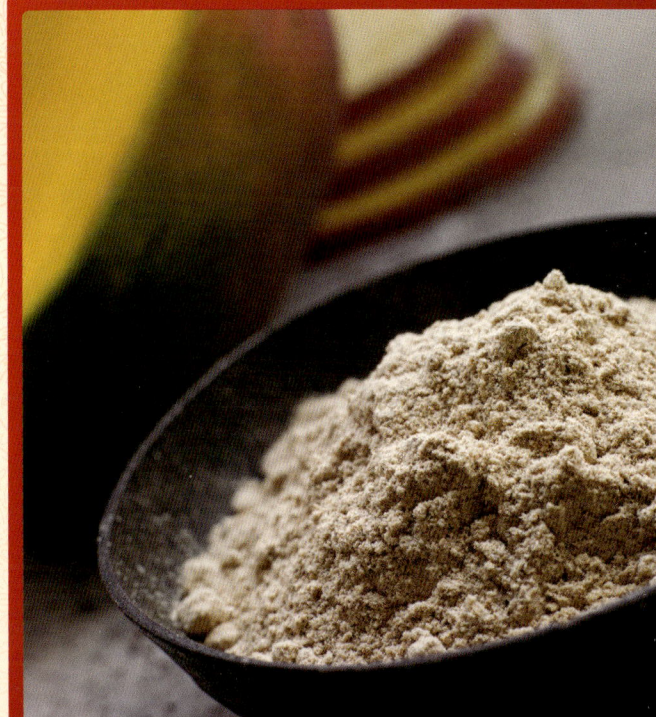

Kräuterpräparate und Nahrungsergänzungen – wie hier Ashwaganda – werden begleitend zur Ernährungstherapie bei vielerlei Beschwerden eingesetzt.

Migräne 3 bis 4 Tropfen frischen Basilikumsaft in die Nase eingeben. Bei Depressionen und nervösen Störungen hilft ein Tee aus getrockneten Blättern und Honig, um den Geist zu stärken.

Bockshornklee > siehe *Methi*

Brahmi (lat. *Bacopa monnieri*), auch indisches Wassernabelkraut genannt, ist eine der wichtigsten ayurvedischen Heilpflanzen für das psychische Gleichgewicht und bei geistigen Störungen. Durch seine leichten und heißen Eigenschaften und den bitteren Geschmack wirkt *Brahmi* sehr kontrollierend auf *Kapha* und *Vata*. Die Pflanze wirkt schmerzlindernd, steigert die Antriebskraft, verbessert das Gedächtnis, ist gut für Herz und Haut. Normalerweise wird das Pulver der gesamten getrockneten Pflanze in einer Dosis von 2 bis 3 Gramm, 2-mal täglich mit Wasser verwendet.

Chilis (lat. *Capsicum frutescens*) haben eine intensive und brennende Schärfe, so dass man diese äußerst vorsichtig dosieren sollte. Mit der Zeit kann man die Würzmenge etwas steigern. *Pitta*-Typen sollten auf Chilis verzichten, es sei denn sie leiden unter einem schwachen *Agni*. In diesem Fall wäre eine kleine Menge anzuraten, da Chili schneller auf *Agni* wirkt als auf *Pitta*. Für den trägen *Kapha*-Stoffwechsel *(Manda-Agni)* wirkt Chili ausgesprochen anregend und baut Fettgewebe ab. **Cayennepfeffer** wird aus roten, also vollständig ausgereiften Chilis gewonnen. Im alten Indien war der rote Cayennepfeffer nahezu unbekannt, es wurden vorwiegend schwarzer Pfeffer und langer Pfeffer verwendet.

Damanaka Beifuß (lat. *Artemisia vulgaris* var. *vulgaris*). *Damanaka* ist ein wichtiges Kraut in der ayurvedischen Massage-Therapie und wird äußerlich oft für lokale Schwitzbehandlungen eingesetzt. Es verfügt über leichte, trockene und scharf penetrierende Eigenschaften, hat einen bitteren und zusammenziehenden Geschmack und ist hilfreich für alle drei *Doshas* (ganz besonders *Kapha* und *Vata*). Die Pflanze wirkt schmerzlindernd, entzündungshemmend, fiebersenkend und stärkt *Agni*. Verwendet wird die gesamte Pflanze in einer Dosis von 3 bis 4 Gramm, 2-mal täglich mit heißem Wasser eingenommen. Ihre Wurzeln sind in einer Dosis von 1 Gramm, 2-mal täglich, wirksam bei Neurosen, Depressionen, innerer Anspannung und Schlaflosigkeit.

Dill (lat. *Anethum graveolens*) ist eines der wenigen Kräuter mit einem süßen Geschmack. Er ist sehr appetitanregend und verdauungsfördernd und hilft bei Übelkeit, Fieber, Magenbeschwerden. Ebenso wirkt Dill bei Koliken, Würmern, Schluckauf, Hämorrhoiden, Rheuma und anderen Gelenkschwellungen. Angebraten in Butter wird er gegen Durchfall eingesetzt. Dillsamen sind leicht, feucht-ölig, spitz (scharf penetrierend) und heiß. Sie haben einen scharfen und bitteren Geschmack, verringern *Kapha* und vermehren *Pitta*. Als bewährtes Mittel werden sie bei Kopfschmerzen, Bauchkrämpfen und Menstruationsschmerzen eingesetzt. Sie sind verdauungsfördernd, blähungstreibend, entkrampfend (regulieren *Vata*), harntreibend und fördern die Empfängnisbereitschaft der Frau. Bei schmerzhaften Menstruationszuständen 1 Gramm Dillsamen-Pulver, 2-mal täglich, mit warmem Wasser einnehmen. Dies fünf Tage vor Regelbeginn anfangen und die gesamte Regel hindurch fortsetzen. Eine Paste aus Dillsamen und Kalmus ist hilfreich bei Hämorrhoiden mit Thrombosebildung.

Fenchelsamen Die Samen des Gewürzfenchels (lat. *Foeniculum vulgare* var. *dulce*) sind sehr wohltuend, ausgleichend und aromatisch. Sie haben eine kalte Eigenschaft, einen süßen und bitteren Geschmack und verringern *Vata* und *Pitta*. Die regelmäßige Einnahme ist gut für die Milz, gut bei Wurmbefall und beugt einer möglichen Fehlgeburt vor.

Guggulu Das Gummiharz der Indischen Myrrhe (lat. *Commiphora mukul*) ist bei vielen Krankheiten hilfreich. Es kontrolliert alle drei *Doshas* und wirkt schmerzlindernd, antiseptisch und ist effektiv bei Arthritis, Lymphbeschwerden und Fettleibigkeit. Es senkt den Cholesterinspiegel und reinigt die Blutgefäße. Verwendet wird eine Dosis von 1 Gramm, 2- bis 3-mal pro Tag mit heißem Wasser eingenommen.

Hing Asant (lat. *Ferula asafoetida*) ist auch unter den Namen *Hing, Asafoetida*, Stinkasant oder Teufelsdreck bekannt. Das Gewürz ist das Harz des durch Trocknung gewonnenen Milchsaftes des Doldenblütengewächses Alant, einer Art Riesenfenchel. *Hing* ist eines der wenigen Gewürze, welche adstringierend wirken. Es sollte (auch wegen seiner Schärfe) nur in sehr kleinen Mengen verwendet werden. Es ist sehr *Agni*-anregend und hilft bei der Verdauung von allen Hülsenfrüchten und schweren Gemüsearten wie Kohl, Paprikaschoten oder Pilzen. In der *sattvischen* Küche wird *Hing* als Knoblauchersatz verwendet, da es im Gegensatz zu Knoblauch *Tamas* nicht erhöht. *Hing* ist ein ausgezeichnetes und schnell wirksames Gewürz bei akuten Magen-Darm-Störungen wie Übelkeit, Brechreiz und Durchfall, aber auch bei trägem Darm wie Verstopfung, denn es regt die Verdauung an und vertreibt Blähungen. 1/4 Messerspitze *Hing* in ein Glas 10 Minuten lang abgekochtes Wasser gegeben und schlückchenweise getrunken stärkt die gesunde Darmflora, kräftigt *Agni*, beruhigt *Vata* und ist gut gegen Würmer. *Hing* hat heiße und scharf penetrierende Eigenschaften, einen scharfen Geschmack, verringert *Vata* und *Kapha*, erhöht *Pitta*. Es wirkt entkrampfend und menstruationsfördernd.

Ingwer (lat. *Zingiber officinale*). Im Ayurveda unterscheiden wir die Wirkung des getrockneten Ingwers (*Sunti*) und die des frischen Ingwers (*Ardraka*). Frischer Ingwer hat einen scharfen Geschmack nach der Verdauung (*Katu Vipaka*) und getrockneter Ingwer hat einen süßen Geschmack nach der Verdauung (*Madhura Vipaka*). Ingwer kann zu allen Speisen verwendet werden, sollte jedoch nicht im Hochsommer bei großer Hitze gegessen werden. Er gilt als Allheilmittel und wird besonders zur *Agni*-Stärkung

Die große Gewürzpalette der Ayurveda-Küche setzt sich aus Samen, Früchten, Rinden, Harzen und Kräutern zusammen.

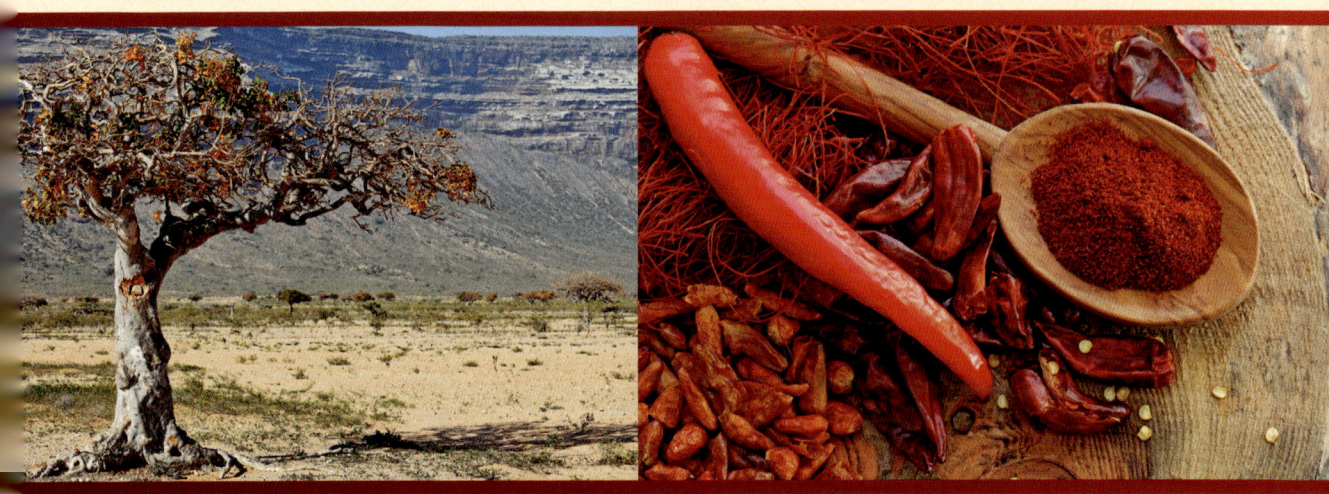

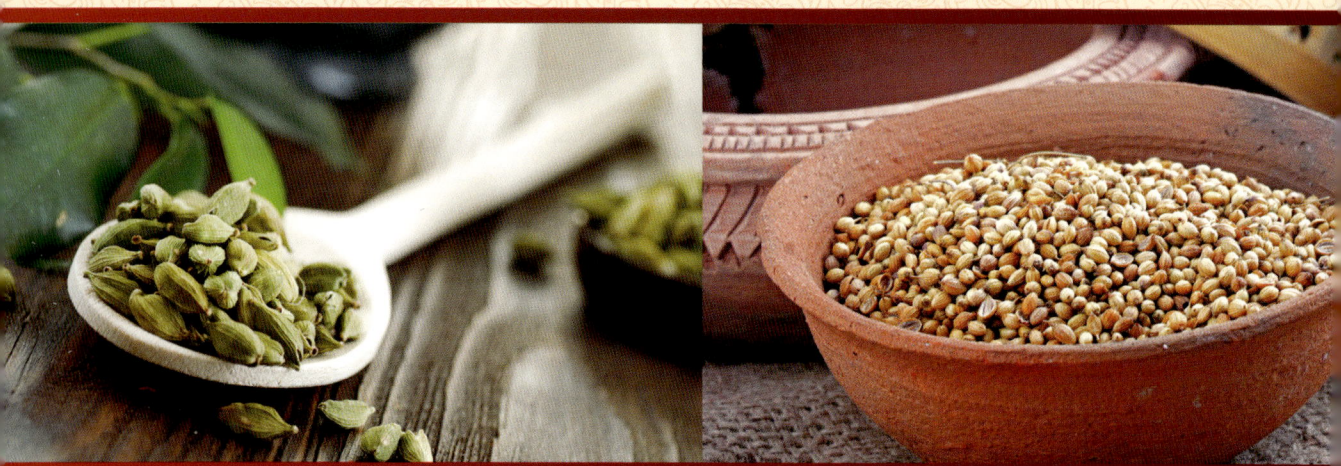

Kardamom und Koriander werden gerne im Sommer und zum Pitta-Ausgleich verwendet. Sie reduzieren Hitze, Säure und brennende Empfindungen.

und zum *Ama*-Abbau eingesetzt. Frischer Ingwer stärkt die Leberfunktionen, hilft der natürlichen Abwehrkraft und harmonisiert das *Vata*-System. Er verdünnt auf natürliche Weise das Blut und beugt so wirksam der Thrombosebildung vor. Zudem senkt er einen ernährungsbedingt erhöhten Cholesterinspiegel und ist hilfreich bei Bronchitis, Asthma und Arthritis (besonders rheumatische). Bei Polyarthritis nimmt man täglich 10 Gramm Ingwerpulver mit Buttermilch ein. Frisch gepresster Ingwersaft ist ein natürliches Tonikum, welches die Verdauung und den Appetit anregt, Blähungen und Darmkoliken lindert sowie Giftstoffe aus dem Darm ausleitet. Als normales Hausmittel werden 5 bis 10 Milliliter frisch gepresster Ingwersaft mit Honig vermischt und bei Husten, Bronchialasthma und *Kapha*-Fieber eingesetzt. Ingwersaft mit *Jaggery* (Palmzucker) hilft bei Nesselsucht. **Ingwerwasser** wird im Ayurveda am Morgen zur täglichen Anregung des Stoffwechsels und Entgiftung getrunken. Dazu werden zwei Scheiben Ingwerwurzel in einem halben Liter Wasser für wenige Minuten aufgekocht und der Tee anschließend noch heiß getrunken. Dies reinigt die *Srotas* und leitet *Ama* aus.

Jati Jasmin (lat. *Jasminum grandiflorum*). *Jati* ist in der ayurvedischen Kosmetik und Wellness-Therapie eine viel verwendete Heilpflanze zur Entspannung und Verjüngung. Der Jasmin entfaltet seine Heilkraft unter anderem dadurch, dass seine Blätter mit Sesamöl verarbeitet werden und damit sehr wirksam zur Förderung der Wundheilung sind. Jasminöl, das Öl der Pflanze, ist als lokale Anwendung hilfreich bei Geschwürbildungen im Mund und am After.

Kardamom (lat. *Elettaria cardamomum*) gehört zu der Gattung der Ingwergewächse und wird zum Verfeinern unterschiedlichster Speisen verwendet. Da er leicht, trocken und kalt ist, wird er besonders im Sommer und zur Verringerung von *Pitta* eingesetzt. Er hat einen süßen, scharfen und hitteren Geschmack, ist appetitanregend und harntreibend. Zusammen mit Ingwer und Kurkuma neutralisiert Kardamom die schleimbildende Wirkung der Milch. Grüner Kardamom wirkt Brechreiz entgegen, z. B. bei Reisekrankheit sowie in der Schwangerschaft. Der dunkle, braune bis schwarze Kardamom ist sehr verträglich, appetitanregend, harntreibend und verdauungsfördernd. Er pflegt Mund und Zähne, hebt den Blutdruck, hilft bei Übelkeit, Halsinfektion und Müdigkeit, und stärkt Herz und Milz. Kardamom regt außerdem das *Agni* und der Verdauung auch die geistige Konzentrationskraft und Klarheit an und wirkt schleimlösend in den Bronchien und Nasennebenhöhlen.

Knoblauch (lat. *Allium sativum*) wird in der Literatur als Regenerationsmittel *(Rasayana)* gelobt und gehört in gekochter Form in die tägliche Nahrung von *Vata*- und *Kapha*-Konstitutionen. Er wirkt *Vata*- und *Kapha*-reduzierend und erhöht *Pitta*. Knoblauch regt das *Rajas* an, wodurch er die geistige Entwicklung, Drüsenfunktion und die Geschmackssinne beeinträchtigen kann.

Knoblauch ist spitz, hat heiße, scharf penetrierende und schwere Eigenschaften. Er verfügt über einen süßen, salzigen, scharfen, bitteren und zusammenziehenden Geschmack. Knoblauch besitzt viele medizinische Wirkungen: er senkt den Blutdruck und den Cholesterinspiegel, beseitigt *Ama*, hilft bei Herzleiden, Verdauungsbeschwerden, Appetitlosigkeit, Blähungen und Verstopfung, Ischiasschmerzen und Rheuma. Er wirkt aphrodisierend (sexuell anregend), ist hilfreich bei Infekten, (besonders *Kapha*-bedingten) Hautkrankheiten, Epilepsie und Ischias. Auf der mentalen Ebene vermehrt Knoblauch *Tamas* und wird deshalb für Menschen, die Yoga praktizieren, nicht empfohlen. Bei Ischias zwei bis drei Knoblauchzehen in

einer Tasse Milch (große Ausnahme, eigentlich eine verbotene Kombination!) und zwei Tassen Wasser kochen, bis das Wasser verdampft ist. Dies 2-mal täglich einnehmen. Ein spezielles *Rasayana* zur Regulierung von extremen *Vata*-Situationen, wie z. B. chronische neurologische Erkrankungen, wird wie folgt hergestellt: Die Knoblauchzehen einer Knolle schälen, über Nacht in Rotwein einlegen und am nächsten Tag durch eine Gaze pressen. 1 Teelöffel dieser Paste mit 3 Teelöffeln des Weins einnehmen und je nach Notwendigkeit wiederholen. Bei Ohrenschmerzen 3 abgezogene Knoblauchzehen in 2 Esslöffel Sesamöl erhitzen und das warme Öl ins Ohr träufeln. Bei Epilepsie wird Ghee mit Knoblauchpaste empfohlen.

Koriander (lat. *Coriandrum sativum*) ist aus der indischen Gewürzpalette nicht wegzudenken. Für *Pitta*-Menschen sind frische Korianderblätter (Koriandergrün) oder die getrockneten Koriandersamen das beste Gewürz. Koriander ist sehr wohltuend für das Verdauungs- und Enzymsystem, lindert Blähungen und stärkt Nerven und Gehirn. Er ist entzündungshemmend im Verdauungssystem und in den Harnwegen und wirkt besonders ausgleichend, beruhigend und kühlend für *Pitta*-Typen. Koriander ist von seinen Eigenschaften leicht scharf und kühlend und verleiht allen Speisen ein frisches und frühlingshaftes Aroma. Er hat kalte Eigenschaften, verringert *Pitta* und wirkt entblähend, appetitanregend, harntreibend und ist gut für die Augen. Eine Paste aus Koriander und Wasser hilft bei Entzündungen der Haut und bei Pickeln. Die gerösteten und anschließend gemahlenen Samen sind ein schmackhafter Kaffeeersatz, der zudem bei Rheuma, Kolik (verursacht durch Blähungen), Nervenschmerzen, rauem Hals, Verdauungsstörungen, Erbrechen, Ohrentzündungen und Problemen mit der Galle eingesetzt werden kann. Ein kalter Aufguss von Koriandersamen mit etwas Zucker, eingenommen vor dem Frühstück, reduziert Hautbrennen effektiv und sofort. Das gleiche Getränk kann auch bei Asthma eingesetzt werden. Der Saft der frischen Pflanze beseitigt Allergien und Hautausschlag. Eine Paste von Gerste und Koriander wird auf Furunkel und Geschwüre aufgetragen.

Kreuzkümmel (lat. *Cuminum cyminum*), auch Cumin genannt, ist neben Kurkuma ein wichtiger Bestandteil des handelsüblichen Currys. Die Samen entfalten, in Ghee angeröstet, ein wunderbares Aroma, welches Kohl und Kartoffelgerichte verfeinert. Er regt die Verdauung an, reguliert die Darmflora und wirkt blutreinigend. Zusammen mit Koriander und Fenchel dämpft er ein erhöhtes *Agni*. Als Sud mit Ingwer, Salz und Zucker wirkt er *Agni*-anregend. Kreuzkümmel hat leichte, heiße, trockene und scharf penetrierende Eigenschaften, einen scharfen und bitteren Geschmack und ist spitz (scharf penetrierend) und heiß. Er verringert *Kapha*, reguliert *Vata* und ist appetitanregend, blähungstreibend, harntreibend und hilfreich bei Hämorrhoiden und Erkrankungen des Harntrakts.

Kurkuma (lat. *Curcuma longa*), auch *Haldi* oder Gelbwurz genannt, hat einen scharfen und bitteren Geschmack und wird für die Verwendung in der Küche meist als Pulver angeboten. Kurkuma bringt den Stoffwechsel durch seine bitteren und zusammenziehenden Eigenschaften ins Gleichgewicht. Er hat heiße und trockene Eigenschaften und verringert alle drei *Doshas*. Er ist sehr blutreinigend, hilft bei Allergien, allergischem Asthma, Heuschnupfen, Hautproblemen, Hämorrhoiden und Brustschmerzen. Seine Inhaltsstoffe regen den Gallenfluss an, fördern die Leberfunk-

tion, wirken entzündungshemmend und sind für ihre antiseptische, hauttherapeutische (innerliche) Wirkung bekannt. In warmem Wasser aufgelöst und schluckweise getrunken wirkt Kurkuma auch gegen Darmpilze. Eine warme Milch mit einer Messerspitze Kurkuma lindert anhaltende Müdigkeit und aktiviert die Körperkräfte. Als Hausmittel bei Bindehautentzündung gilt: 1 Teil Kurkumapulver mit 8 Teilen destilliertem Wasser aufkochen, abfiltern und 2 bis 3 Tropfen in die Augen geben. Bei Hämorrhoiden ist die lokale Anwendung einer Paste aus Kurkuma und Aloe Vera hilfreich.

Lobana (lat. *Styrax benzoin*). *Lobana* (Benzoe-Storaxbaum) verfügt über leichte, trockene und heiße Eigenschaften sowie einen süßen und bitteren Geschmack. Damit kontrolliert es *Kapha* und *Vata* und wirkt erhöhend auf *Pitta*. Diese Pflanze wirkt auf Haut, Nieren, Lungen, während sie von diesen ausgeschieden wird. Sie wirkt schmerzlindernd, antiseptisch, schweißtreibend und fördert die Harnausscheidung und den Schleimauswurf. Sie ist hilfreich bei Bronchitis und Harnwegsinfektion. Die übliche Dosis beträgt 500 Milligramm bis 1 Gramm, 2-mal täglich mit heißem Wasser.

Majoran (lat. *Origanum majorana*). Majoranblätter reduzieren *Vata* und *Kapha*, erhöhen *Pitta* und wirken stimulierend, blähungstreibend, schleimreduzierend, schweißtreibend. Sie können bei Blähungen, Husten, Asthma, Schluckauf, Koliken, Übelkeit, Würmern, Ohrenschmerzen, Rheuma, Zahnentzündungen und Fieber eingesetzt werden.

Malayavaca Galgant (lat. *Alpinia galanga*). *Malayavaca* ist eine sehr kraftvolle Heilpflanze, die eine stark vitalisierende und ausgleichende Wirkung hat. Sie verfügt über leichte, trockene und scharf penetrierende Eigenschaften und einen scharfen Geschmack. Damit eignet sie sich hervorragend,

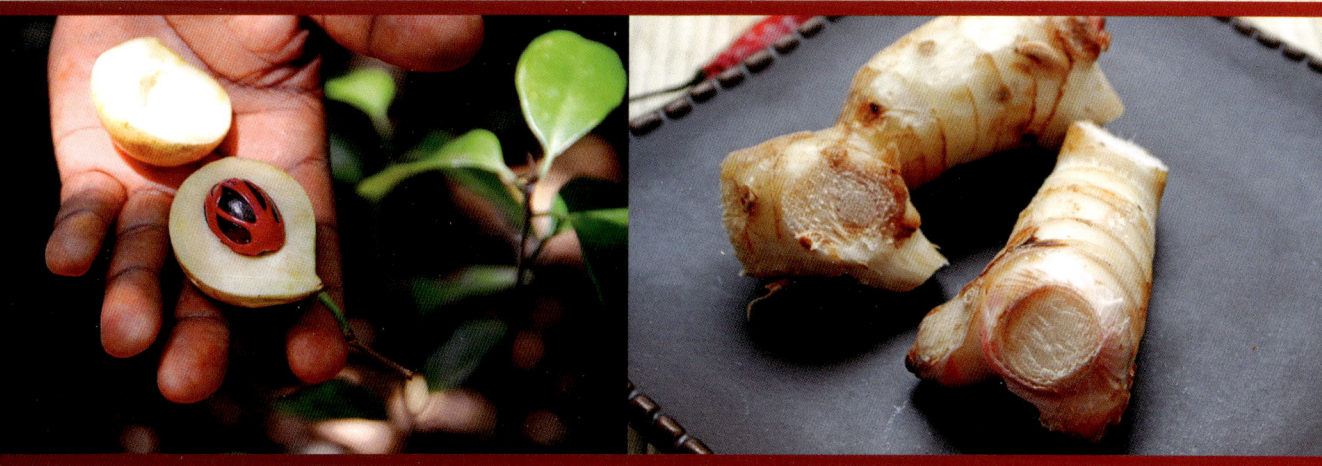

Muskatnuss und Galgant zählen beide zu den guten Stärkungsmitteln für das Nervensystem und die Abwehrkraft.

um *Kapha* und *Vata* auszugleichen. Die Rhizome der Pflanze werden verwendet bei Husten, Erkältung, Halsentzündung und Atemnot. Die übliche Dosis beträgt 1 bis 3 Gramm, 3-mal täglich mit heißem Wasser.

Methi Bockshornklee (lat. *Trigonella foenum-graecum*), in Indien *Methi* genannt, ist eine kleine, einjährige Pflanze, die einen milden Curryduft verströmt. Ihre kleinen, leicht bitteren Samen sind ein gutes Tonikum bei Schwächezuständen, in der Regenerationsphase und nach der Schwangerschaft. Innerlich wirkt sie gegen Magenreizungen, Durchfall (speziell beim Kindbettfieber) und Rheuma. Als Tee, Gewürz oder frische Keimlinge belebt Bockshornklee den Stoffwechsel, die Verdauung, die Bauchspeicheldrüsenfunktionen und das gesamte *Kapha*-System. *Methi* lindert *Kapha*-Beschwerden und stärkt die Nerven und wird im Ayurveda als Verjüngungsmittel verwendet. Zur äußerlichen Anwendung werden *Methi*samen mit etwas Kurkuma vermischt, gekocht und nach dem Abkühlen auf ca. 40 °C mit Honig vermischt und

aufgetragen. Dies ist eine sehr gute Behandlung bei *Kapha*-Haut sowie bei Furunkel, Akne, Abszessen und zur Wundheilung. Die frischen *Methi*-blätter sind in der indischen Küche sehr beliebt.

Muskatnuss (lat. *Myristica fragans*), die Kerne der Früchte des Muskatbaumes, ist eines der besten pflanzlichen Heilmittel zur Beruhigung von Nerven und Geist, denn es dämpft *Vata*. 1/4 Messerspitze in einer Tasse Milch abends eingenommen, bringt ruhigen, tiefen Schlaf. Außerdem wirkt Muskatnuss gegen unfreiwillige Urinabgabe und vorzeitigen Samenerguss, löst Bauchkrämpfe und verbessert in Verbindung mit Ingwer und Kardamom die Verdauungstätigkeit im Dünndarm. Muskatnuss hat heiße Eigenschaften, einen bitteren, scharfen und zusammenziehenden Geschmack und wirkt aphrodisierend, stimulierend und gut bei Durchfall. Auf die *Doshas* hat Muskatnuss keine spezifische Wirkung. Die safranfarbene Umhüllung der Muskatnüsse, die »Muskatblüte«, besitzt die gleichen Eigenschaften, wirkt jedoch noch stärker aphrodisierend (sexuell anregend). Die getrockneten »Blüten« beseitigen braune Hautflecken. Für den küchenpraktischen Gebrauch werden die Muskatblüten zu Pulver vermahlen, zu Muskatpulver.

Nelken Gewürznelken (lat. *Syzygium aromaticum*) werden in der ayurvedischen Küche ganz oder gemahlen verwendet. Sie mindern *Kapha* im Körper und werden aufgrund ihrer blutreinigenden, schmerzlindernden und verdauungsfördernden Wirkungsweise sehr geschätzt. Sie beseitigen gastrische und intestinale Krämpfe sowie Schmerzen, stimulieren die Haut, Speicheldrüsen, Nieren, Leber und bronchialen Schleimhäute. Nelken haben leichte und kalte Eigenschaften, einen bitteren und scharfen Geschmack, verringern *Kapha* und *Pitta*. Sie wirken appetitanregend, verdauungsfördernd, lindern den Durst und sind gut bei Erbrechen, Schluckauf, Asthma, Kopfschmerzen und Zahnschmerzen.

Pfeffer Es gibt verschiedene Sorten Pfeffer, wobei der lange Pfeffer, der Ingwerpfeffer und der schwarzer Pfeffer im Ayurveda am meisten empfohlen werden. **Schwarzer Pfeffer** (lat. *Piper nigrum*) ist der in europäischen Küchen am meisten verwendete Pfeffer. Er wirkt ähnlich wie Ingwer gegen Blähungen und ist leicht fiebersenkend. Er besitzt entzündungshemmende Eigenschaften und reguliert den Wasserhaushalt im Darm. Er hat heiße, spitze, scharf penetrierende und trockene Eigenschaften, einen scharfen Geschmack, erhöht *Pitta*, verringert *Kapha* und *Vata*. Pfeffer wirkt appetitanregend, verdauungsfördernd, harntreibend und wirkt gut bei Hämorrhoiden und Fieber. Der Sanskritname *Marici* bedeutet auch Sonne,

deren Energie der schwarze Pfeffer speichert. Dies ist eines der bedeutendsten Mittel zur Stimulation der Verdauung, beseitigt *Ama* und stärkt *Agni*. Ghee, das mit einer Pfefferabkochung hergestellt wird, dient als Nasentropfen bei Blockaden der Nebenhöhlen, kann bei Kopfschmerzen auf die Stirn gerieben oder lokal bei rheumatischen Schwellungen, Entzündungen und Nesselsucht aufgetragen werden. Die gleiche Abkochung, vermischt mit Sesamöl, ergibt ein Massageöl für *Kapha*-Konstitutionen. **Pippali** der Indische Lange Pfeffer (lat. *Piper longum*) hat zwar einen scharfen Geschmack, aber ein süßes *Vipaka* nach der Verdauung. Daher nimmt *Pippali* eine spezielle Rolle in der ayurvedischen Diätetik ein, da er eine anregende Wirkung auf *Agni* hat, ohne *Pitta* zu stark zu erhöhen.

Pfefferminze (lat. *Mentha x piperita*) ist ein gutes Heilmittel bei Übelkeit, Brechreiz, Völlegefühl und Magen-Darm-Beschwerden wie Blähungen, Durchfall und Krämpfen. Sie wird in der ayurvedischen Küche zu kühlenden Joghurtgerichten und scharfen Chutneys verwendet. Minze hat die Eigenschaft von Schwere, wirkt appetitanregend, stoppt Brechreiz und ist gut bei Husten, Durchfall, Bauchschmerzen und Würmern. Sie ist schweißtreibend, hat einen sehr großen Anwendungsbereich wie Übelkeit, Koliken, Blähungen, Krämpfe, Fieber, Nervosität, Erbrechen, Husten, Fettleibigkeit, anormale intestinale Flora und Keuchhusten. In der Kosmetik werden die Blätter in verschiedenen Peelings und Masken verwendet.

Safran (lat. *Crocus sativus*) wirkt sehr aufbauend, stimulierend, schmerzstillend und nährt alle *Doshas*. Im Ayurveda wird er speziell innerhalb einer *Rasayana*-Kur zur Verjüngung, gegen depressive Verstimmung und zur Harmonisierung

der Monatsblutung oder bei mangelnder Spermienbildung empfohlen. Safran ist gut für alle drei *Doshas*, verbessert die Hautfarbe, wirkt verjüngend, entgiftend und entkrampfend. Als Hausmittel wird Safran bei Kopfschmerzen aufgrund von *Rakta* und *Pitta* mittels Nasentropfen aus Ghee mit Safran verwendet. Ebenso hilft etwas Safran, der über Nacht in Honigwasser stehengelassen wird, beim Zurückhalten von Urin. Bei Schmerzen in der Gebärmutter kann ein Tampon in einen Safranaufguss getaucht und vorsichtig in die Scheide eingeführt werden.

Senf Senfsamen (lat. *Sinapsis alba*) sind feucht und heiß, haben einen scharfen Geschmack und verringern *Vata* und *Kapha*, erhöhen *Pitta*. Die örtliche Anwendung einer Paste aus Senfsamen ist hilfreich bei Arthritis, Arthrose, Rückenschmerzen und verbessert die Durchblutung der Haut. Die Senfblätter haben heiße trockene und scharf penetrierende Eigenschaften und erhöhen alle drei *Doshas*. Senföl zeichnet sich durch seine heißen, öligen und scharfen Eigenschaften aus. Äußerlich angewendet reizt es die Augen, dafür wirkt es gut bei Hauterkrankungen (z. B. Nesselsucht). Es kann zur Massage von *Kapha*-Menschen verwendet werden, sollte aber niemals auf den Kopf aufgetragen werden. Senf ist sehr effektiv bei Muskelrheuma. Wickel mit Senfsamen helfen bei Gicht, Hexenschuss, Nesselsucht, Schwellungen und Ödem. Sie sollten nicht länger als 10 Minuten auf der betroffenen Stelle belassen werden. Bei schlaffem Zahnfleisch wird etwas Senföl mit Salz vermischt und eingerieben. Bei Tinnitus kann warmes Senföl in die Ohren geträufelt und für 10 Minuten dort belassen werden.

Shallaki Weihrauch (lat. *Boswellia serrata*). Der Harz des Weihrauchs ist eines der populärsten

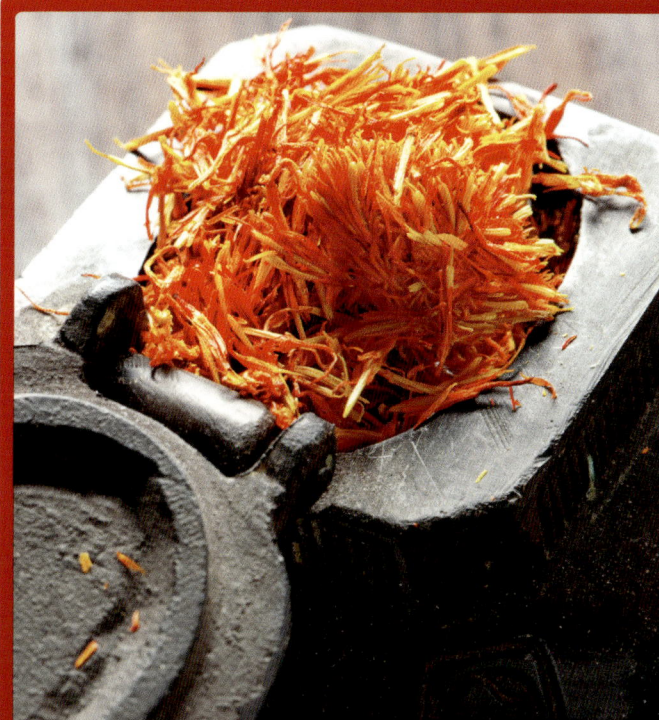

Um den Geschmack und die Farbe von den empfindlichen Gewürzen zu erhalten, sollten sie möglichst ungemahlen, luftdicht und lichtgeschützt aufbewahrt werden.

Ayurveda-Heilmittel und über seine therapeutischen Möglichkeiten bei Asthma und Arthritis wurden auch bei uns bereits in mehreren öffentlichen Medien ausführlich berichtet. Es besitzt leichte und scharf penetrierende Eigenschaften, scharfen und bitteren Geschmack und kontrolliert *Kapha* und *Pitta*. Es wirkt schmerzlindernd, entzündungshemmend, entschleimend und ist hilfreich bei Arthritis und Bronchitis. Die übliche Dosis beträgt 1 bis 3 Gramm, 2- bis 3-mal täglich mit heißem Wasser eingenommen.

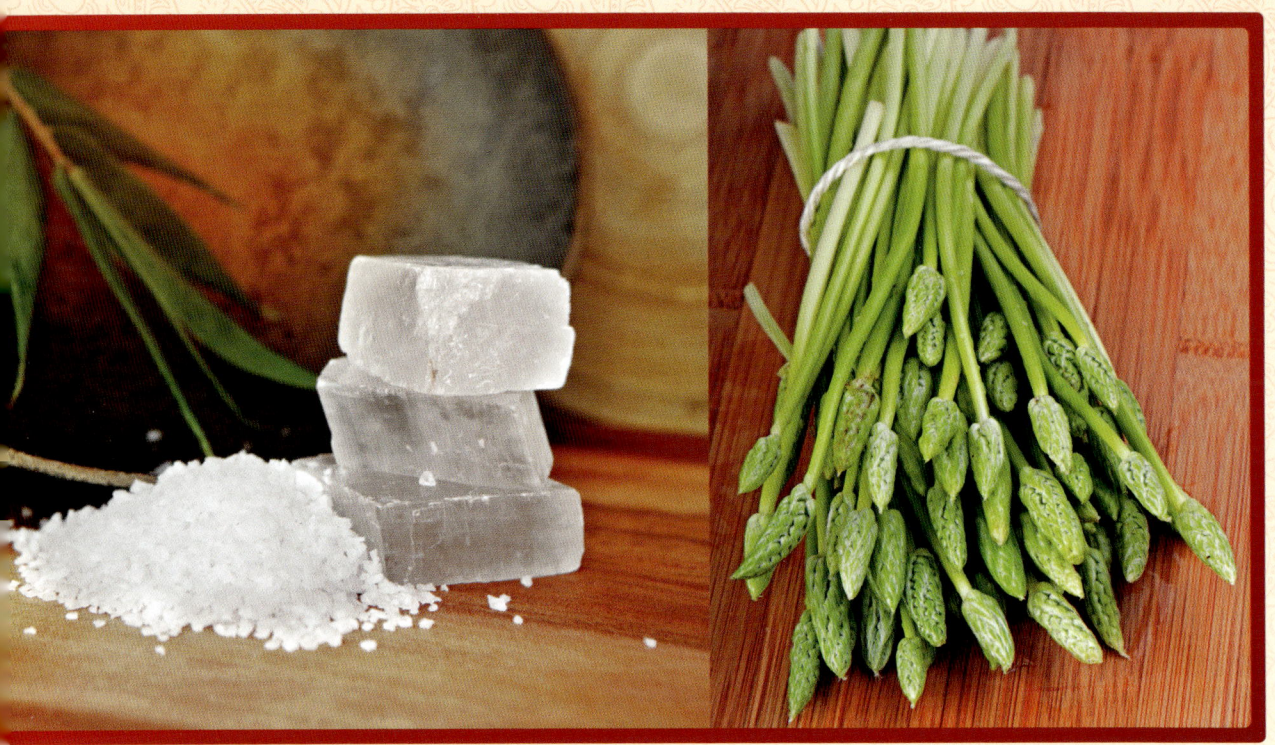

Steinsalz verfügt über weniger erhitzende Eigenschaften. Die Wurzel des Spargels (Shatavari) ist ein bekanntes Stärkungsmittel für Frauen.

Shatavari (lat. *Asparagus racemosus*) ist eines der wichtigsten *Rasayanas* für Frauen und wird in der klassischen Literatur als »die hundert Wurzeln hat; die hundert Männer hat« übersetzt. Sie ist süß und bitter, hat schwere und ölige Eigenschaften, wirkt kühlend und reduziert *Kapha* und *Pitta*. *Shatavari* wirkt hervorragend gegen Magenübersäuerung, Magengeschwüre und Epilepsie. Als Nebenwirkungen ist die gewichtsvermehrende Qualität zu nennen, aufgrund dessen *Kapha*-Konstitutionen *Shatavari* nur sehr vorsichtig einsetzen sollten. In der Schwangerschaft werden pulverisierte Spar-

gelwurzeln vom ersten Monat bis zum Schwangerschaftsende am Morgen mit Milch (3 Gramm Spargelwurzel mit 1 Tasse Milch) eingenommen. Es bringt gut genährte Babys zur Welt, stabilisiert den Fötus während der Schwangerschaft im Uterus (bei drohender Fehlgeburt das Wurzelpulver in Milch kochen) und kann als Abkochung bei Blutung, Brennen und schmerzhaftem Wasserlassen während der Schwangerschaft lindern.

Steinsalz wird in der ayurvedischen Ernährung sehr geschätzt. Durch seine leichten und kühlen Eigenschaften ist es allen anderen Salzarten (wie z. B. Meersalz) vorzuziehen, speziell zur Bekömmlichkeit für *Pitta*. Es wirkt beruhigend, stabilisierend, befeuchtend und aufbauend.

Tagara Der Indische Baldrian (lat. *Valeriana wallichii*) hat leichte, heiße und ölige Eigenschaften. Sein bitterer, scharfer und zusammenziehender Geschmack machen *Tagara* zu einem hervorragenden Therapeutikum bei *Kapha*- und *Vata*-Störungen. Die Pflanze wirkt analgetisch, hypnotisch, antikonvulsiv, sexuell stimulierend. Sie ist hilfreich bei innerer Anspannung, mentalen Störungen und Epilepsie. Verwendet wird das Pulver der Wurzeln in einer Dosis von 1 bis 2 Gramm, 2-mal täglich.

Tulsi (lat. *Ocimum sanctum*), auch Barbari und Indisches Basilikum genannt, ist eine heilige Pflanze der indischen Naturheilkunde. Man unterscheidet jedoch zwischen dem indischen Basilikum *(Tulsi)* – das als Verjüngungsmittel *(Rasayana)* und zum Ausgleich aller drei Doshas eingesetzt wird – und dem hiesigen Basilikum. Dieses hat leichte, trockene und scharf penetrierende Eigenschaften, einen scharfen und bitteren Geschmack und wirkt besonders ausgleichend bei *Kapha*- und *Vata*-Störungen. Der Frischsaft der Pflanze ist in einer Dosis von 10 bis 20 Milliliter oder als Tee hilfreich bei Fieber.

Upakuncika Schwarzkümmel (lat. *Nigella sativa*) ist ein bekanntes Therapeutikum für Allergiker. Mit seinen leichten, trockenen und scharf penetrierenden Eigenschaften und dem scharfen und bitteren Geschmack reduziert er *Kapha* und *Vata* und erhöht *Pitta*. Ebenso wirkt er sehr anregend auf den Stoffwechsel *(Agni)* ein. Die Abbauprodukte der Pflanze werden durch Haut, Brust und Nieren ausgeschieden, die dadurch stimuliert werden. Schwarzkümmel wirkt schmerzlindernd, entschleimend, entwässernd, fördert die Milchbildung und stärkt die Unterleibsorgane der Frau. Verwendet werden die Samen (1 bis 3 Gramm, 2-mal täglich mit warmem Wasser). Ihre lokale Anwendung ist hilfreich bei Haarausfall und Arthritis.

Ustakhuddus Lavendel (lat. *Lavandula angustifolia*). *Ustakhuddus* wird in der ayurvedischen Therapie und Kosmetik für seine trockenen, scharf penetrierenden und heißen Eigenschaften sehr geschätzt. Sein scharfer und bitterer Geschmack wirkt ausgleichend für *Vata* und *Kapha* und er ist hilfreich bei Asthma und Bronchitis. Die Pflanze wirkt schmerzstillend und ist effektiv bei mentalen Störungen, Epilepsie, Lähmungen, Ohnmacht und Schwindel. Einige Tropfen der Essenz in einem heißen Bad lindern Ermüdungszustände. Verwendet werden die Blüten und Blätter der Pflanze in einer Dosis von 3 bis 6 Gramm.

Vaca Kalmus (lat. *Acorus calamus*), auf Sanskrit *Vaca* genannt, wird aufgrund seiner leichten und scharf penetrierenden Eigenschaften sowie des scharfen und bitteren Geschmacks auch Europäischer Ingwer genannt. Er wirkt reduzierend auf *Kapha* und *Vata* und erhöht *Pitta*. Die Pflanze wirkt analgetisch, antikonvulsiv, ist gut für Stimme und Sprache sowie hilfreich bei Menstruationsbeschwerden und mildem Bluthochdruck. Verwendet wird das Pulver der Rhizome und Wurzeln, und zwar 500 Milligramm, 3- bis 4-mal täglich mit Honig.

Vanapsika Duftveilchen (lat. *Viola odorata*). *Vanapsika* stellt durch seine leichten und öligen Eigenschaften und durch seinen scharfen und bitteren Geschmack eine ausgleichende Therapie zur Reduktion von *Vata* und *Pitta* dar. Die Pflanze wirkt schleimlösend, blutreinigend und fiebersenkend. Sie ist hilfreich bei Bronchitis, Erkältung und Hepatitis. Die übliche Dosis beträgt 2 bis 3 Gramm, 2- bis 3-mal täglich mit heißem Wasser oder als Tee.

Die Heilkraft unserer Nahrung

Vanille (lat. *Vanilla planifolia*) ist ein wertvolles Gewürz, das ausgleichend auf *Vata* und *Pitta* wirkt und süße, aufbauende, verjüngende, kühlende und tonisierende Wirkungen hat. Küchenpraktische Bedeutung hat vor allem das Mark der Vanille.

Vasa (lat. *Adhatoda vasica*). Das Indische Lungenkraut, *Vasaka*, wirkt schleimlösend.

Yastimadhu Süßholz (lat. *Glycyrrhiza glabra*). *Yastimadhu* stellt ein wertvolles *Rasayana* (Verjüngungsmittel) in der ayurvedischen Pflanzenheilkunde dar. Es verfügt über schwere, kalte und ölige Eigenschaften, einen süßen Geschmack und kontrolliert *Vata* und *Pitta*. Die Wurzel ist gut für Hals, Haare, Augen und wirkt kräftigend. Sie wirkt außerdem blutstillend, abführend, entschleimend und ist hilfreich bei Magengeschwüren und Magenübersäuerung. Verwendet werden die Wurzeln in einer Dosis von 3 bis 6 Gramm, 2-mal täglich mit Wasser.

Vanilleschoten von höchster Qualität betören mit ihrem Duft und verfeinern Süßspeisen auf delikate Weise.

Zimt (lat. *Cinnamomum verum/C. cassia*) hat heiße und leichte Eigenschaften, einen scharfen, süßen und bitteren Geschmack, verringert *Kapha* und *Vata* und wirkt antiseptisch, entkrampfend, auswurffördernd. Er stimuliert das Herz und wirkt erweiternd auf die peripheren Blutgefäße. Ein Tee aus Zimt lindert Müdigkeit und Erkältung. Milch mit Zimt ist ein gutes Getränk, um das motorische Nervensystem *(Vyanavayu)* zu fördern. Es reduziert den Blutzuckerspiegel und stimuliert die Gebärmutter. Bei Kopfschmerzen können feiner Zimt und Zuckerpulver sowie direkt anschließend ein paar Tropfen Ghee geschnupft werden.

Süßmittel

Honig ist ein ganz besonderes Süß- und Heilmittel. Seine Eigenschaften sind leicht und kalt, mit süßem und zusammenziehendem Geschmack. Er verringert alle drei *Doshas* und ist antiseptisch, antibakteriell, blutstillend und der ideale Wundverband. Aufgrund seines scharfen Geschmacks

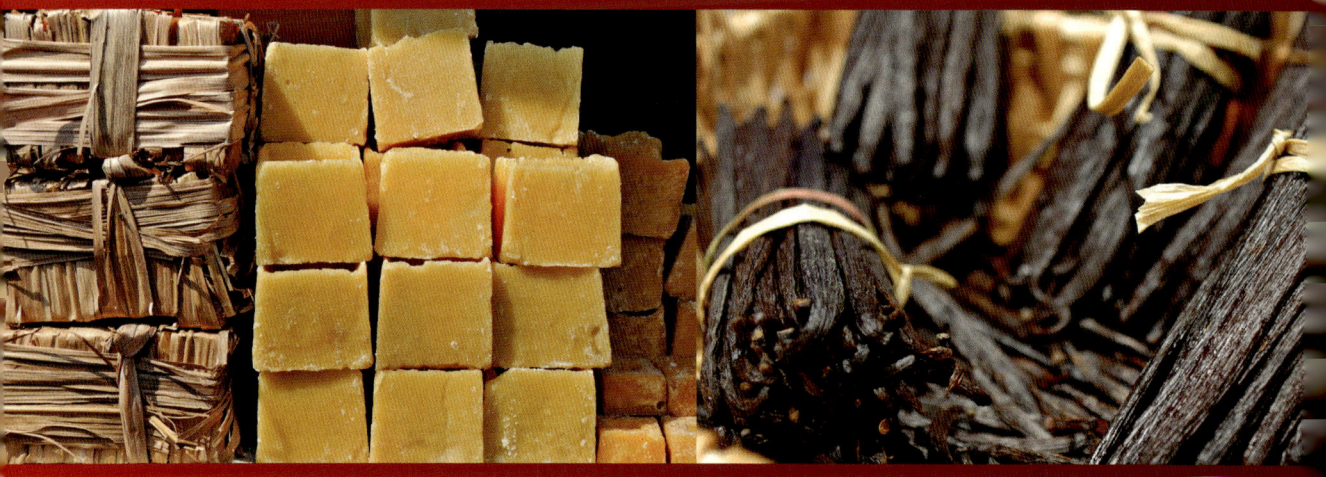

nach der Verdauung (*KatuVipaka*) reduziert der Honig *Kapha* und Fettgewebe (*Meda Dhatu*), fördert *Agni* und kann bis in die feinsten Kanäle des Körpers eindringen. Therapeutisch eingesetzt wird er zur Gewichtsreduktion, für die Stimme, die Hautfärbung und das Herz sowie bei Husten und Asthma.

Grundsätzlich sollte Honig nicht erhitzt werden. Die klassischen Schriften des Ayurveda warnen: Warmer Honig oder Honig bei Hitzeerkrankungen ist fatal aufgrund der Kontamination durch Gifte der Bienen und der giftigen Pflanzen. Nichts ist so schlimm wie *Ama*, hervorgerufen durch die falsche Einnahme von Honig – dies verursacht den sofortigen Tod wie durch Gift.

Die differenzierte Beurteilung von Honig erfolgt nach den jeweiligen Blüten oder Pflanzen, deren Qualitäten er trägt. Im Winter wird er mehr empfohlen als im Sommer. Honig ist die beste Trägersubstanz für Heilmittel (*Yogavahi*-Substanz).

Jaggery ist brauner Zucker, der aus reinem Palmensaft oder Zuckerrohrsaft gewonnen und selbst in gut sortierten Supermärkten verkauft wird. Aufgrund seiner süßen, zusammenziehenden, feuchten, aufbauenden und verjüngenden Eigenschaften wird er als *Rasayana*-Süßmittel bevorzugt. Speziell der Palmzucker wird als Trägersubstanz von Heilmitteln verwendet und zur Behandlung von Lungen- und Racheninfektionen eingesetzt. *Jaggery* hat ein kühles *Virya*, süßen Geschmack und wirkt *Kapha*-erhöhend. Zuckerrohr wirkt gut bei *Rakta-Pitta*, ist abführend, ölig und nährend.

> **»Wasser während der Verdauung ist Medizin. Wasser nach der Verdauung gibt Energie. Wasser während des Essens ist Nektar. Wasser nach dem Essen ist Gift.«**
>
> Quelle: *Caraka-Samhita*

Zucker Wegen seiner kühlenden Wirkung reduziert Zucker *Pitta* mehr als *Vata*. Es erhöht *Kapha* und hilft bei Beschwerden oder Brennen beim Wasserlösen, Blutungen und Auszehrung.

Getränke

Als Getränke werden im Ayurveda vorwiegend Wasser oder Tee getrunken. Auch verdünnte Fruchtsäfte werden entsprechend ihrer individuellen Wirkung eingesetzt. Im medizinischen Bereich ist die Verabreichung von kleinen Mengen Wein sehr verbreitet, da er ein wertvolles *Rasayana* und Stärkungsmittel darstellt.

Wasser ist ein Lebenselixier im Ayurveda. Es wird heiß getrunken und wirkt in dieser Form besonders reinigend. Wird das Wasser vor der Einnahme für einige Minuten gekocht, so verbessert sich die Leitfähigkeit und Ausleitung.

Wein hat grundlegend einen sauren Geschmack und wirkt erhitzend. In kleinen Mengen genossen wirkt er erheiternd, nährend, vertreibt Angst, Kummer und Erschöpfung, fördert Zuversicht, Energie, Intelligenz, Zufriedenheit und Körperkraft. Wenn er von guten Menschen getrunken wird, die die ayurvedischen *Rasayana*-Regeln befolgen, wirkt er wie ein Elixier. Die Menge zur Gesundheitsförderung beträgt optimal 100 Millilter und maximal 200 Milliliter pro Tag. Frischer Wein ist schwer und erhöht alle drei *Doshas*. Alter Wein klärt *Srotas*, ist verdauungsfördernd, leicht und schmackhaft.

Die Ayurveda-Küche

Die täglichen Mahlzeiten genießen im Ayurveda einen hohen Stellenwert: Drei liebevoll zubereitete Mahlzeiten jeden Tag mit frischen Zutaten und ausgewogenen Geschmacksrichtungen halten nicht nur Leib und Seele zusammen, sondern sind auch Therapie und Lebensgenuss zugleich. Mit dem was wir essen, entscheiden wir über die Funktionen unseres Stoffwechsels, den Status unserer Lebensenergie und Immunkraft sowie über unsere Gefühlslage und Wahrnehmungsfähigkeit im emotionalen Feld.

Je besser wir uns selbst mit unserer körperlichen und mentalen Konstitution auskennen, umso passender können wir unsere Mahlzeiten auf die eigenen Bedürfnisse abstimmen. Damit wird die Auswahl und Zubereitung von Nahrungsmitteln zum Seismograph für das eigene Selbstverständnis und die Gesundheitspflege. Damit dieser ganzheitliche Umgang mit den täglichen Ernährungsgewohnheiten nicht mehr Zeit und Aufmerksamkeit benötigt, als es unser Alltag erlaubt, ist es notwendig, einen positiven Kontakt zum eigenen Körper zu trainieren, durch den wir bewusst unsere natürlichen Bedürfnisse erkennen können und diese intuitiv mit unserem Essverhalten beantworten.

Die Sprache unseres Körpers und unseres Appetits können wir mit dem Wissen um die Qualität unserer *Doshas* und des *Agnis* neu interpretieren. Und dabei die wahren Antworten auf unsere Mangelerscheinungen und Gelüste finden.

❁ Sie haben Heißhunger auf etwas Süßes? Oftmals signalisiert der Organismus durch Heißhunger eine Mangelerscheinung des Zellstoffwechsels und ein energetisches Ungleichgewicht der mentalen Konstitution. Statt mit Süßigkeiten den Glukosehaushalt auf die Schiffsschaukel zu schicken, helfen nun die sogenannten *Rasayana*-Nahrungsmittel wie Mandeln, Cashewnüsse, Rosinen und Datteln. Und wenn es unbedingt Schokolade sein soll, so bevorzugen Sie dunkle Bitterschokolade, denn durch die Bitterstoffe ist sie weniger schleimiger und schwer. Und Schokolade mit Chili ist ein echter Aufputscher, der viele Glückshormone freisetzt.

❁ Sie sind am Nachmittag ausgepowert und können sich nicht mehr konzentrieren? Statt sich mit schwarzem Nachmittagskaffee hochzupeppen und damit das Nervensystem zu überreizen, empfiehlt Ayurveda einen stärkenden Gewürztee mit Milch und Rohrzucker. Denn mit einem Gewürztee aus Ingwer, Nelke, Anis und Kardamom gleichen Sie diese *Kapha*-Dysbalance aus und schenken sich nachhaltige Energie und Leistungsfähigkeit.

❁ Sie fühlen sich müde, schwer und antriebslos? Statt einem Mittagsschlaf brauchen Sie nun aktive Bewegung und scharfe Gewürze, um Ihr *Kapha* wieder zu senken und neue Lebensdynamik zu entwickeln.

Mit dem Wissen um die Zusammenhänge von Gesundheit, Konstitution und Appetit gewinnen wir ein neues Bewusstsein für unseren Körper und können unser Verhalten nachhaltig verändern. Für die praktische Umsetzung dessen benötigen wir nun noch die passenden Rezepte und Praxisanleitungen, die uns eine Alternative zum Altbekannten ermöglichen.

Ayurvedisch kochen

Nutzen Sie die in diesem Buch aufgeführten Ayurveda-Rezepte als Inspiration für eine neue Esskultur. Lassen Sie sich mit allen Sinnen anregen, Ihre Bedürfnisse auf gesunde und wohlschmeckende Weise zu erfüllen. Die nachfolgend aufgeführten Rezepte sind eine Möglichkeit, wie die ayurvedische Ernährung umgesetzt werden kann, doch es gibt noch viele weitere Küchenstile, um die ayurvedische Ernährung umzusetzen. Denn die ayurvedische Ernährung ist keine einheitliche Diät, sondern ein universelles System, das in jedem kulturellen Umfeld eine neue Interpretation findet. So kochen die Inder natürlich indisch ayurvedisch und wir Europäer haben die Aufgabe, die ayurvedischen Ernährungsprinzipien auf die hiesige Esskultur und unsere regionalen Nahrungsmittel zu übertragen.

Ich selbst liebe Indien und Italien – und so ist mein persönlicher Küchenstil auch von diesen beiden Ländern und Esskulturen stark geprägt: Meine Familie und Freunde lieben diese kreativen Mixturen, in denen ich versuche, Tiramisu, Risotto und Spaghetti auf »ayurvedische Art« zuzubereiten und die typisch-indischen Ayurveda-Gerichte wie Dal und Curry, die ich so auf den hiesigen Gau-

men abstimme, dass selbst meine Kinder mit großer Freude ihren *Khichari* löffeln.

Doch jeder Koch und jede Köchin sollte ihre eigene Sprache finden und die Nahrungszubereitung als Botschaft an das Leben nutzen. Im Ayurveda kochen wir frei aus unserer Inspiration heraus und nutzen Rezepte lediglich zur Anregung, nicht als strenge Anleitung. Mit dem, was wir kochen und wie wir es kochen, nähren wir uns selbst und andere mit Liebe, Vitalität und Lebensfreude.

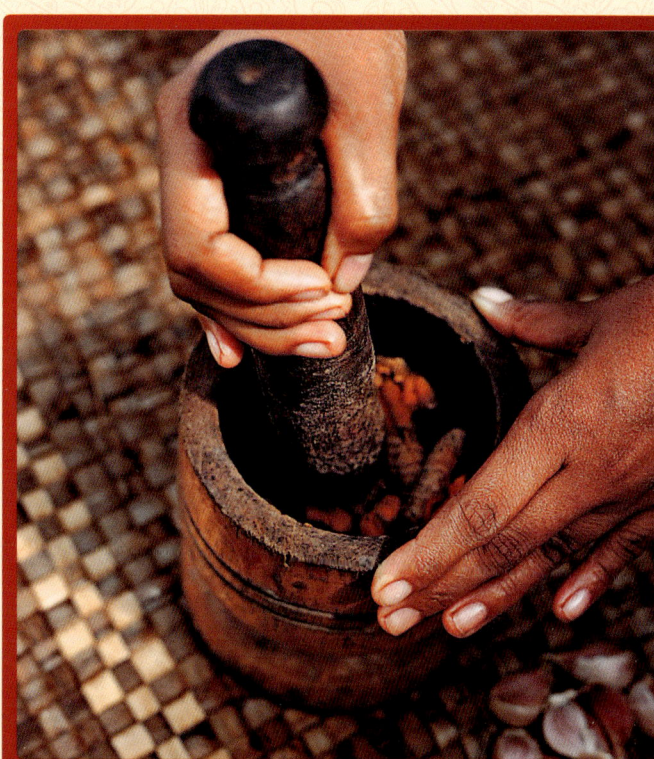

Frisch gemörserte Gewürze entfalten beim Kochen volles Aroma und Heilkraft. Deshalb lohnt sich die Anschaffung eines Mörsers.

Und so wie jeder Künstler seinen unverwechselbaren Stil hat, so schmeckt es auch in jeder Ayurveda-Küche anders und einzigartig. Dass dabei die regionalen Ernährungsgewohnheiten und -traditionen berücksichtigt werden sollen, betonen die ayurvedischen Schriften ausdrücklich, denn die am besten verträglichen Nahrungsmittel wachsen immer in der unmittelbaren Umgebung.

Da Ayurveda auf der ganzen Welt an Universitäten gelehrt und als Heilkunde praktiziert wird, gibt es in diesem Sinne auch nicht »die« Ayurveda-Küche, sondern nur ganz viele verschiedene Möglichkeiten, die universellen Prinzipien der ayurvedischen Ernährungslehre lokal zu adaptieren und intelligent anzuwenden. Auch in Indien hat jedes Gebiet seine regional geprägten Rezepte, und die Gerichte aus den Bundesstaaten Kerala oder Gujarat sind für den Inder genauso unterschiedlich, wie wenn wir französisch oder spanisch essen. Verwechseln wir also nicht die ayurvedische Küche mit einer indisch-vegetarischen Küche, sondern öffnen wir uns für die internationale Vielfalt der ayurvedischen Ernährung, welche sich an den regionalen Ernährungsgewohnheiten orientiert.

Während meines langjährigen Ayurveda-Studiums durfte ich bei vielen renommierten Ayurveda-Ärzten und *Vaidyas* studieren und mit ihnen zusammen essen. Es brauchte Jahre, bis ich unterscheiden konnte, warum meine Professoren manche Speisen besonders lobten und andere weniger. Häufig war ihr Appetit aber weniger von den diätetischen Indikationen geprägt – so wie ich anfangs glaubte –, sondern eher von der Erinnerung an bestimmte Gerichte, die sie bereits von Kindheit an kannten und diese ihnen deshalb besonders gut schmeckten!

Um ayurvedisch zu kochen, ist es also nicht notwendig, dass Sie all Ihre alten Gewohnheiten ändern und sich nur noch im indischen Stil von Reis, Gemüse und Linsen ernähren. Im Gegenteil, suchen Sie die Wurzeln der eigenen Kultur und Ernährung: In den alten Kochbüchern unserer Großmütter finden wir das traditionelle Wissen der hiesigen Kräuter- und Ernährungslehre, die in vielen Bereichen mit den ayurvedischen Prinzipien deckungsgleich ist. So wussten auch die Kräuterweiblein und Heilerinnen aus unserem Kulturkreis um die Wirkung der Gewürze, die Heilkraft von deftigen Bohneneintöpfen und die energetische Erneuerung durch Früchte und Gemüse.

Die Kunst des Kochens

Ayurveda bietet uns unveränderte und ohne Unterbrechung praktizierte Lebensweisheiten, mit denen wir unsere eigenen Wurzeln wiederentdecken können. Dabei offenbart sich in der Ernährungslehre die gesamte Philosophie des Ayurveda: Alle wirkungsvollen Methoden, die unsere Lebensenergie, Vitalität und Abwehrkraft steigern, stehen im direkten Bezug zur körperlichen und mentalen Konstitution. Unsere Gesundheit, Selbsterfüllung und geistig-spirituelle Entwicklung gehen Hand in Hand und stehen im Mittelpunkt der gesamten Ayurveda-Lehre. Doch das innere Wachstum und die Herzensbildung finden nicht nur in meditativen Übungen und spirituellen Techniken statt. Vielmehr ist es unsere Grundhaltung im eigenen Leben, die den täglichen Umgang mit der Ernährung und den Verhaltensstrukturen im Alltag maßgeblich bestimmt. Durch den liebevollen Umgang mit uns selbst und eine bewusste

Lebensführung können wir viele Krankheiten selbst behandeln, die Gesundheit stärken und unsere spirituelle Entwicklung fördern.

Um eine vitalstoffreiche und energiespendende Mahlzeit im ayurvedischen Sinne zuzubereiten, bedarf es neben Kreativität und Inspiration auch des Wissens um die Ayurveda-Grundlagen, praktische Fertigkeiten in der Speisezubereitung und eine ausgeglichene Geisteshaltung, mit der wir die positive Energie der Nahrung aufnehmen und weitergeben können. Damit machen wir die täglichen Mahlzeiten zur Medizin, zu einem Fest und zu einem Gebet, mit dem wir für alles Gute im Leben danken und es mit anderen teilen. Zudem pflegen wir damit die sozialen Kontakte.

Laut Ayurveda sollten unsere Speisen vitalstoffreich, gut aussehend, angenehm duftend, richtig gekocht, bekömmlich, einfach und schmackhaft sein. Sie halten die *Doshas* im Gleichgewicht, sind leicht verdaulich und liefern dem Körper alle notwendigen Vital- und Aufbaustoffe. Eine Nahrung, die dieser Qualität entspricht, führt die Menschen zu einem gesunden, glücklichen und selbsterfüllten Leben. Um in diesem Sinne eine optimale ayurvedische Mahlzeit zuzubereiten, spielen rationale, psychologische und spirituelle Faktoren eine entscheidende Rolle. Das bedeutet im Einzelnen:

Für einen ayurvedischen Gewürzsud braucht es viele Zutaten mit allen sechs Geschmacksrichtungen.

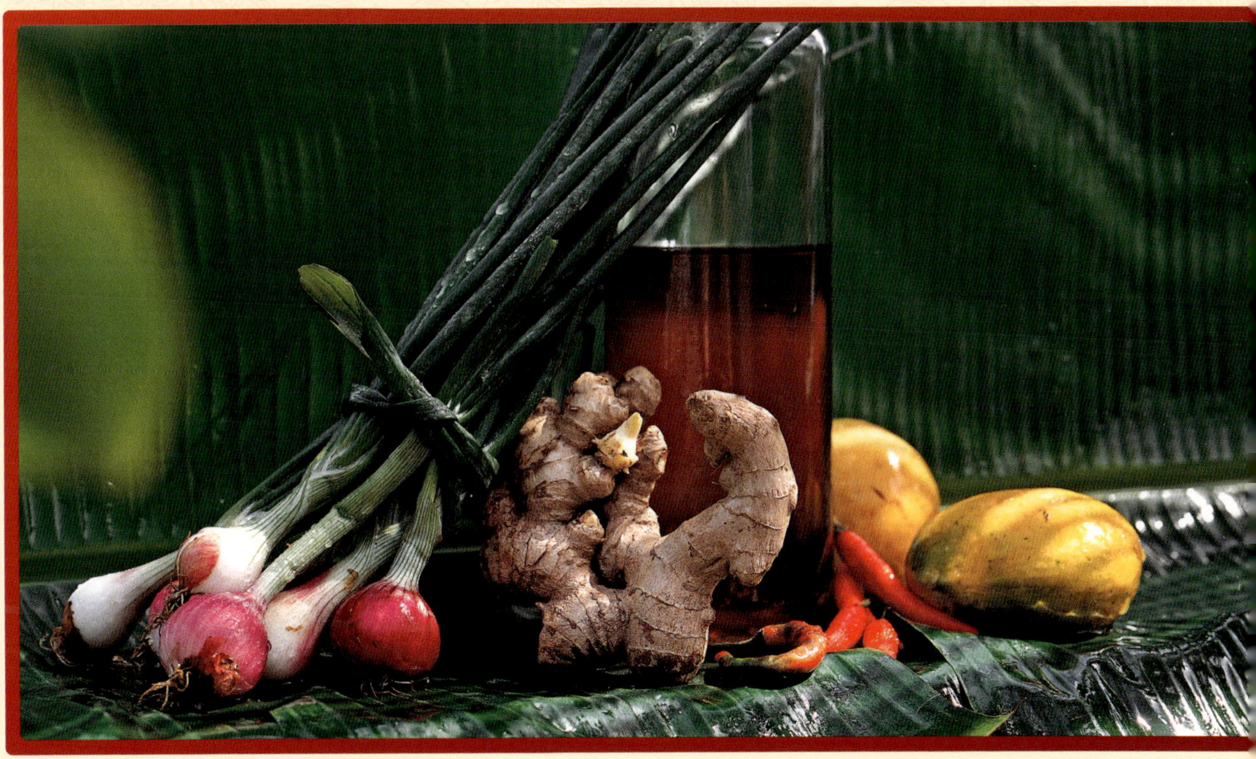

❀ neben der richtigen Auswahl und Zusammenstellung der Speisen und

❀ der gekonnten Zubereitung mit den richtigen Gewürzen ist auch

❀ die innere Einstellung des Kochs von größter Bedeutung, um eine Mahlzeit schmackhaft, bekömmlich und heilsam zu machen.

Der Gemütszustand ist entscheidend

Im Ayurveda werden Köche als Alchimisten der Lebensenergie bezeichnet. In den klassischen Schriften wird ihnen empfohlen, sich vor der Zubereitung von Speisen zu reinigen und zu baden. Diese Sitte wird in Indien noch heute praktiziert, denn sie hilft dem Koch, sich innerlich auf seine Aufgabe vorzubereiten, und beseitigt Stress, Erschöpfung und Depressionen.

Auch für uns sind ein entspannter und freudiger Gemütszustand die beste Voraussetzung, um eine gute Mahlzeit herzustellen. Kochen wir hingegen in einem negativen Gemütszustand, so übertragen sich diese Schwingungen automatisch auf die Nahrung. So schmecken die gleichen Rezepte von einem glücklichen Menschen, der mit Liebe kocht, völlig anders, als wenn sie von einem unglücklichen Menschen in innerer Anspannung und Lustlosigkeit gekocht würden.

Ein guter ayurvedischer Koch erfreut sich einer ausgeglichenen Persönlichkeit und kennt die Kraft der Liebe: Er legt seine ganze Zärtlichkeit und Hingabe in die von ihm zubereiteten Speisen hinein und verbindet sich innerlich in zentrierter Aufmerksamkeit mit den Menschen, für die er kocht. Sein Menü ist wie eine Herzensbotschaft, mit dem er seinen Esser emotional berührt und seine Freude am Leben und zu den Mitmenschen ausdrückt. In jedem Bissen ist die Liebe spürbar, und das Essen wird zu einem schmackhaften Hochgenuss, der alle Ebenen des Seins durchdringt. So wie der Maler in ganzer Hingabe sein

Mit Liebe schmeckt es besser

Einfache Empfehlungen, um Lebensenergie und Heilung beim Essen zu empfangen:

❀ Kochen Sie mit Lust und Liebe. Genießen Sie die Düfte in Ihrer Küche, singen Sie fröhliche Lieder und freuen Sie sich auf das Essen.

❀ Visualisieren Sie die Heilkraft und Liebe, die Sie mit jedem Essen in sich aufnehmen und weitergeben.

❀ Vermeiden Sie Stress, Streit und anregende Diskussionen beim Kochen und beim Essen.

❀ Reinigen Sie vor dem Kochen Ihren Körper, Ihren Geist und Ihre Emotionen.

❀ Machen Sie vor dem Essen einen kleinen Spaziergang mit tiefen Atemzügen. Dies regt das Verdauungsfeuer an und stärkt die Verwertung Ihrer Speisen.

❀ Sammeln Sie sich innerlich mit einem kleinen Gebet und danken Sie vor dem Essen für Gottes Gaben.

❀ Ruhen Sie nach dem Essen für etwa 10 Minuten in entspannter Sitzhaltung oder im Liegen aus. Das stärkt die Verdauungssäfte und unterstützt die vollständige Resorption der Speisen.

und garfertig auf den Tisch zu bekommen. Beginnen Sie bei der Zubereitung immer mit dem Getreide und den Hülsenfrüchten, denn diese benötigen die längste Zeit, um weich und sämig zu werden. Anschließend konzentrieren Sie sich ganz auf das Gemüse, es ist der Höhepunkt Ihres Gaumenschmauses. Den Salat können Sie am Ende fertig machen, während alles andere im Kochtopf fertig gart. Das Dessert, Chutneys und andere Beilagen werden ebenfalls am Ende oder ganz zu Beginn des Kochens zubereitet.

Wenn alles fertig ist, lassen Sie die gekochten Speisen im geschlossenen Topf noch etwas ruhen. Nehmen Sie sich Zeit, die Küche etwas aufzuräumen und den Tisch schön zu decken. Jetzt können Sie Ihre leckere Mahlzeit mit allen Sinnen voll genießen und diesen Moment als krönenden Höhepunkt Ihres Tages betrachten. Gelingt es uns, eine Mahlzeit in dieser Form zu kochen und einzunehmen, so sind Körper, Geist und Seele auf liebevolle, vitalisierende und erneuernde Weise genährt und versorgt. Heißhunger, Gelüste und ungesunde Gewohnheiten verabschieden sich von allein, da wir unserem Körper nun eine bessere Alternative anbieten.

Küchenausstattung

Die ayurvedische Küche ist einfach, schnell und für jeden gut umsetzbar. Sie benötigen keine speziellen Gerätschaften, außer einen Mörser und einen Pürierstab. Als Töpfe eignen sich Edelstahltöpfe mit einem dicken Boden besonders gut, welche die Hitze gut weiterleiten. Aluminiumtöpfe und Teflonpfannen sollten nicht verwendet werden. In der klassischen Literatur wird das Kochen in Kupfertöpfen sehr gelobt.

Mahlzeiten in der richtigen Reihenfolge genießen

❁ Beginnen Sie ihre Mahlzeit mit den natürlich süßen und warmen Speisen. Die Verdauung der süßen Speisen (wie z. B. Getreide, Teigwaren, süße Gemüse) beginnt bereits im Mund. So wird Ihr Körper in Sekundenschnelle mit Wärme und Energie versorgt. Menschen mit sehr starkem Appetit und einem ausgeprägten *Pitta-Dosha* dürfen sogar den Nachtisch als Vorspeise essen!

❁ Nach einigen Löffeln der süßen Speisen folgen die leicht sauren und scharfen Speisen, wie z.B Gemüsegerichte mit Gewürzen und etwas Tomaten, ein Chutney mit Tamarinde oder Ähnlichem, die Sie gemeinsam mit den süßen Speisen verzehren.

❁ Beenden Sie ihre Mahlzeit mit den bitteren und herben Speisen (z. B. etwas Salat). Dies macht den Körper jetzt leicht und regt den gesamten Verdauungsvorgang an. Für Menschen, die von Natur aus bereits sehr viel Süße im Organismus haben, z. B. *Kapha*-Konstitutionen, wird angeraten, keinen Nachtisch mehr zu essen. Stattdessen ist ein schöner Kräutertee oder etwas schwarzer Tee mit Ingwer und Milch eine sehr gute Alternative. Selbst ein kleiner Kaffee ist aufgrund seiner Bitterstoffe und verdauungsfördernden Wirkung nicht ganz verpönt.

Gewürze – der besondere Schatz

Der Geschmack und die individuelle Wirkung der Speisen ist dem Einsatz von Gewürzen zu verdanken. In den Gewürzen liegt die Seele unseres Essens, und mit dem Gewürzsud entscheiden wir über den Charakter unseres Essens.

Für die ayurvedische Küche gibt es einige Zutaten und Gewürzmischungen, die fast in jedem Rezept vorkommen. Sie sollten in jedem Haushalt vorhanden sein. Häufig machen »Ayurveda-Anfänger« jedoch den Fehler, zu viele unbekannte Gewürze ins Essen zu geben. Doch weniger ist mehr! Verwenden Sie die Gewürze sparsam und lernen Sie ihren Geschmack und ihre Wirkung mit jedem Kochen besser kennen. Wer mit fertigen Gewürzmischungen kocht, spart Zeit und geht auf Nummer sicher, dass das Essen schmeckt. Doch die Kunst des Kochens beginnt, wenn wir

Gewürze regen den Stoffwechsel an und machen die Speisen leichter verdaulich. Der küchenpraktische Umgang mit ihnen ist leicht zu erlernen.

mit den Gewürzen spielen und die Nuancen selbst festlegen. Für die schnelle Küche am Abend ist es jedoch völlig ausreichend, auf bewährte Masala- und Currymischungen, zurückzugreifen.

Churnas

Im Ayurveda werden gemahlene Gewürzmischungen *Churnas* genannt. Jede ayurvedische Köchin und jeder ayurvedische Koch hat seine eigenen Lieblings*churnas*, deren Zusammensetzung ungern verraten wird. Das Besondere an einem ayurvedischen *Churna* ist die ausgewogene Geschmacksvielfalt und die spezielle Zubereitung: Alle Gewürze werden in Ghee angeröstet, getrocknet und dann zu einem Pulver gemörsert und gemischt. Dadurch entfalten sich der Geschmack und die Heilkraft der Gewürze auf optimale Weise.

Curry und Garam Masala sind die bekanntesten Gewürzmischungen in der traditionellen indischen Küche. Jede Hausfrau mischt ihr eigenes Curry, das sie am Anfang den Speisen zusetzt, oder ihr eigenes Garam Masala, das seinen aro-

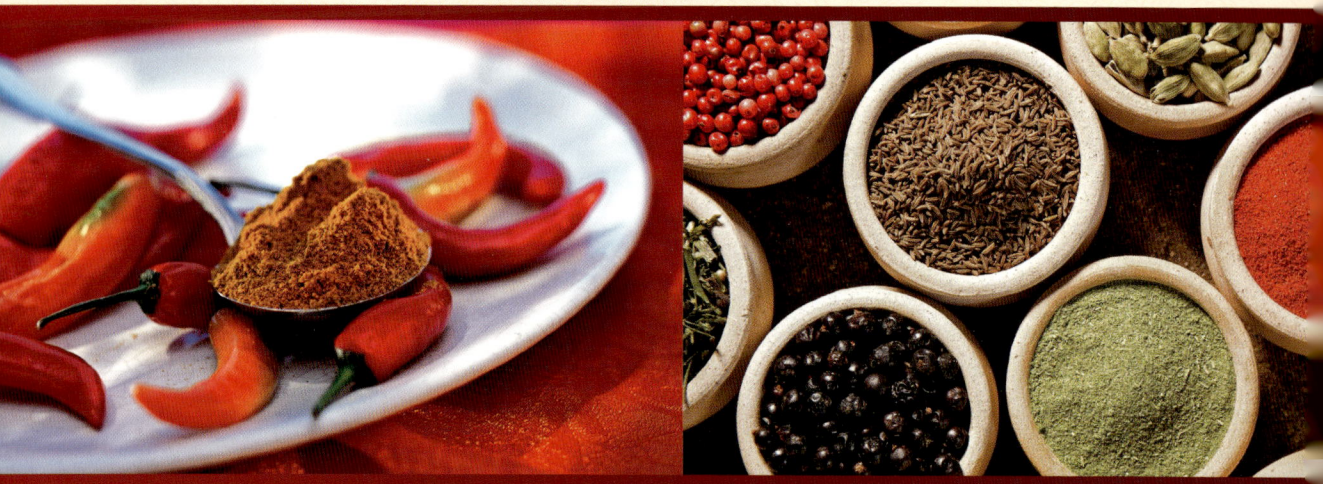

Die Küche als Hausapotheke

In Indien werden alle Familienmitglieder mit Gewürzen als tägliches Hausmittel gegen vielerlei Alltagsbeschwerden behandelt. Dieses alte Wissen fließt automatisch in die Küchenpraxis mit ein:

❀ Gegen Erkältung und Schnupfen einen Tee aus 1 Esslöffel frischem Ingwer und Nelkensamen oder alternativ ½ Teelöffel Süßholz und 1 Esslöffel frischem Ingwer zubereiten.

❀ Gegen Halsentzündung, Hautbeschwerden und Darmpilze ½ Teelöffel Kurkuma in Wasser aufkochen und den abgekühlten Tee trinken.

❀ Bei akuten Verdauungsstörungen und Blähungen vor dem Essen je ¼ Teelöffel Anis und Ajwain mit heißem Wasser zu einer Tasse Tee zubereiten und diese schlückchenweise trinken.

❀ Bei Appetitlosigkeit 1 Scheibe frischen Ingwer und ½ Teelöffel Galgantpulver in ½ Liter Wasser für 15 Minuten köcheln lassen und den Tee ca. 20 Minuten vor dem Essen trinken.

❀ Gegen Blähungen 1 Teelöffel geriebenen Ingwer mit 1 Teelöffel Kreuzkümmel und 1 Teelöffel *Hing* in ½ Liter Wasser zum Kochen bringen und auf die Hälfte einkochen lassen. In kleinen Schlucken trinken.

❀ Gegen Durchfall gekochten Reis mit frischem Joghurt mischen und mit etwas Muskatnuss würzen. Die Speise verzehren, um den Durchfall zu stoppen.

matisch-erdigen Geschmack am besten entfaltet, wenn es erst zum Schluss in den Gewürzsud gemischt wird. Es gibt viele verschiedene Currymischungen, die einen mehr scharf, die anderen etwas milder, doch alle basieren auf den Gewürzen Kurkuma, Kreuzkümmel und *Methi* (Bockshornkleesamen). Lassen Sie sich inspirieren und verwenden Sie die auf Seite 237f. stehenden Gewürzmischungen in allen Rezepten, in denen Currys oder Garam Masala angegeben sind .

Aufbewahrung der Gewürze

Die Samen, Rinden, Kräuter und Pulver sollten in getönten Gläsern luftdicht aufbewahrt werden. Noch praktischer ist es, sie in eine »Masala-Box« umzufüllen. Die Blechdosen sind in jedem indischen Lebensmittelgeschäft zu kaufen und enthalten 7 kleine Gewürzdöschen. Ich selbst habe in meiner Küche drei verschiedene Masala-Boxen stehen: Eine mit meinen persönlichen Alltagsgewürzen Kurkuma, Kreuzkümmelsamen, Gewürznelken, Fenchelsamen, Senfsamen, Chilipulver und Ingwerpulver. Eine andere mit Ajwain, *Hing*, Muskatnuss, *Methi*, Koriander, Galgant und Pfeffer, sozusagen als Therapiebox, in der ich die wichtigsten Gewürze meiner Hausapotheke zum Ausgleich von *Vata*- und *Kapha*-Störungen finde. Und die dritte ist die *Rasayana*-Box mit allen süßen, stärkenden Gewürzen wie grüner und schwarzer Kardamom, Safran, Zimtstangen, Piment und Vanille. Den Rest, also meine Gewürzmischungen, getrockneten Küchenkräuter und das Salz, bewahre ich dagegen nicht in einer Dose, sondern jeweils einzeln und gut beschriftet im Glas auf.

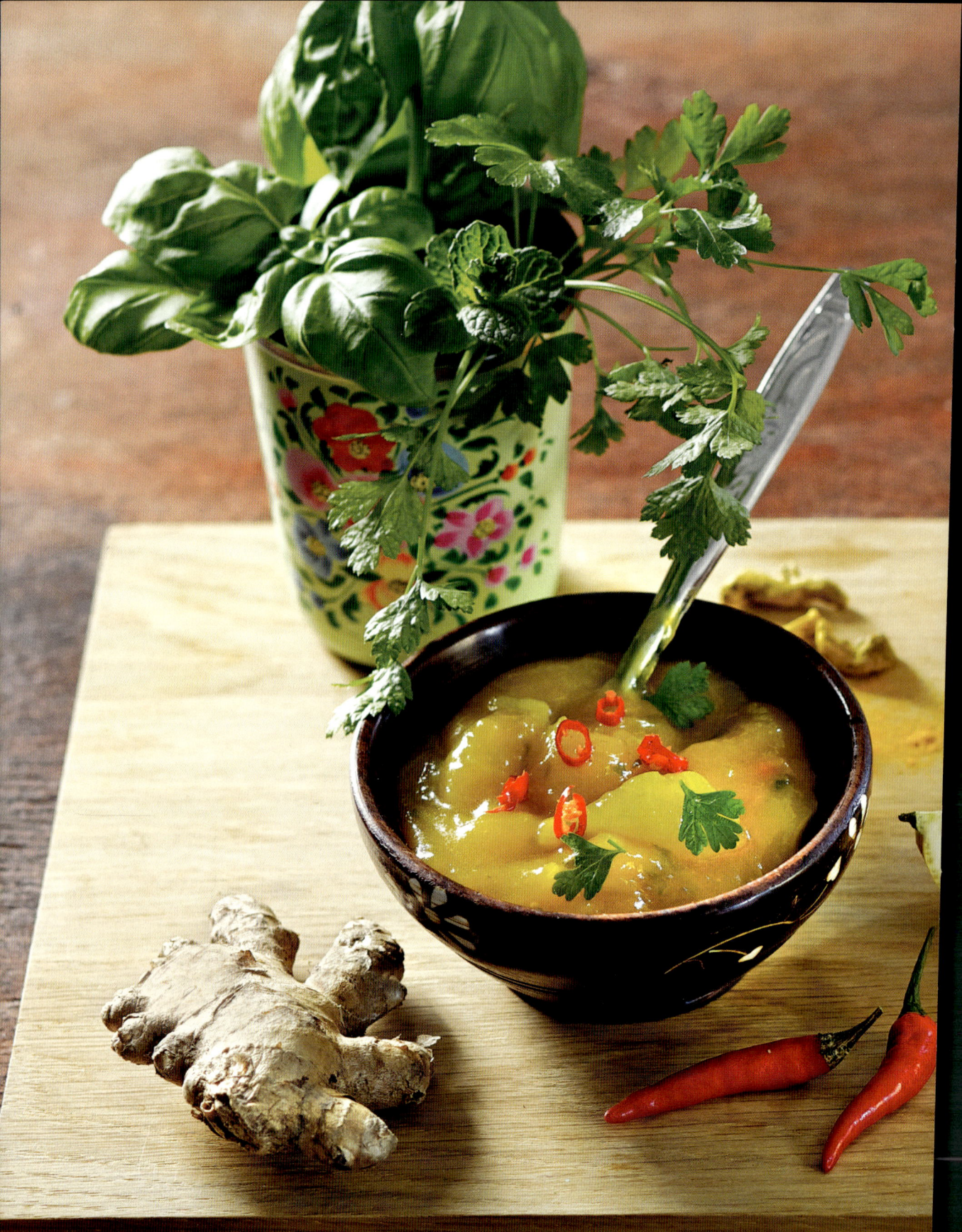

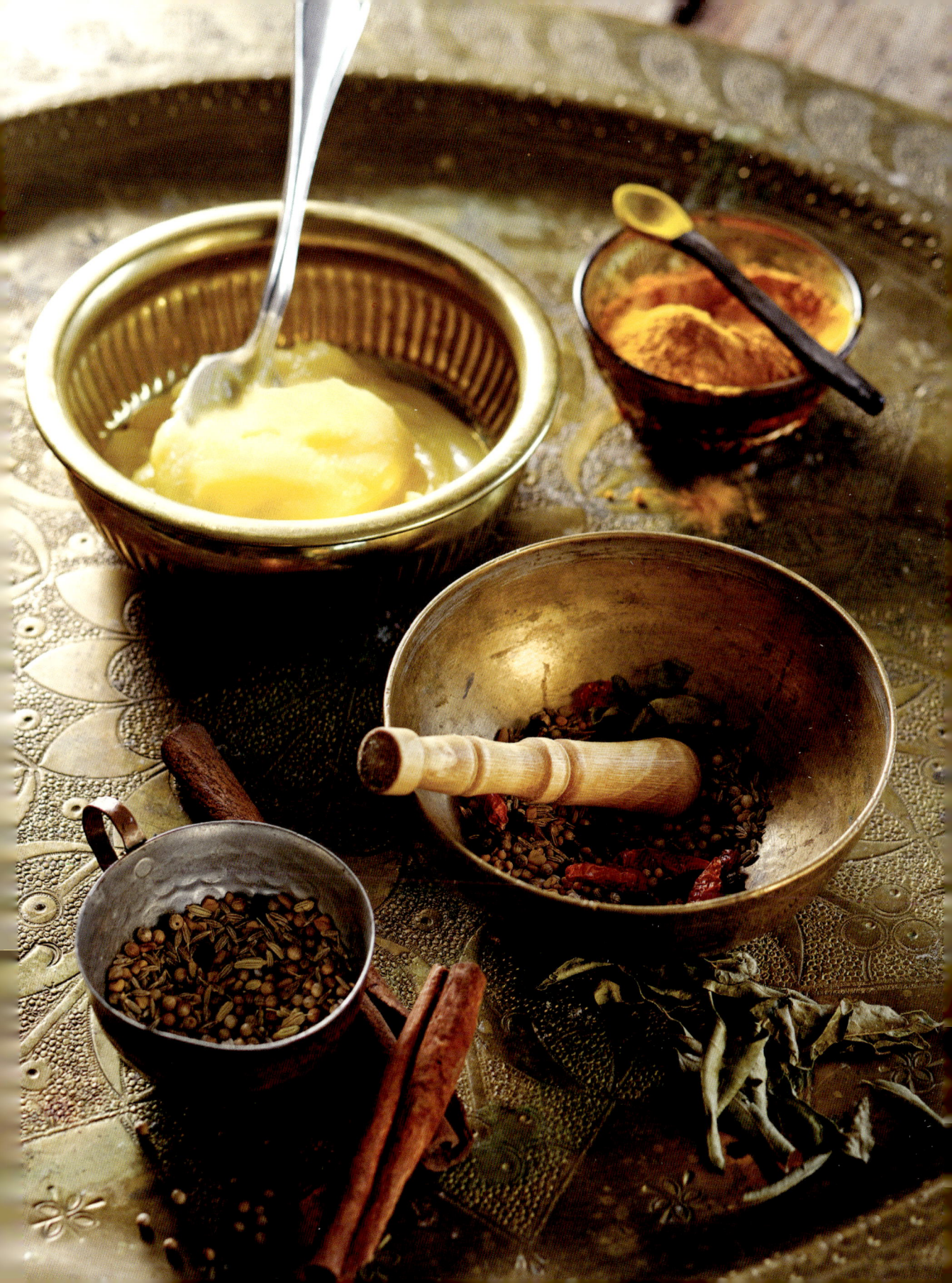

Klassischer Agni-Trunk

Für 1 Person

1 Scheibe frischer Ingwer
(ca. 1 cm dick)

1½ TL Kreuzkümmelsamen
(Cumin)

5 Pfefferkörner

½ TL Methi
(Bockshornkleesamen)

¼ TL Salz

¼ TL Vollrohrzucker

Zubereitungszeit 10 Minuten

1 Ingwer schälen. In einem kleinen Topf 200 Milliliter Wasser erhitzen. Alle Zutaten zugeben, aufkochen, die Hitze reduzieren und das Gewürzwasser 10 Minuten köcheln lassen.

2 Das Getränk leicht abkühlen lassen und absieben. Noch lauwarm trinken.

Zur Verdauungsanregung wird im Ayurveda vor der Hauptmahlzeit ein Agni-Trunk empfohlen. Der Gewürzcocktail sollte lauwarm 10 Minuten vor dem Essen in kleinen Schlucken eingenommen werden.

Milder Agni-Trunk zum Vata-Ausgleich

Für 1 Person

1 Scheibe frischer Ingwer
(ca. 0,5 cm dick)

1 TL Kreuzkümmelsamen
(Cumin)

¼ TL Ajwainsamen

¼ TL Fenchelsamen

3 Pfefferkörner

1 Messerspitze Salz

Zubereitungszeit 10 Minuten

1 Ingwer schälen. In einem kleinen Topf 200 Milliliter Wasser erhitzen. Alle Zutaten zugeben, aufkochen, die Hitze reduzieren und das Gewürzwasser 10 Minuten köcheln lassen.

2 Das Getränk leicht abkühlen lassen und absieben. Den milden Agni-Trunk in kleinen Schlucken trinken.

Wie immer im Ayurveda gibt es verschiedene, auf die Doshas abgestimmte Rezeptvarianten von solch einem Agni-Trunk. Dieser Trunk gilt dem Vata-Ausgleich.

Kühlender Agni-Trunk zum Pitta-Ausgleich

1 Ingwer schälen. In einem kleinen Topf 200 Milliliter Wasser erhitzen. Alle Zutaten zugeben, aufkochen, die Hitze reduzieren und das Gewürzwasser 10 Minuten köcheln lassen.

2 Das Getränk leicht abkühlen lassen und absieben. Den kühlenden Agni-Trunk in kleinen Schlucken trinken.

Für 1 Person

1 Scheibe frischer Ingwer
(ca. 1 cm dick)
1 TL Kreuzkümmelsamen
(Cumin)
½ TL Koriandersamen
3 Pippalikörner

Zubereitungszeit 10 Minuten

Scharfer Agni-Trunk zum Kapha-Ausgleich

1 Ingwer schälen. In einem kleinen Topf 200 Milliliter Wasser erhitzen und Ingwer, Kreuzkümmelsamen, Methi und Pfefferkörner dazugeben. Zum Kochen bringen, die Hitzezufuhr reduzieren und das Gewürzwasser 10 Minuten köcheln lassen.

2 Chilipulver einrühren und einmal aufkochen.

3 Das Getränk leicht abkühlen lassen und absieben. Etwas Honig einrühren und in kleinen Schlucken trinken.

Für 1 Person

1 Scheibe frischer Ingwer
(ca. 1 cm dick)
1 TL Kreuzkümmelsamen
(Cumin)
1 TL Methi
(Bockshornkleesamen)
6 Pfefferkörner
¼ TL Chilipulver
¼–½ TL Honig

Zubereitungszeit 10 Minuten

Gemüse in Gewürzsud

Für 4 Personen

1 kleine Zwiebel
500 g Gemüse nach Wahl
2 TL Ghee (s. Seite 236)
½ TL Kreuzkümmel- (Cumin)
oder Senfsamen
1 TL frische Gewürze
(gehackter Ingwer, Knoblauch
oder Chili)
1 TL milde Currymischung
(siehe Seite 238)
Salz
50 ml Flüssigkeit (Wasser,
Gemüsebrühe oder
Ingwerwasser, s. Seite 206)

Zubereitungszeit 25 Minuten

1 Zwiebel abziehen und fein würfeln. Gemüse waschen, putzen und klein schneiden.

2 Ghee erhitzen und Kreuzkümmel- oder Senfsamen darin anrösten, bis sie springen. Die Zwiebelwürfel und die frischen Gewürze zugeben und kurz mitschwitzen. Die Currymischung zugeben und unter Rühren anbraten.

3 Das Gemüse und etwas Salz in den Gewürzsud legen und kurz anbraten. Die Flüssigkeit aufgießen und das Gemüse weich kochen.

Gemüse wird in der ayurvedischen Küche generell in einem Gewürzsud gegart. Die in Ghee angerösteten Gewürze verleihen den Speisen einen aromatischen und harmonischen Geschmack und entfalten auch Agni- und Dosha-ausgleichende Heilwirkungen.

Vata-betonte Menschen sollten täglich frisch gekochtes Gemüse, welches weich, saftig und mit milden Gewürzen zubereitet wurde, verspeisen. Der Gewürzsud kann mit Tomaten oder Joghurt angereichert werden, denn die saure und befeuchtende Qualität ist sehr bekömmlich.

Pitta-betonte Menschen dürfen Kürbisse, Kartoffeln und viel rohes und knackig gegartes Gemüse zu sich nehmen. Sehr scharfe Gewürze und saure Saucen sollten gemieden werden. Bekömmlich und nährend sind Saucen und Currys aus Kokosmilch oder -flocken. Diese Zubereitungsweise gleicht große Hitze aus und harmonisiert in Kombination mit scharfen Gewürzen Pitta und Agni.

Für **Kapha**-betonte Menschen sollte Gemüse der Hauptbestandteil der täglichen Mahlzeiten darstellen. Alle Blattgemüse- und Kohlarten sind besonders verträglich. Das Gemüse wird eher trocken und scharf mit anregenden Gewürzen angebraten. Frische Kräuter wirken belebend.

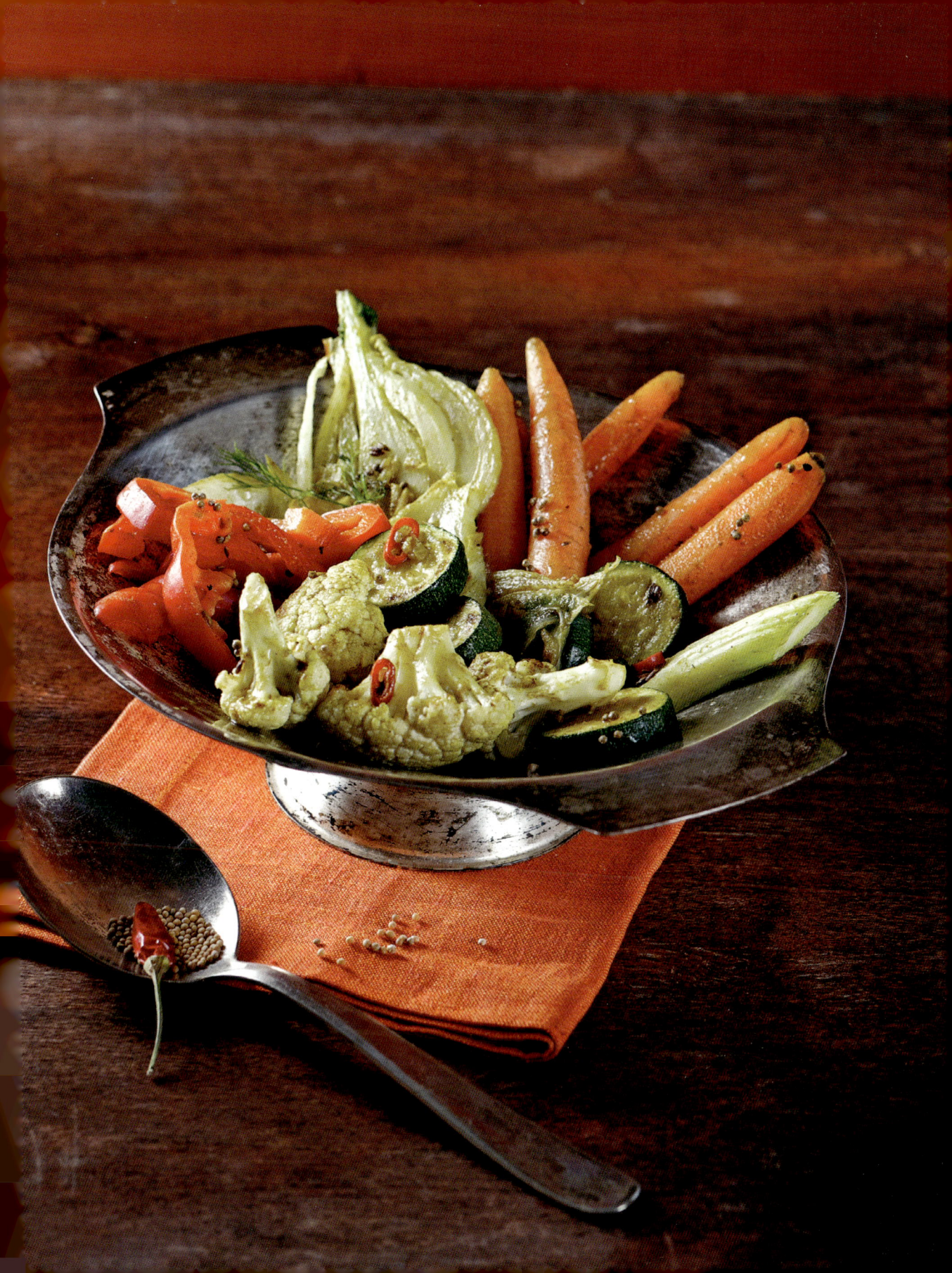

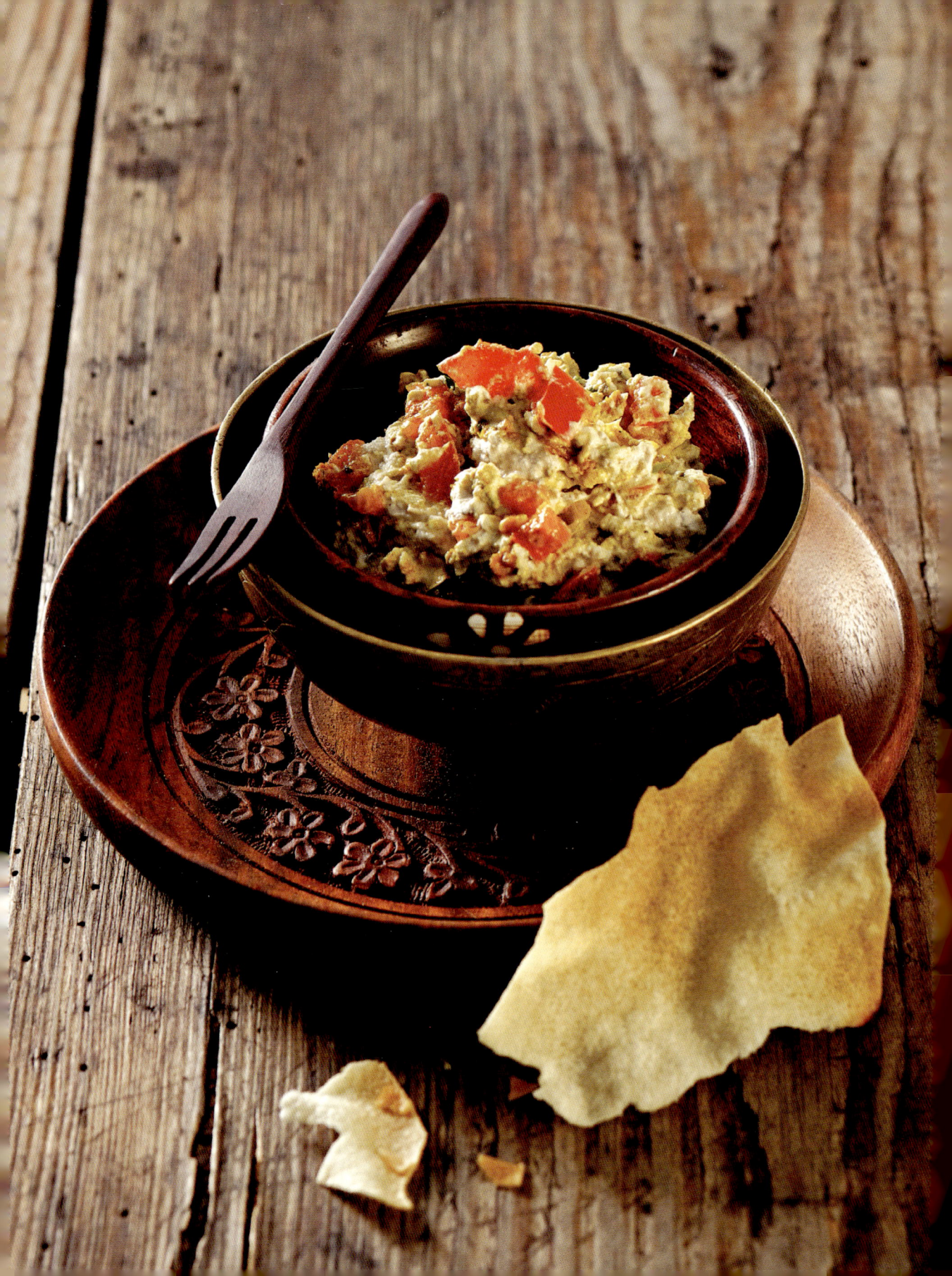

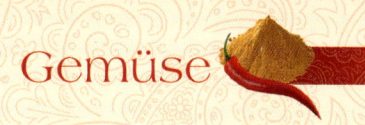

Pakora im Kichererbsenmantel

1 Blumenkohl waschen, putzen und in Röschen teilen. Gesalzenes Wasser erhitzen und den Blumenkohl darin 3 bis 4 Minuten blanchieren. Herausheben und in kaltem Wasser abschrecken.

2 Für den Teig Kichererbsenmehl, 200 Milliliter kaltes Wasser, Ghee, Gewürze und Salz glatt verrühren. Den Teig 10 Minuten ruhen lassen.

3 Fett zum Ausbacken in einer Pfanne oder einem Wok erhitzen. Die Blumenkohlröschen portionsweise in den Kichererbsenteig tauchen und nacheinander vorsichtig goldgelb ausbraten. Nach dem Backen auf einem Stück Küchenkrepp abtropfen lassen.

Pakora, das Gemüse im Teigmantel, ist ein typischer Snack der indischen Küche, der auch mit Auberginen, Zucchini, Zwiebeln, Kartoffeln und Chilischoten nach diesem Grundrezept zubereitet werden kann. Klassischerweise wird das Gemüse im Kichererbsenteig frittiert, doch das sanfte Ausbacken in Ghee ist weitaus bekömmlicher.

Pakoras können als Vorspeise mit einem Basilikum-Möhren-Chutney (s. Seite 303) oder einem beliebig anderen Chutney zu Salat gegessen oder als Hauptgericht mit Reis verzehrt werden. Basilikum ist eine der heiligen Pflanzen Indiens. Es schenkt Harmonie in Körper und Geist und gehört neben Kardamom, Brahmi und Safran zu den sattvischen Kräutern. Auch die Möhre ist ein sehr hochgelobtes Gemüse, das sowohl in der sattvischen Ernährung als auch in der Rasayana-Küche einen wichtigen Stellenwert einnimmt. So ist das Basilikum-Möhren-Chutney eine sehr ausgewogene Komposition für Körper und Geist.

Für 4 Personen

500 g Blumenkohl
Salz

Für den Teig
6 EL Kichererbsenmehl
1 EL Ghee (s. Seite 236)
1 TL Kreuzkümmel (Cumin), gemahlen
¼ TL Methi (Bockshornkleesamen), gemahlen
¼ TL Ingwer, gemahlen
1 TL Salz

Außerdem
Ghee zum Ausbacken

Zubereitungszeit 35 Minuten

Gedünsteter Chicorée

Für 4 Personen

4 Chicorées
1 unbehandelte Zitrone
2 Zwiebeln
1 Scheibe frischer Ingwer
1 Chilischote
2 EL Olivenöl
1 TL Kreuzkümmelsamen
(Cumin)
¼ TL Kurkuma, gemahlen
1 TL klassische Currymischung
(siehe Seite 238)
1 TL Methi
(Bockshornkleeblätter)
½ TL Ingwer, gemahlen
1 EL Ahornsirup
1 Messerspitze Muskatnuss
Salz
Pfeffer

Zubereitungszeit 30 Minuten

1 Chicorée putzen und längs vierteln. Zitrone waschen und in Scheiben schneiden. Wasser aufkochen, die Zitronenscheiben einlegen und die Chicoréeviertel in dem Zitronenwasser 5 Minuten blanchieren.

2 Zwiebeln abziehen und in feine Ringe schneiden. Ingwer schälen, Chilischote putzen und beides in feine Streifen schneiden.

3 Öl in einer Pfanne erhitzen und darin die Kreuzkümmelsamen anbraten. Zwiebeln, Ingwer und Chili hinzufügen und unter Rühren anbräunen. Kurkuma, Curry und Bockshornkleeblätter unterrühren und bei schwacher Hitze alles gemeinsam 5 Minuten schmoren lassen.

4 Backofen auf 175 °C (Umluft 155 °C, Gas Stufe 1–2) vorheizen.

5 Den Pfanneninhalt mit 100 Milliliter Wasser verrühren und mit Ingwerpulver, Ahornsirup, Muskat, Salz und Pfeffer würzen. Chicorée in eine Auflaufform legen und den Gewürzsud darüber geben. Im Backofen 20 Minuten braten.

Chicorée hat bei richtiger Würzung eine ausgleichende Wirkung. Deshalb verwenden wir:

Zum Vata-Ausgleich Ajwain, Kreuzkümmel, Ingwer und Zitronensaft.

Zum Pitta-Ausgleich Fenchelsamen, Koriandersamen und frisches Koriandergrün.

Zum Kapha-Ausgleich Methi, Ingwer, Chili und am Ende etwas Honig.

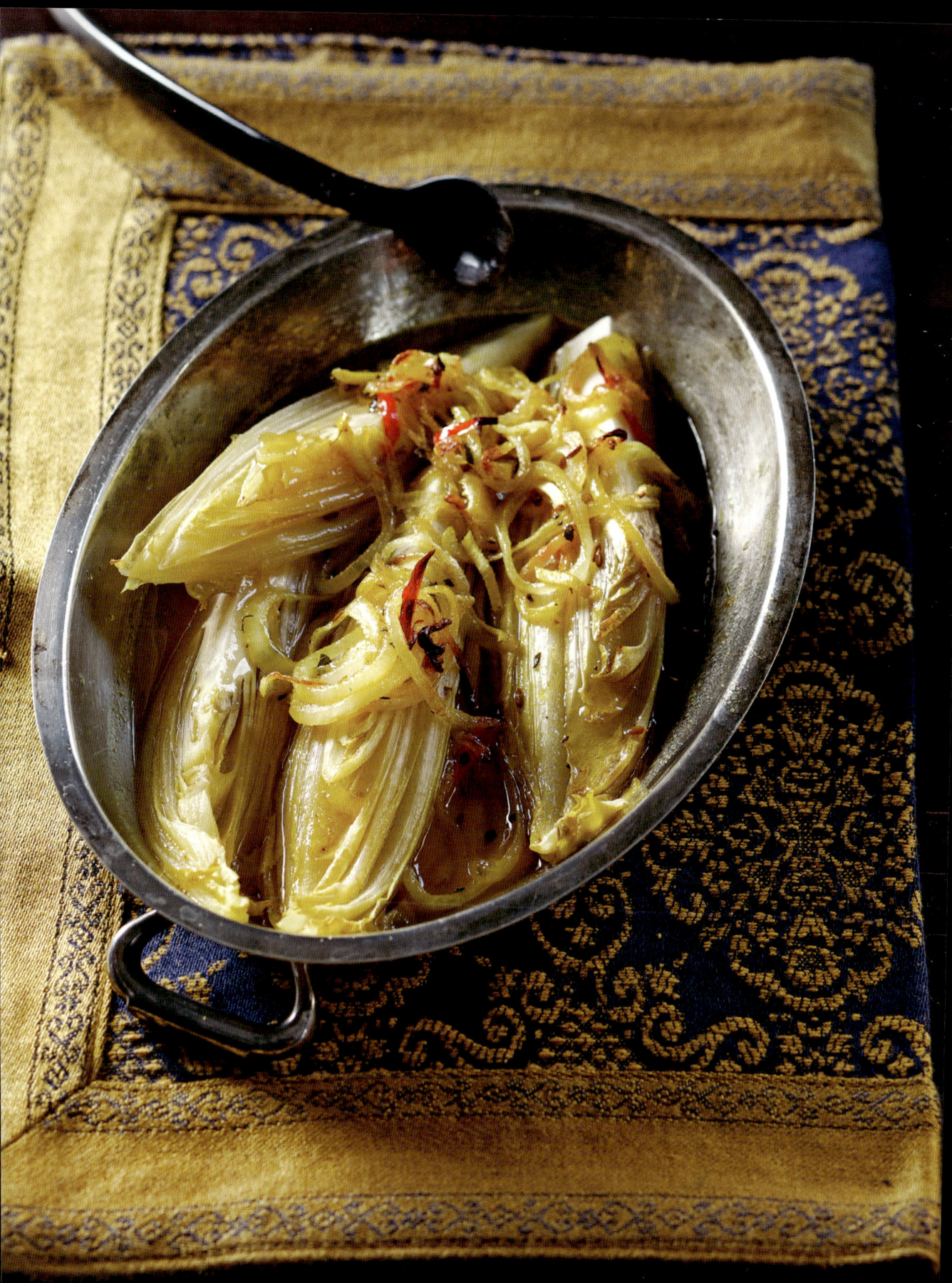

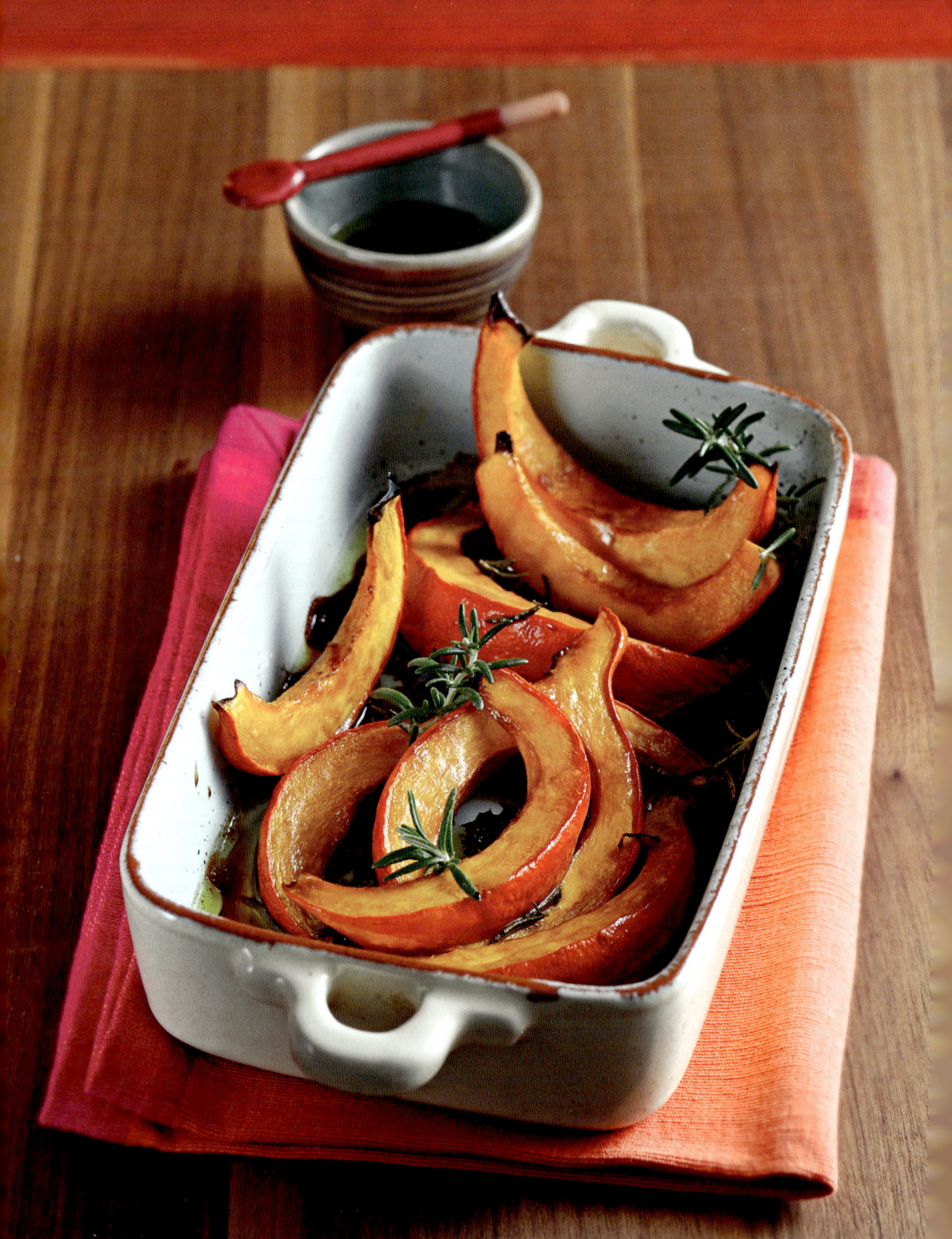

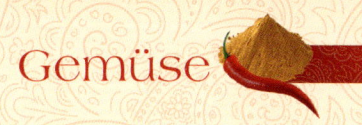

Geschmorter Kürbis aus dem Backofen

1 Backofen auf 180 °C (Umluft 160 °C, Gas Stufe 2–3) vorheizen.

2 Den Kürbis vierteln, die Kerne entfernen und das Fruchtfleisch in ca. 2 Zentimeter dicke Scheiben schneiden.

3 Alle Zutaten für die Marinade mit 2 Esslöffel Wasser vermischen. Die Marinade in eine Auflaufform geben. Die Kürbisscheiben einlegen und in der Marinade wälzen.

4 Die Form in den heißen Backofen stellen und den Kürbis etwa 40 Minuten backen, bis er weich und etwas angebräunt ist.

Gemüse zu marinieren und im Backofen zu schmoren ist eine äußerst leckere und schnelle Art des Kochens. Sie eignet sich besonders für einfache Gemüsegerichte, die am Abend zu Nudeln, Getreide oder Brot gereicht werden können. Nach diesem Rezept können auch Zucchini, Paprikaschoten, Süßkartoffeln oder Rote Bete zubereitet werden.

Zum Vata-Ausgleich ein paar Rosinen und einige Panier-Würfel untermischen. Wie man Panier-Käse herstellt, steht auf Seite 262.

Zum Pitta-Ausgleich etwas Tofu dazugeben und am Ende mit frischen Kräutern bestreuen.

Zum Kapha-Ausgleich eine frische Chilischote fein schneiden und unter die Marinade geben.

Für 4 Personen

1 kleiner Hokkaidokürbis

Für die Marinade

6 EL Olivenöl
1 EL Ahornsirup
3 EL Sojasauce
1 EL Zitronensaft
2 EL Rosmarin
½ TL Ingwer, gemahlen
½ TL Salz

Zubereitungszeit 50 Minuten

Kartoffeln aus dem Backofen

Für 4 Personen

500 g mittelgroße Kartoffeln
1 rote Zwiebel
1 Knoblauchzehe
1 EL Ghee
½ TL Salz
½ TL Kurkuma, gemahlen
½ TL Kreuzkümmel (Cumin), gemahlen
¼ TL Koriander, gemahlen
½ TL Paprikapulver
1 Messerspitze Muskatblüte (Macis)
1 EL Rosmarin
1 EL Ahornsirup
1 EL Sojasauce

Zubereitungszeit 45 Minuten

1 Kartoffeln waschen, schälen und der Länge nach vierteln. Zwiebel abziehen und in feine Halbringe schneiden. Knoblauch abziehen und fein hacken.

2 Kartoffeln, Zwiebel und Knoblauch mit Ghee mischen und in eine Backform geben.

3 Backofen auf 180 °C (Umluft 160 °C, Gas Stufe 2–3) vorheizen.

4 Alle Gewürze mit 30 Milliliter Wasser, Ahornsirup und Sojasauce vermischen. Die Marinade unter die Kartoffeln mischen und mindestens 5 Minuten einziehen lassen.

5 Die marinierten Kartoffeln 30 bis 35 Minuten backen. Hin und wieder umrühren, damit sie gleichmäßig garen und gebräunt werden.

Sesamkartoffeln

Für 4 Personen

500 g Kartoffeln
1 TL Fenchelsamen
½ TL Methi (Bockshornkleesamen)
2 TL Salz
50 g Sesamsamen
2 EL Ghee (s. Seite 236)

Zubereitungszeit 50 Minuten

1 Kartoffeln waschen, schälen und je nach Größe halbieren oder vierteln. Die Fenchel- und Methisamen in einem Mörser zerreiben und mit Salz und Sesam mischen.

2 Den Backofen vorheizen auf 180 °C (Umluft 160 °C, Gas Stufe 2–3). Ein Backblech mit Ghee bestreichen.

3 Die Samenmischung in einer dicken Schicht auf das Backblech streichen. Die Kartoffeln auflegen und mit etwas Ghee bestreichen. Die Kartoffeln im heißen Backofen 30 bis 40 Minuten backen.

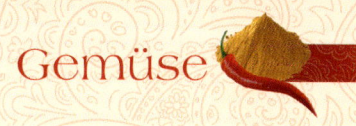

Gemüsepuffer

1 Kürbis, Süßkartoffeln und Kartoffeln waschen, schälen und mit einer Gemüsereibe fein raspeln. Ingwer schälen und ganz fein raspeln. Chilischote waschen, putzen und sehr fein hacken.

2 Das Gemüse mit Kichererbsenmehl, Methiblättern und den Gewürzen inklusive Salz zu einem Teig vermischen. Den Teig 10 Minuten durchziehen lassen.

3 Ghee in einer schweren Pfanne erhitzen. Mit 2 Esslöffeln aus der Puffermasse runde Taler mit einem Durchmesser von etwa 7 Zentimeter formen und in das heiße Fett geben. Die Puffer von beiden Seiten goldgelb ausbacken.

Solch leckere Puffer lassen sich nach diesem Rezept mit vielen verschiedenen Gemüsearten zubereiten:

Zum Vata-Ausgleich einen Teig aus geraspelter Rote Bete oder Möhre mit Piment und Nelke bereiten.

Zum Pitta-Ausgleich einen Teig aus geraspelter Kartoffel und Sellerie mit Koriander herstellen.

Zum Kapha-Ausgleich einen Teig aus geraspelter Zucchini und Kartoffel mit Ingwer und Methi formen.

Als geschmackliche Ergänzung passt Minz-Koriander-Chutney, (s. Seite 303), besonders gut dazu. Oder Sie reichen einen **frischen Minzjoghurt** dazu, für den Sie 2 Bund Minze waschen und die Blättchen abzupfen und mit 1 grünen Chilischote, 1 Tomate, je 1 Teelöffel Vollrohrzucker und Salz, je 1 Messerspitze Kardamom und Kreuzkümmel (Cumin) sowie 150 Gramm Naturjoghurt in einem Mixer pürieren.

Für 4 Personen

200 g Kürbis
2 Süßkartoffeln
2 Kartoffeln
1 große Scheibe frischer Ingwer (ca. 1,5 cm dick)
1 Chilischote
100 g Kichererbsenmehl
1 TL Methi (Bockshornkleeblätter), getrocknet
1 TL Salz

Außerdem
Ghee zum Ausbacken

Zubereitungszeit 35 Minuten

Indisches Okragemüse

Für 4 Personen

500 g Okras
3 Tomaten
1 Zwiebel
1 Knoblauchzehe
1 Chilischote
1 EL Ghee (s. Seite 236)
5 grüne Kardamomkapseln
2 TL Senfsamen
2 TL Curryblätter
½ TL Kurkuma, gemahlen
Salz
½ TL Koriander, gemahlen
½ TL Garam Masala ,
(s. Seite 237)

Außerdem

frisch gehacktes Koriandergrün
frische Ingwerstifte

Zubereitungszeit 25 Minuten

1 Okras waschen und so vorsichtig den Ansatz abschneiden (keine Spitze entfernen!), dass sie selbst nicht verletzt werden, sonst werden sie beim Kochen äußerst schleimig. Okras auf ein Backblech legen und bei 180 °C (Umluft 160 °C, Gas Stufe 2–3) 15 Minuten vorbacken.

2 Tomaten waschen, putzen und achteln. Zwiebel abziehen und in Halbringe schneiden. Knoblauch abziehen und in Stifte schneiden. Chilischote putzen und in feine Streifen schneiden.

3 Ghee erhitzen und darin Kardamom, Senf und Curryblätter kurz erwärmen. Zwiebeln, Knoblauch und Chili hinzufügen. Tomaten untermengen und kurz aufkochen lassen. Mit Kurkuma und Salz würzen. Wenn sich ein Tomatensud gebildet hat, die Okraschoten untermischen. 2 bis 3 Esslöffel Wasser hinzufügen. Okras ca. 10 Minuten köcheln lassen, bis sie weich sind, aber ihre Form behalten.

4 Das Gericht mit Korianderpulver und Garam Masala würzen und mit Koriandergrün und Ingwerstiften garnieren.

Okras sind ein wertvolles Rasayana mit aphrodisierenden Eigenschaften. Mit ihrer süßen, fetten, schweren Wirkungsweise eignen sie sich vor allem für **Vata-Konstitutionen,** gestresste und ältere Menschen.

Auch **Pitta-Konstitutionen** vertragen Okras sehr gut, vor allem wenn sie mit einem frischen Korianderchuntey gereicht werden.

Kapha-Konstitutionen sollten Okras nur in kleinen Mengen zu sich nehmen, am besten mit einem scharfen Chutney und Mung-Dal.

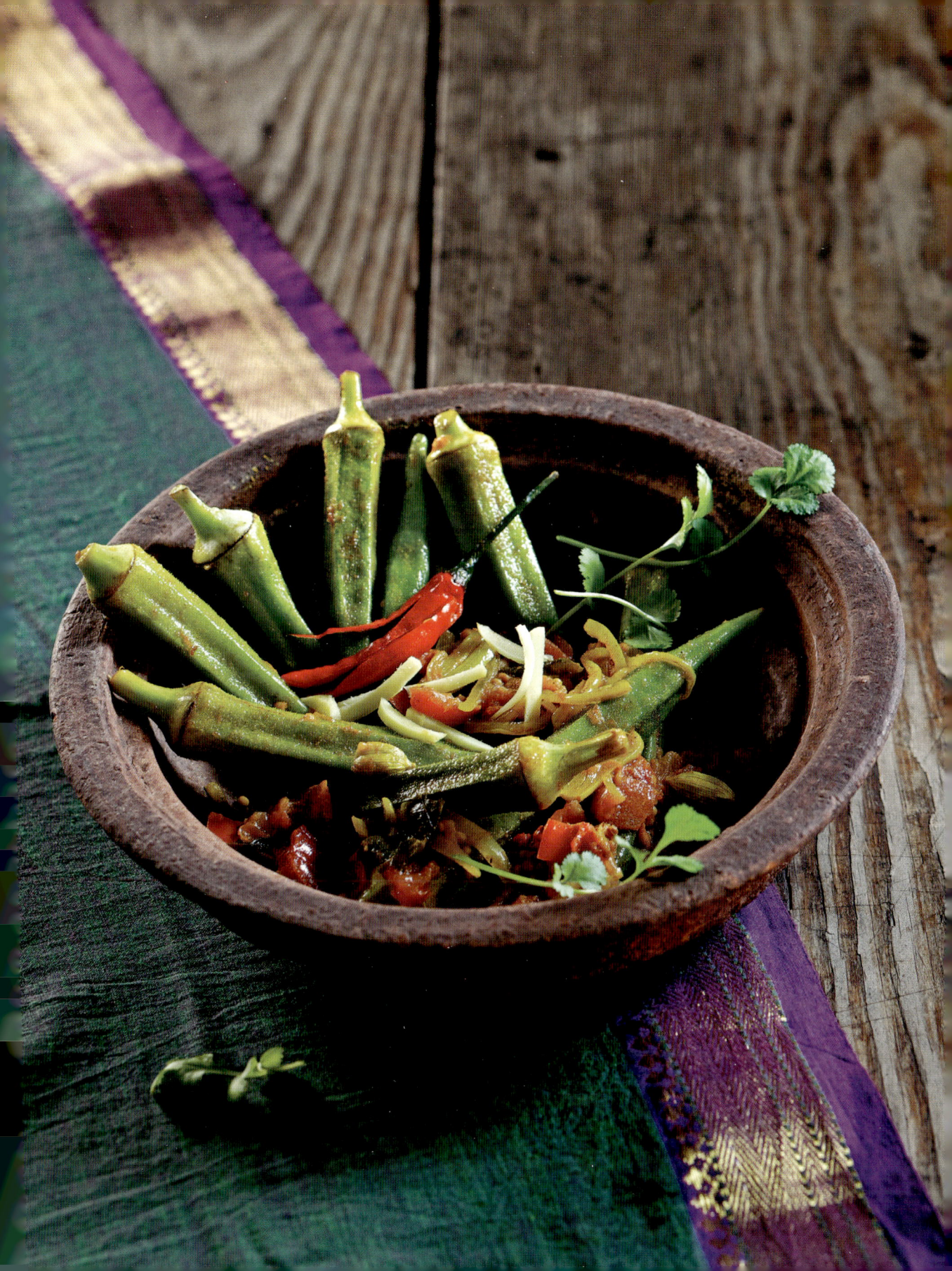

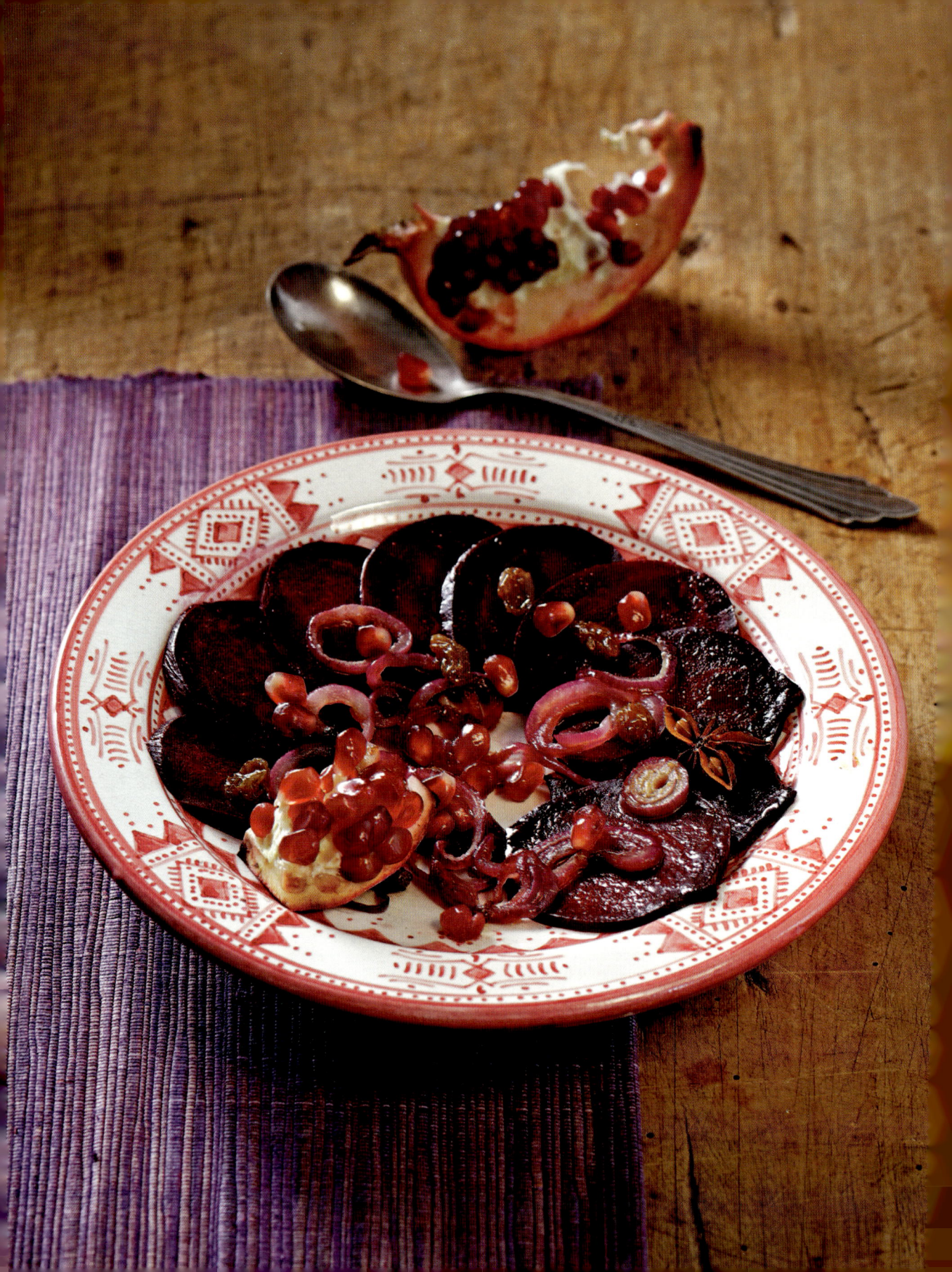

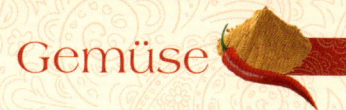

Rote-Bete-Carpaccio

1 Rote Bete waschen und im Ganzen 20 Minuten in etwas Wasser weich kochen. Herausheben, abtropfen und abkühlen lassen.

2 Granatapfel halbieren. Aus einer Hälfte die Kerne herauslösen und aus der anderen den Saft mithilfe einer Zitruspresse gewinnen. Zwiebel abziehen und in Ringe schneiden.

3 Ghee in einem Topf erhitzen und die Zwiebel darin anschwitzen. Nelken und Sternanis zufügen. Mit Apfelessig ablöschen. Unter Rühren Rosinen (oder Cranberrys), Granatapfelsaft, Ingwerpulver und Zucker zufügen. Den Zwiebelsud etwas einköcheln lassen.

4 Den Zwiebelsud von der Kochstelle nehmen und Ahornsirup und Olivenöl untermischen. Mit Salz würzen.

5 Die ausgekühlten Rote Bete schälen und in dünne Scheiben schneiden. Die Scheiben dekorativ als Carpaccio auf Tellern anrichten. Die Zwiebeln in ihrem Sud darüber geben und das Carpaccio mindestens 30 Minuten durchziehen lassen.

6 Vor dem Servieren das Carpaccio mit Granatapfelkernen dekorieren und etwas schwarzen Pfeffer frisch darüber mahlen.

Das Rote-Bete-Carpaccio kann warm oder kalt als Vorspeise oder Hauptgericht gegessen werden. Die aromatische Komposition ist ein Highlight auf jedem festlichen Büffet und passt hervorragend zu Minz-, Koriander-Chutney (s. Seite 303) oder Wassermelonen-Chutney (s. Seite 306). Mit Polenta und gegrilltem Gemüse ist es super lecker.

Für 4 Personen

2 Rote Bete
1 Granatapfel
1 große rote Zwiebel
1 TL Ghee (s. Seite 236)
2 Nelken
1 Sternanis
3 EL Apfelessig
2 EL Rosinen oder Cranberrys
¼ TL Ingwer, gemahlen
1 TL brauner Zucker
1 EL Ahornsirup
1 EL Olivenöl
Salz
½ TL schwarzer Pfeffer

Zubereitungszeit 1 Stunde

Möhrencurry

Für 3 Personen

400 g Möhren
2 rote Zwiebeln
1 Schreibe Ingwer
½ rote Chilischote
2 EL Ghee (s. Seite 236)
2 Nelken
1 TL Kreuzkümmelsamen
(Cumin)
½ TL Koriandersamen
1 EL Curryblätter, getrocknet
2 EL Rosinen
1 TL Salz
¼ TL Garam Masala
(s. Seite 237)
1 Messerspitze Safran,
gemahlen
1 EL Ahornsirup
2 EL Sahne

Zubereitungszeit 25 Minuten

1   Möhren waschen, schälen und in Stifte schneiden. Zwiebeln abziehen und in feine Halbringe schneiden. Ingwer schälen und fein reiben. Chilischote halbieren, entkernen und in feine Ringe schneiden.

2   Ghee in einem Topf erhitzen und darin Nelken, Kreuzkümmel- und Koriandersamen anrösten. Zwiebeln und Chili zufügen und unter gelegentlichem Rühren glasig dünsten.

3   Möhren, Curryblätter, Ingwer und Rosinen zufügen und anschmoren lassen. 150 Milliliter Wasser und Salz zufügen und die Möhren in 15 Minuten weich dünsten.

4   Das Curry mit Garam Masala, Safran und Ahornsirup würzen. Sahne einrühren und weitere 5 Minuten durchziehen lassen.

Mit ihren süßen und warmen Eigenschaften ist die Möhre das optimale Gemüse zum **Vata-Ausgleich**. Diese Eigenschaften können noch weiter durch die Zugabe von jeweils 1 Messerspitze Muskatnuss, Anis und mehr Sahne hervorgehoben werden.

Um es auch auf **Pitta** und **Kapha** optimal anzupassen, können bittere Gewürze und Kräuter zugefügt werden: Für **Pitta** am Ende noch etwas Methi (Bockshornklee) dazugeben und für **Kapha** mit Pfeffer, Methisamen und etwas Zitronensaft abschmecken.

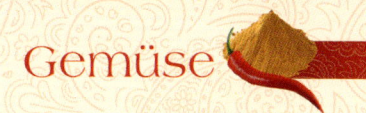

Kohlrabi nach Kaschmir-Art

1 Kohlrabi schälen und würfeln. Kreuzkümmel, Methi und Nelken in einem Mörser nur grob mahlen. Chilischote putzen, entkernen und fein hacken. Ingwer schälen und fein hacken.

2 Ghee in einem Topf erhitzen und darin die Gewürze aus dem Mörser und das Hing anrösten. Kohlrabiwürfel zufügen und unter Rühren 2 Minuten anbraten. Die Hitzezufuhr zurückschalten, etwa 50 Milliliter Wasser zufügen und den Kohlrabi im geschlossenen Topf in einigen Minuten weich dünsten.

3 Frische Chili- und Ingwerwürfel, Kurkuma, Koriander, Garam Masala, Ingwer- und Chilipulver und Salz zufügen. Gut umrühren, bis die Gewürze duften. 100 Milliliter Wasser zufügen und das Gemüse bei schwacher Hitze 10 Minuten fertig garen. Zum Schluss mit Ahornsirup abschmecken.

Dieses einfache Gemüsegericht kann noch typgerecht variiert werden:

Um den nährenden und befriedigenden Effekt auf das **Vata** und **Pitta** noch zu verstärken, kann statt Wasser Sahne verwendet werden. Einfach weniger Wasser zum Weichgaren verwenden und am Ende (Schritt 3) 100 Gramm Sahne zufügen.

Zum Ausgleich von Kapha ist es empfehlenswert, am Ende noch frische Kräuter, wie Basilikum, Petersilie oder Koriandergrün, hinzuzufügen.

Für 4 Personen

500 g Kohlrabi
½ TL Kreuzkümmelsamen (Cumin)
½ TL Methi (Bockshornkleesamen)
2 Nelken
1 grüne Chilischote
1 Scheibe frischer Ingwer
3 EL Ghee (s. Seite 236)
1 Messerspitze Hing (Asafoetida)
1 TL Kurkuma, gemahlen
1 TL Koriander, gemahlen
½ TL Garam Masala (s. Seite 237)
½ TL Ingwer, gemahlen
¼ TL Chilipulver
½ TL Salz
1 EL Ahornsirup

Zubereitungszeit 20 Minuten

Spinat mit Panier

Für 4 Personen

Für ca. 500 g Panier (Käse)
1 l Vorzugs-Vollmilch
3 EL frisch gepresster Zitronensaft
2 EL Ghee (s. Seite 236)

Für den Spinat
800 g frischer Spinat oder 400 g tiefgekühlter Spinat
1 kleine Zwiebel
1 Knoblauchzehe
1 Scheibe frischer Ingwer
1 EL Ghee
½ TL Koriander, gemahlen
½ TL Kurkuma, gemahlen
1 TL Kreuzkümmel (Cumin), gemahlen
½ TL Chilipulver
Salz
½ TL Vollrohrzucker
2 TL Methi (Bockshornklee-blätter), getrocknet
100 g Sojasahne
1 Messerspitze Muskatnuss, frisch gerieben

Außerdem
1 großes Sieb
1 Mulltuch (Stoffwindel)

Zubereitungszeit 20 Minuten
(plus 2 Stunden für den Käse)

1 Für den Käse die Milch aufkochen und dann löffelweise den Zitronensaft zugeben. Die Milch köcheln lassen, bis sich feste Stücke absetzen. Ein Sieb mit einem Mulltuch auslegen und in eine Schüssel hängen. Den Topfinhalt in das Mulltuch gießen, das Tuch zusammenschlagen und die Käsemasse zum Abtropfen mit einem Gewicht beschweren. Die Käsemasse für mindestens 1 Stunde ruhen und abtropfen lassen.

2 Den feuchten Käse auf ein Arbeitsbrett stürzen und würfeln. 2 Esslöffel Ghee erhitzen, die Käsewürfel darin etwa 4 Minuten leicht braun anbraten und herausnehmen.

3 Frischen Spinat putzen, waschen, abtropfen lassen und etwas klein schneiden. Zwiebel abziehen und in Halbringe schneiden. Knoblauch abziehen und zerdrücken. Ingwer schälen und fein reiben.

4 In der Pfanne 1 Esslöffel Ghee erhitzen und darin Zwiebel, Knoblauch und Ingwer in 3 bis 5 Minuten goldbraun anbraten. Koriander, Kurkuma, Kreuzkümmel und Chilipulver hinzufügen und etwa 2 Minuten rösten. Gehackten (oder tiefgefühlten) Spinat dazugeben und zugedeckt bei mittlerer Hitze etwa 15 Minuten garen.

5 Salz, etwas Zucker und die Methiblätter zum Spinat geben und gut vermischen. Sahne und gebratene Panierwürfel dazugeben und weitere 5 Minuten zugedeckt bei schwacher Hitze dünsten. Ganz am Ende mit frisch geriebener Muskatnuss abschmecken.

Zum Vata-Ausgleich Koriandergrün und Muskatblüte zufügen.

Zum Pitta-Ausgleich Koriandergrün und Koriandersamen zufügen.

Zum Kapha-Ausgleich am Ende mit Garam Masala abschmecken.

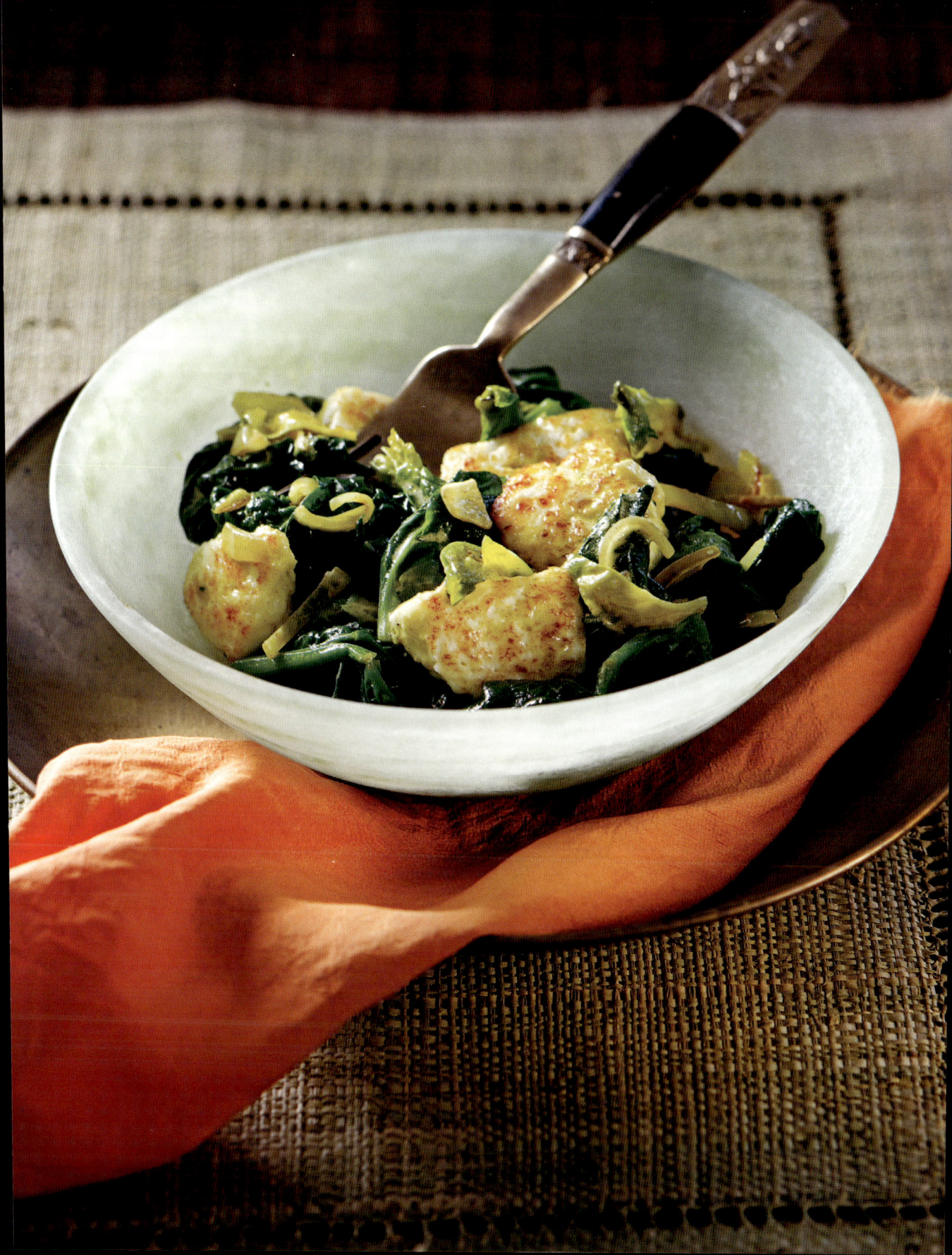

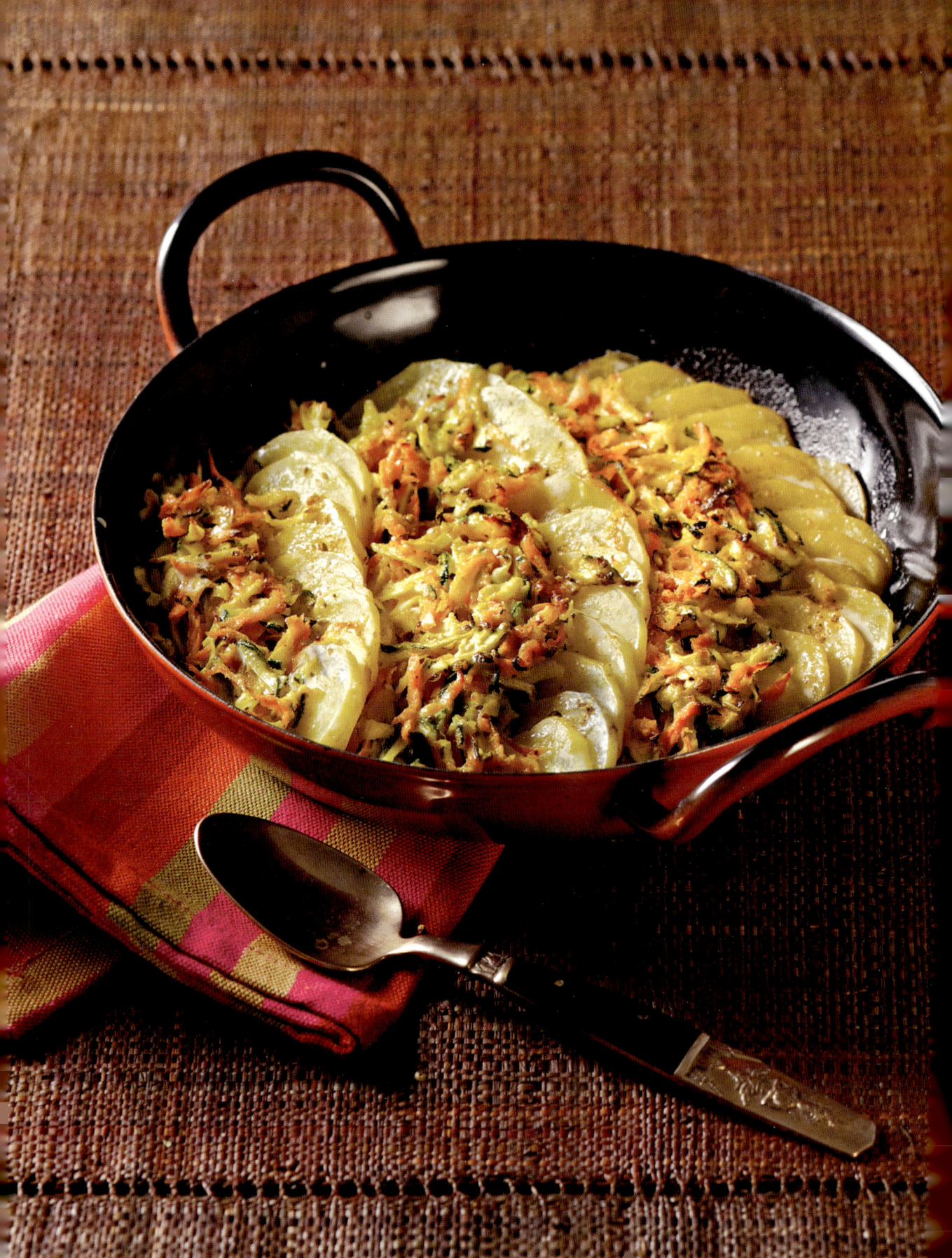

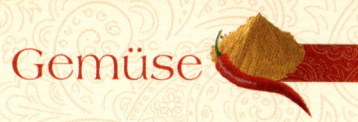

Kartoffel-Gemüse-Auflauf (Foto)

1 Kartoffeln waschen, schälen und in dünne Scheiben schneiden. Möhren, Sellerie und Zucchini putzen und grob raspeln. Ingwer schälen und fein hacken.

2 Pippali, Koriander, Ajwain und Pfeffer in einem Mörser fein zerstoßen. Etwas Ghee in einem Topf erhitzen und darin die gemörserten Gewürze kurz anrösten. Gemüseraspel und Ingwer zugeben und im Gewürzsud kurz anschwitzen. Sahne zufügen. Kurkuma, Oregano und Majoran beigeben und alles aufkochen lassen. Mit Salz würzen.

3 Den Backofen vorheizen auf 180 °C (Umluft 160 °C, Gas Stufe 2–3). Eine Auflaufform mit dem restlichen Ghee bestreichen.

4 In die Form eine dünne Schicht Kartoffeln einlegen und mit wenig Salz und Hing würzen. Eine Schicht Gemüse darüber geben und darauf im Wechsel Gemüse und Kartoffeln einschichten; die letzte Schicht soll Gemüse sein. Den Kartoffel-Gemüse-Auflauf in den heißen Backofen stellen und 1 Stunde backen.

Für 6 Personen

6 große Kartoffeln, festkochend
2 große Möhren
1 kleine Sellerieknolle
1 große Zucchini
1 Scheibe frischer Ingwer
1 TL Pippalikörner
1 TL Koriandersamen
1 TL Ajwainsamen
5 Pfefferkörner
1–2 EL Ghee (s. Seite 236)
250 g Sahne
½ TL Kurkuma, gemahlen
½ TL Oregano
½ TL Majoran
Salz
¼ TL Hing (Asafoetida)

Zubereitungszeit 75 Minuten

Olivenpaste

1 Knoblauch abziehen, nur grob schneiden und in etwas Wasser etwa 5 Minuten köcheln lassen.

2 Chilischoten und Tomate waschen, putzen und grob hacken.

3 Knoblauch, Chili- und Tomatenstücke sowie Salz, Honig, Rosmarin und Essig in einen Mixer geben und grob pürieren. Das Olivenöl unter Rühren einlaufen lassen und alles zu einer feinen Paste verrühren.

Für ca. 250 g

1 Knoblauchzehe
200 g Oliven ohne Stein
2 Chilischoten, 1 Tomate
je ½ TL Salz und Honig
1 EL Rosmarin
1 TL Balsamicoessig
50 ml Olivenöl

Zubereitungszeit 10 Minuten

Grundrezept Getreidebeilagen

Für 4 Personen

2 Tassen Getreide
½ TL Salz
1 TL Ghee (s. Seite 236)
½–1 TL Gewürze (z.B. Kreuzkümmel, Senfsamen, Nelken,
Kardamom)
½ Tasse Gemüse

Zubereitungszeit 35 Minuten

1 Getreide waschen und in der dreifachen Menge Wasser (bei 2 Tassen Getreide 6 Tassen Wasser) aufsetzen. Salz zufügen, alles aufkochen und das Getreide bei schwacher Hitze 25 bis 30 Minuten köcheln lassen, bis die gesamte Flüssigkeit verkocht ist.

2 Soll das Getreide gewürzt oder mit Gemüse bereichert werden, dann Ghee separat erhitzen, die Gewürze anrösten und das Gemüse – klein geschnitten bzw. geraspelt – darin weich dünsten.

3 Wenn das Getreide und das Gemüse weich sind, beide vermischen.

Reis mit Roter Bete

Für 4 Personen

2 Tassen Basmatireis
1 Zimtstange
2 Nelken
5 grüne Kardamomkapseln
½ TL Salz
1 Rote Bete
1 TL Ghee (s. Seite 236)

Zubereitungszeit 30 Minuten

1 In einen Topf 5 Tassen Wasser füllen, Reis und alle Gewürze dazugeben. Zum Kochen bringen, die Hitzezufuhr reduzieren und den Reis sanft köcheln lassen, bis das Wasser verkocht ist.

2 Rote Bete waschen, schälen und fein raspeln. Ghee in einer Pfanne erhitzen und darin die Rote-Bete-Raspel anbraten. Rote Bete unter den fertigen Reis mischen.

Der Basmatireis kann nach dem gleichen Rezept mit verschiedenen Gemüsearten angereichert werden: Für **Vata** passt auch Kürbis oder Möhre. Für **Pitta** passt auch Zucchini oder Kürbis. Für **Kapha** passt auch Chinakohl oder Sellerieknolle.

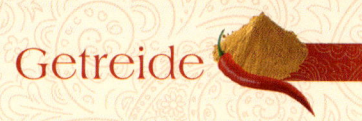

Zitronenreis

1 6 Tassen Wasser aufkochen, salzen und den Reis darin 20 Minuten kochen, bis er weich ist, aber noch etwas Biss hat. Absieben.

2 Für das Gewürzpulver eine schwere Pfanne ohne Fett erhitzen und darin Anissamen, Kardamomkapseln, Nelke, Zimtstange und Mohnsamen bei mittlerer Hitze 2 bis 3 Minuten anrösten, dabei immer wieder rühren, damit nichts anbrennt. Etwas abkühlen lassen und die Gewürze in einem Mörser oder einer Gewürzmühle zu Pulver fein vermahlen.

3 Für den Reis Curryblätter waschen und abtropfen lassen. Getrocknete Chilischote waschen, trockentupfen und im Ganzen belassen. Frische Chilischote waschen, putzen und fein hacken. Ingwer schälen und fein hacken. Cashewnüsse halbieren oder vierteln.

4 Ghee in einem Topf erhitzen und darin Curryblätter, Chilischote, Senf- und Kreuzkümmelsamen sowie Hing anrösten. Sobald die Senfsamen springen, die frischen Chiliwürfel und den frisch gehackten Ingwer dazugeben und für 2 Minuten mit anrösten.

5 Reis, Kurkuma und Cashewnüsse dazugeben und unter Rühren durchwärmen, Salz und das Gewürzpulver untermischen. Zitronensaft einrühren und 1 bis 2 Minuten durchziehen lassen.

Der saure Geschmack vom Zitronenreis wirkt harmonisierend auf das **Vata**-Dosha. Er gleicht die winterlichen Temperaturen aus und passt gut zu trockenen Gemüsearten wie Blattgemüse, Mais, Kohlrabi oder Wirsing. Wer viel **Pitta** hat oder den Reis auch im Sommer essen möchte, der gibt am Ende noch frischen Dill dazu. Dieser balanciert optimal, denn er ist süß, bitter und kühl. Damit gleicht er die Hitze und Säure der Zitrone aus.

Für 4 Personen

Für den Zitronenreis
Salz
2 Tassen Basmatireis
10 frische Curryblätter (oder getrocknete eingeweicht)
1 getrocknete rote Chilischote
1 frische grüne Chilischote
1 Scheibe frischer Ingwer
3 EL Cashewnüsse
1 EL Ghee (s. Seite 236)
1 TL schwarze Senfsamen
1 TL Kreuzkümmelsamen (Cumin)
½ TL Hing (Asafoetida)
¼ TL Kurkuma, gemahlen
Saft von 2 Zitronen

Für das geröstete Gewürzpulver
½ TL Anissamen
2 grüne Kardamomkapseln
1 Nelke
1 cm Zimtstange
½ TL Mohnsamen

Zubereitungszeit 30 Minuten

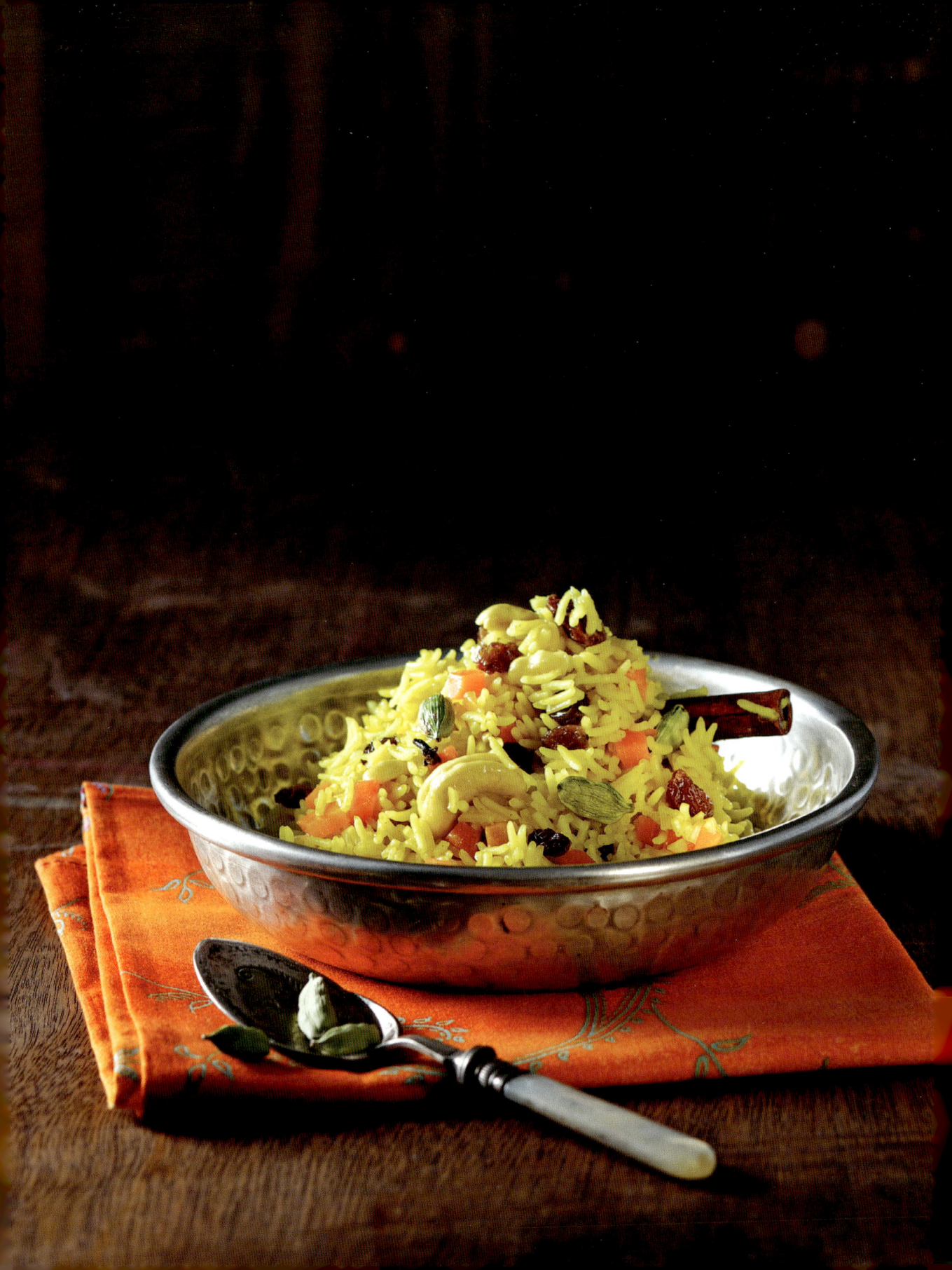

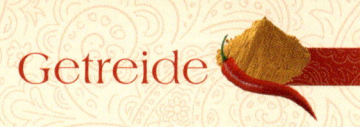

Reis »Nektar der Götter«

1   Möhre waschen, schälen und in kleine Würfel schneiden. Ghee in einem Topf erhitzen und darin Nelken, Kardamomkapseln und Zimtstange sowie die Möhrenwürfel etwas anschwitzen.

2   Reis in die Gewürzmischung einrühren. 5 Tassen Wasser dazugießen. Safran, Kurkuma und etwas Salz ins Wasser geben. Den Reis im geschlossenen Topf zunächst 10 Minuten köcheln lassen.

3   Cashewnüsse und Rosinen hinzufügen und alles zusammen in weiteren 5 bis 10 Minuten fertig kochen.

Das Reisgericht »Nektar der Götter« ist ein sehr beliebtes Ayurveda-Rezept mit hervorragender Wirkung für das körperliche und emotionale Gleichgewicht. Die süßen, nährenden, wärmenden und aromatischen Zutaten sind echte Rasayanas, die dem Organismus viel Lebensenergie, Ojas, schenken.

Zum Vata-Ausgleich kann auch Risotto-Reis verwendet werden.

Zum Pitta-Ausgleich kann auch Vollkorn-Basmatireis (vor dem Kochen ca. 1 Stunde einweichen) gewählt werden.

Zum Kapha-Ausgleich kann auch roter Camargue-Reis (vor dem Kochen ca. 1 Stunde einweichen) zubereitet werden.

Für 4 Personen

1 Möhre
2 TL Ghee (s. Seite 236)
4 Nelken
6 grüne Kardamomkapseln
1 Zimtstange
2 Tassen Basmatireis
1 Messerspitze Safran, gemahlen
¼ TL Kurkuma, gemahlen
Salz
40 g Cashewnüsse
25 g Rosinen

Zubereitungszeit 30 Minuten

Polentaplätzchen

Für 4 Personen

2 EL Olivenöl
200 g Polenta
¼ Hokkaidokürbis
1 Scheibe frischer Ingwer
Salz
3 Tomaten
1 Kugel Mozzarella
frischer Rosmarin
schwarzer Pfeffer

Zubereitungszeit 1 Stunde

1 Ein Backblech mit 1 Esslöffel Olivenöl bestreichen. Polenta in einen Topf geben und bei starker Hitze unter Rühren kurz anrösten. 500 Milliliter Wasser aufgießen und unter ständigem Rühren zum Kochen bringen. 20 Minuten bei schwacher Hitze weiter köcheln lassen, dabei ab und zu umrühren. Die fertig gekochte Polenta auf das gefettete Backblech geben und glatt streichen.

2 Kürbis schälen, entkernen, waschen und in Stücke schneiden. Ingwer schälen. Kürbis, Ingwerscheibe und etwas Salz in ca. 200 Milliliter Wasser kochen, bis das Wasser verkocht ist. Den Kürbis fein pürieren.

3 Tomaten waschen, putzen und in ½ Zentimeter breite Scheiben schneiden. Den Mozzarella in dünne Scheiben schneiden.

4 Backofen vorheizen auf 180 °C (Umluft 160 °C, Gas Stufe 2–3).

5 Ein zweites Backblech mit dem restlichen Olivenöl bestreichen. Die erkaltete Polenta mit einem Glas zu Teigtalern ausstechen und diese auf das Blech legen. Mit Kürbispüree bestreichen. Je eine Scheibe Tomate und eine Scheibe Käse auflegen. Mit je einem kleinen Rosmarinzweig belegen und Pfeffer darüber grob vermahlen.

6 Die »Minipizzas« im heißen Backofen 20 Minuten backen.

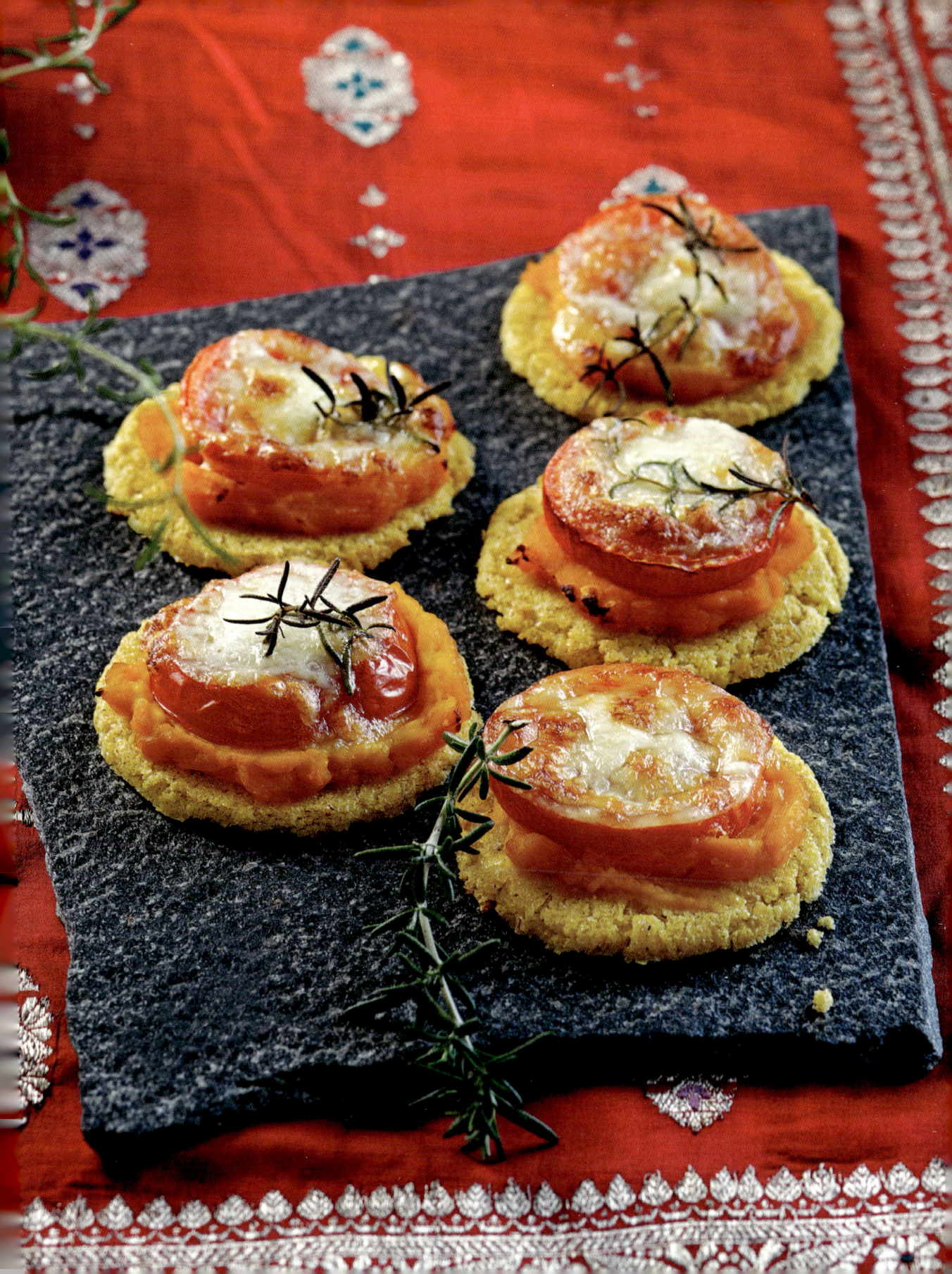

Hirsebällchen

Für 4 Personen

1 Tasse Hirse

2 TL Gemüsebrühe, gekörnt

2 große Kartoffeln

½ Zwiebel

1 EL Ghee (s. Seite 236)

½ TL Kreuzkümmelsamen
(Cumin)

1 TL klassische Currymischung
(s. Seite 238)

¼ TL Chilipulver

½ TL Garam Masala
(s. Seite 237)

1 TL Thymian, gerebelt

½ TL Oregano, getrocknet

1 EL Sojasauce

Salz

Pfeffer

Zubereitungszeit 50 Minuten

1 Hirse mit 3 Tassen Wasser und Gemüsebrühe aufkochen. Die Hitze reduzieren und die Hirse bei schwacher Hitze in 20 Minuten zugedeckt weich kochen. Abkühlen lassen.

2 Kartoffeln waschen und mit Schale in etwa 20 Minuten weich kochen. Die noch heißen Kartoffeln pellen und durch eine Kartoffelpresse oder mit einem Stampfer zu Brei zerdrücken.

3 Zwiebel abziehen und ganz fein würfeln. Ghee erhitzen und darin die Kreuzkümmelsamen anrösten. Zwiebelwürfel dazugeben und mitbräunen. Curry, Chili, Garam Masala, Thymian und Oregano zufügen. Alles zu einem Gewürzsud verrühren und kurz braten.

4 Den Backofen vorheizen auf 195 °C (Umluft 175 °C, Gas Stufe 3–4). Ein Backblech einfetten.

5 Hirse, Kartoffelbrei und den Gewürzsud mischen. Mit Sojasauce, Salz und Pfeffer würzen. Aus der Masse kleine Bällchen formen, auf das Backblech legen und im Backofen 30 Minuten backen.

Getreidebällchen sind eine sehr schöne Beilage zu Spinat, Kohlgemüse oder Rote Bete.

Zum Vata-Ausgleich passen Quinoa, Couscous oder Basmatireis dazu.

Zum Pitta-Ausgleich passen Hirse, Grünkern oder Vollkornreis dazu.

Zum Kapha-Ausgleich Gerste, Buchweizen, Hirse oder roter Reis.

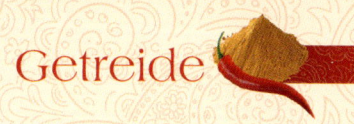

Gemüsereis

1 Reis in kaltem Wasser waschen und 15 Minuten einweichen. Durch ein engmaschiges Sieb abtropfen lassen.

2 Gemüse waschen und putzen. Bohnen in feine Streifen, Möhre in kleine Würfel schneiden. Zwiebel abziehen und grob würfeln. Ingwer schälen. Kräuter waschen und trockenschütteln.

3 Tomate waschen, putzen und in einem Mixer mit Kurkuma, Ingwer und Koriandergrün/Basilikum zu einer Gewürzpaste pürieren.

4 Ghee in einem Topf erhitzen und darin Zimt, Nelken und Kardamom anrösten. Zwiebelwürfel hinzufügen und alles unter Rühren goldbraun anschwitzen. Gemüse hinzufügen. Nach 5 Minuten die Gewürzpaste dazugeben und unter Rühren 2 bis 3 Minuten mitköcheln lassen.

5 Reis, 5 Tassen Wasser und Salz in den Topf geben. Zum Kochen bringen und bei schwacher Hitze 20 Minuten köcheln lassen, bis das gesamte Wasser aufgenommen wurde. Zimtstange und Nelken entfernen.

Für 4 Personen

2 Tassen Basmatireis
200 g Buschbohnen
1 Möhre
1 kleine Zwiebel
1 Scheibe frischer Ingwer
etwas Koriandergrün oder
Basilikum
1 Tomate
½ TL Kurkuma, gemahlen
1 EL Ghee (s. Seite 236)
½ Zimtstange
2 Nelken
2 Kardamomkapseln
200 g Erbsen (frisch oder
tiefgefroren)
1 TL Salz

Zubereitungszeit 40 Minuten

Reis ist im Ayurveda die wichtigste Beilage zu Gemüse, Hülsenfrüchten und tierischem Eiweiß. Die bevorzugte Reissorte Indiens ist der Basmatireis, denn er ist besonders leicht verdaulich und edel im Geschmack. Speziell bei allen Biryanis und Pilaws (Gemüsereis-Variationen) schmeckt er unvergleichlich gut.

Entsprechend der individuellen Dosha-Qualität kann aber auch anderer Reis verwendet werden: Für **Vata** ist Risotto- oder Patnareis sehr zu empfehlen, für **Pitta** Basmati-Vollkornreis und für **Kapha** roter Reis.

Couscous (Foto)

Für 4 Personen

2 Tassen Couscous
1 TL Salz
1 kleine Möhre
2 EL Ghee (s. Seite 236)
3 EL Cashewnüsse
1 EL Pinienkerne
1 EL Pistazien
½ TL Ingwer, gemahlen
½ TL Garam Masala
1 TL Honig
Koriandergrün oder
Blattpetersilie

Zubereitungszeit 15 Minuten

1 Couscous mit etwas Salz in 3½ Tassen kaltem Wasser aufsetzen und aufkochen. Die Hitzezufuhr ausschalten und den Couscous zugedeckt ausquellen lassen.

2 Möhre waschen, schälen und in kleine Würfel schneiden.

3 Ghee in einer Pfanne erhitzen und darin Möhrenwürfel, Cashewnüsse, Pinienkerne und Pistazien anrösten. Ingwerpulver und Garam Masala untermischen und alles zusammen nochmals 5 Minuten rösten. Mit Honig, frischem Koriandergrün oder Blattpetersilie mischen.

4 Sobald der Couscous ausgequollen ist, in eine Schüssel umfüllen und die glasierten Nüsse und Kräuter als Dekoration darüber geben.

Upma mit Gemüse

Für 4 Personen

1 Möhre
1 EL Ghee (s. Seite 236)
½ TL Kreuzkümmelsamen
¼ TL Kurkuma, gemahlen
1 Messerspitze Hing
150 g Dinkelgrieß
50 g Erbsen, tiefgefroren
1 TL Vollrohrzucker
½ TL Salz
2 EL Kokosflocken
1 TL Zitronensaft

Zubereitungszeit 15 Minuten

1 Möhre schälen und raspeln. 600 Milliliter Wasser aufkochen. Ghee erhitzen und darin Kreuzkümmel, Kurkuma und Hing anrösten. Grieß unter Rühren einrieseln lassen und anrösten.

2 Möhrenraspel und Erbsen unterrühren. Zucker, Salz und das heiße Wasser hinzufügen. Alles unter ständigem Rühren 5 Minuten köcheln lassen. Zum Schluss Kokosflocken und Zitronensaft darunter heben

Für Vata Weizengrieß, Möhre und Erbsen kombinieren und am Ende noch etwas mehr Ghee und Wasser zufügen. **Für Pitta** Dinkelgrieß, Möhre und grüne Bohnen mischen und etwas frische Petersilie oder Koriandergrün dazugeben. **Für Kapha** Maisgrieß, Möhre und grüne Paprikaschote nehmen und Petersilie oder Koriandergrün zufügen.

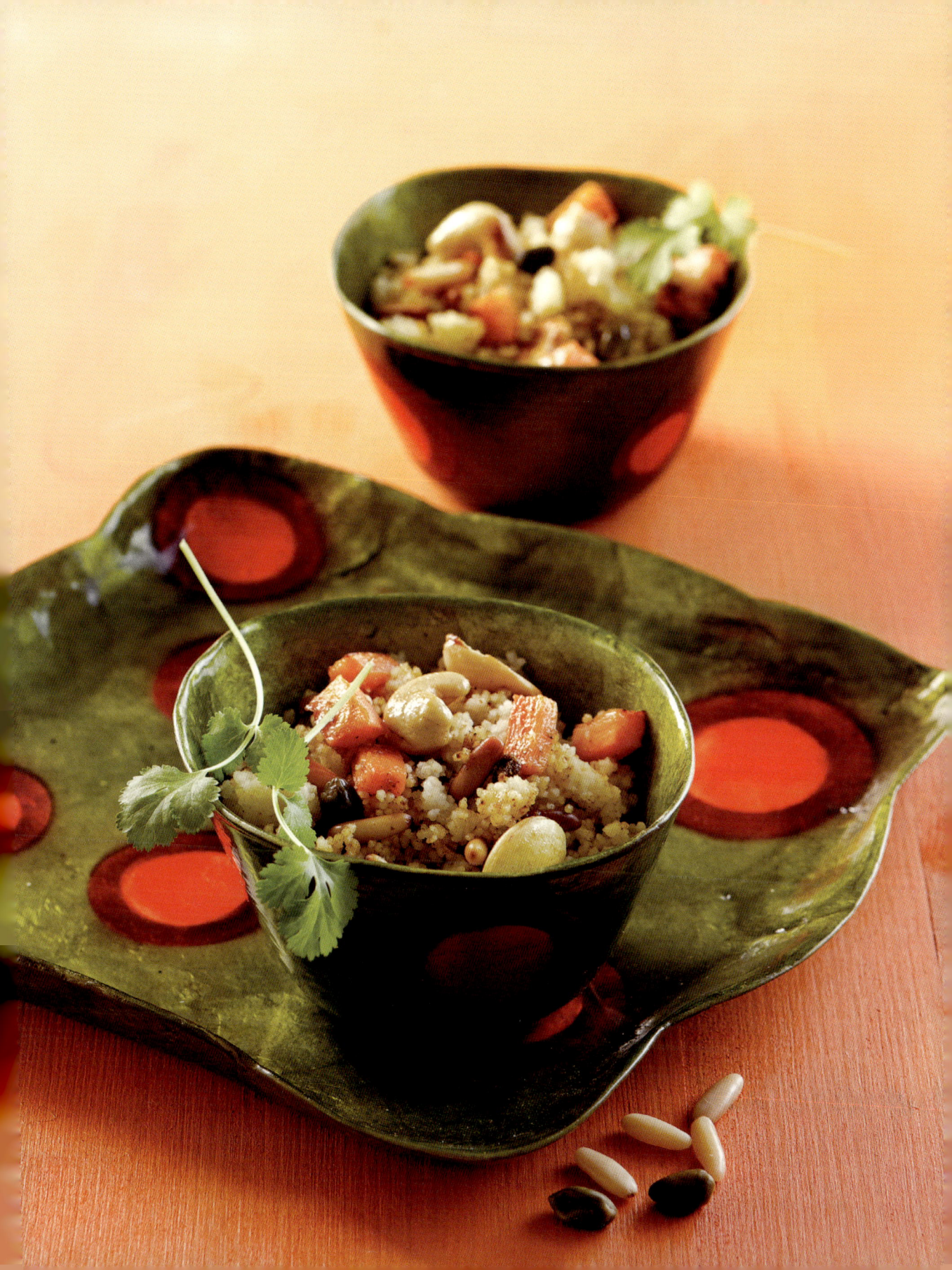

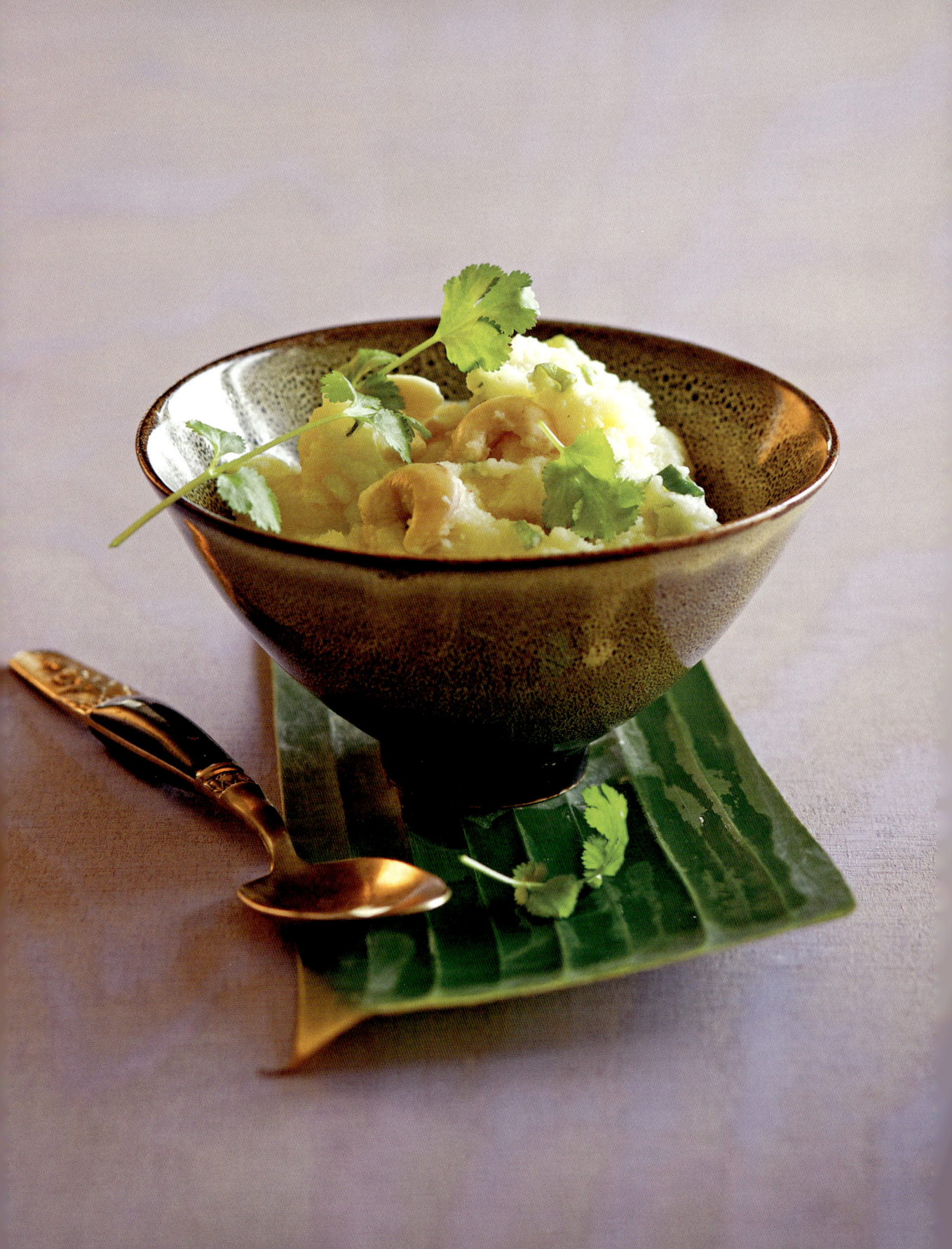

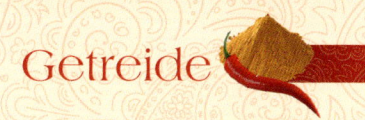

Rawa Upma – pikanter Gemüsegrieß

1 Frühlingszwiebel waschen, putzen und fein schneiden. Ingwer schälen, Chilischote putzen und beides fein hacken. Koriandergrün waschen und trockenschleudern.

2 Ghee in einem Topf erhitzen und darin Zwiebel, Ingwer und Chili anbraten. Den Grieß unter Rühren einrieseln lassen und ebenfalls anbräunen. Senfsamen und Curryblätter dazugeben. 500 Milliliter Wasser aufgießen und aufkochen lassen, mit Salz würzen und den Grieß unter leichtem Rühren garen, bis die Masse sämig ist.

3 Cashewnüsse halbieren oder vierteln. Koriandergrün, Zitronensaft und Cashewnüsse unter den Grieß rühren und alles zusammen nochmals 2 bis 3 Minuten ziehen lassen.

Rawa Upma ist ein typisches Frühstücksgericht aus Südindien. Der pikante Grieß ist würzig, nährend und leicht verdaulich. Wir können das Getreidegericht aber auch sehr gut mit einem Chutney oder einem leichten Gemüsecurry am Abend essen.

Das Rezept kann auch mit anderen Getreidearten variiert werden:

Für Vata ist auch Couscous sehr empfehlenswert.

Für Pitta Bulgur aus Weizen oder Gerste wählen.

Für Kapha eignet sich ebenfalls Gerstenbulgur oder Maisgrieß.

Für 4 Personen

1 Frühlingszwiebel
2 große Scheiben frischer Ingwer
1 grüne Chilischote
frisches Koriandergrün
1 EL Ghee (s. Seite 236)
150 g Hartweizengrieß
½ TL Senfsamen
8 frische Curryblätter (oder getrocknete eingeweicht)
½ TL Salz
1 EL Zitronensaft
2 EL Cashewnüsse

Zubereitungszeit 15 Minuten

Dal – Grundrezept für Linsen

Für 4 Personen

1½ Tassen Linsen
¼ TL Hing (Asafoetida)

Für den Gewürzsud

1 Zwiebel
1 Knoblauchzehe
1 Chilischote
1 Scheibe frischer Ingwer
1 EL Ghee (s. Seite 236)
1 TL Kreuzkümmelsamen (Cumin)
½ TL Senfsamen
1 Tomate
1 TL scharfes Currypulver
¼ TL Hing (Asafoetida)
1 TL Salz

Für den Endsud

½ TL Koriandersamen
frisches Koriandergrün
2 TL Ghee (s. Seite 236)
¼ TL Salz
¼ TL schwarzer Pfeffer
1 EL Zitronensaft oder Joghurt

Zubereitungszeit 50 Minuten

1 Linsen waschen und mit 6 Tassen kaltem Wasser und Hing aufsetzen. Aufkochen, die Hitzezufuhr reduzieren und die Linsen zugedeckt bei schwacher Hitze 30 bis 40 Minuten köcheln lassen, bis sie weich sind und das Wasser verkocht ist.

2 Für den Gewürzsud Zwiebel und Knoblauch abziehen, Chilischote putzen, Ingwer schälen und alles hacken. Ghee in einem Topf erhitzen und darin Kreuzkümmel- und Senfsamen anrösten. Die vorbereiteten Gewürze zufügen und alles zusammen anbräunen lassen.

3 Tomate würfeln, Currypulver, Hing und Salz zufügen und 2 Minuten mitköcheln lassen. Linsen zufügen und kurz aufkochen lassen.

4 Koriandersamen grob zerreiben. Koriandergrün fein hacken. Ghee erhitzen und darin den zerriebenen Koriander anbraten. Koriandergrün zugeben, kurz mitbraten, salzen und pfeffern. Zitronensaft (oder Joghurt) untermischen. Über den fertigen Dal geben.

Dies ist ein Grundrezept für jeden Dal und jedes Khichari. Es ist ideal für Berufstätige oder Singles, denn die Hülsenfrüchte lassen sich gut vorkochen (Kochzeiten für Bohnen sind länger) und schnell und in kleinen Portionen mit dem Gewürzsud zubereiten.

Für Vata eignen sich vor allem Mung-Dal oder Urad-Dal mit Möhren, Kartoffeln, Fenchel und/oder Zucchini.

Für Pitta kann es Mung-Dal, Masur-Dal oder Channa-Dal sein, kombiniert mit Spinat, Mangold, Zucchini, Paprikaschoten, grünen Bohnen und/oder Kartoffeln.

Für Kapha ist die Mungbohne ideal, etwa mit Spinat, Mangold, Paprikaschoten, Kohl und/oder grünen Erbsen.

Klassischer Mung-Dal

1   Tomate und Chilischote putzen, Zwiebel und Knoblauch abziehen und alles fein hacken.

2   Ghee in einem schweren Topf erhitzen und die Kreuzkümmelsamen darin anrösten. Hing und Kurkuma hinzufügen. Tomate, Chili, Zwiebel und Knoblauch dazugeben und anbraten.

3   Mung-Dal waschen, unter den Gewürzsud mischen und kurz anschmoren lassen. 2 ½ Tassen Wasser zugießen. Salz hinzufügen, umrühren und aufkochen lassen. Sobald die Hülsenfrüchte kochen, die Hitzezufuhr zurückschalten und den Dal bei schwacher Hitze 30 Minuten köcheln lassen, bis das Wasser verkocht ist.

4   Erst jetzt den Dal umrühren (so wird er sämig). Mit Garam Masala, Koriandergrün und Zitronensaft würzen.

Mung-Dal nennt man halbierte und geschälte Mungbohnen. Wegen ihrer hellgelben Farbe werden sie umgangssprachlich auch als »gelbe Linsen« bezeichnet. In der ayurvedischen Küche werden sie zu einer schmackhaften und kraftspendenden Beilage verarbeitet. Mung-Dal ist ein wertvoller Eiweiß- und Kalziumträger, weshalb er in Indien regelmäßig als Fleischersatz gegessen wird. Um Dal schmackhaft zu machen, benötigt man viele Gewürze, etwas Saures und genügend Salz.

Leider sind Hülsenfrüchte für viele Menschen schwer verdaulich. Sie rufen aufgrund ihrer trockenen Eigenschaften als typisches Wind-Symptom Blähungen hervor. Dagegen helfen langes Kochen und die Geschmackskomponenten sauer, salzig und scharf. Selbst unsere Groß-mütter wussten dies und haben ihre Linsensuppe immer mit genügend Salz und Essig gewürzt.

Für 4 Personen

1 Tomate
1 Chilischote
1 Zwiebel
1 Knoblauchzehe
2 TL Ghee (s. Seite 236)
1 TL Kreuzkümmelsamen (Cumin)
½ TL Hing (Asafoetida)
½ TL Kurkuma, gemahlen
1 Tasse Mung-Dal
1 TL Salz
½ TL Garam Masala (s. Seite 237)
1 TL frisch gehacktes Koriandergrün
1 EL Zitronensaft

Zubereitungszeit 40 Minuten

Dal aus roten Linsen

Für 4 Personen

1 Zwiebel
1 Knoblauchzehe
1 rote Chilischote
1 Scheibe frischer Ingwer
1 rote Paprikaschote
1½ Tassen Masur-Dal
(rote Linsen)
2 EL Ghee (s. Seite 236)
1 TL Kreuzkümmelsamen
(Cumin)
¼ TL Hing (Asafoetida)
2 Lorbeerblätter
½ TL Koriander, gemahlen
3 Nelken
¼ TL Kurkuma, gemahlen
1 EL Kokosmark
1 TL Salz
½ TL Garam Masala
(s. Seite 237)
¼ TL Chilipulver
1 EL Joghurt
frisch gehacktes Koriandergrün
Pfeffer

Zubereitungszeit 35 Minuten

1 Zwiebel und Knoblauch abziehen, Chilischote putzen, Ingwer schälen und alles hacken. Paprikaschote waschen, putzen und das Fruchtfleisch würfeln. Linsen waschen und abtropfen lassen.

2 Ghee in einem Topf erhitzen und darin Kreuzkümmel und Hing anbraten. Zwiebel, Knoblauch, Ingwer und Chili zufügen und anbräunen. Lorbeer, Koriander, Nelken und Kurkuma zufügen und umrühren. Paprikawürfel und Linsen dazugeben und unter Rühren 1 Minute anrösten.

3 In den Topf 4 Tassen Wasser gießen, zum Kochen bringen und nun nicht mehr umrühren. Die Linsen bei schwacher Hitze in etwa 25 Minuten weich köcheln.

4 Kokosmark und Salz zufügen. Dal mit einem Mixstab kurz pürieren. Mit Garam Masala, Chilipulver, Joghurt, Koriandergrün und Pfeffer würzen.

Der rote Dal ist ein gutes **Pitta**-Rezept. Er ist eher mild, nährend, aromatisch und gleicht zu viel Hitze im Körper aus. So kann er hervorragend im Sommer gegessen werden oder in einem Tri-Dosha-Menü mit scharfen Gemüsecurrys kombiniert werden. **Zum Kapha-Ausgleich** auf Kokosmark lieber verzichten und maximal 1 Esslöffel Kokosflocken zufügen.

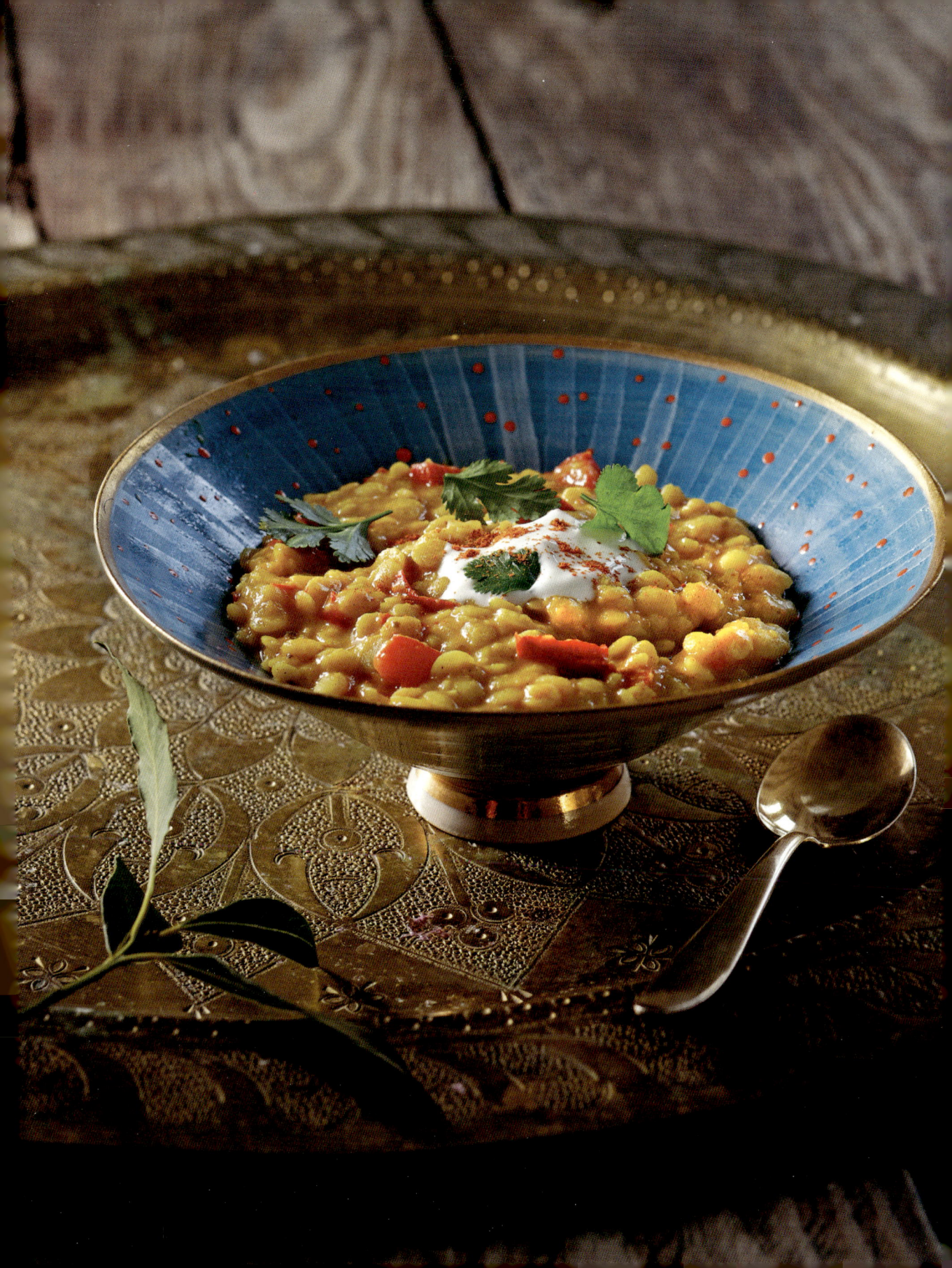

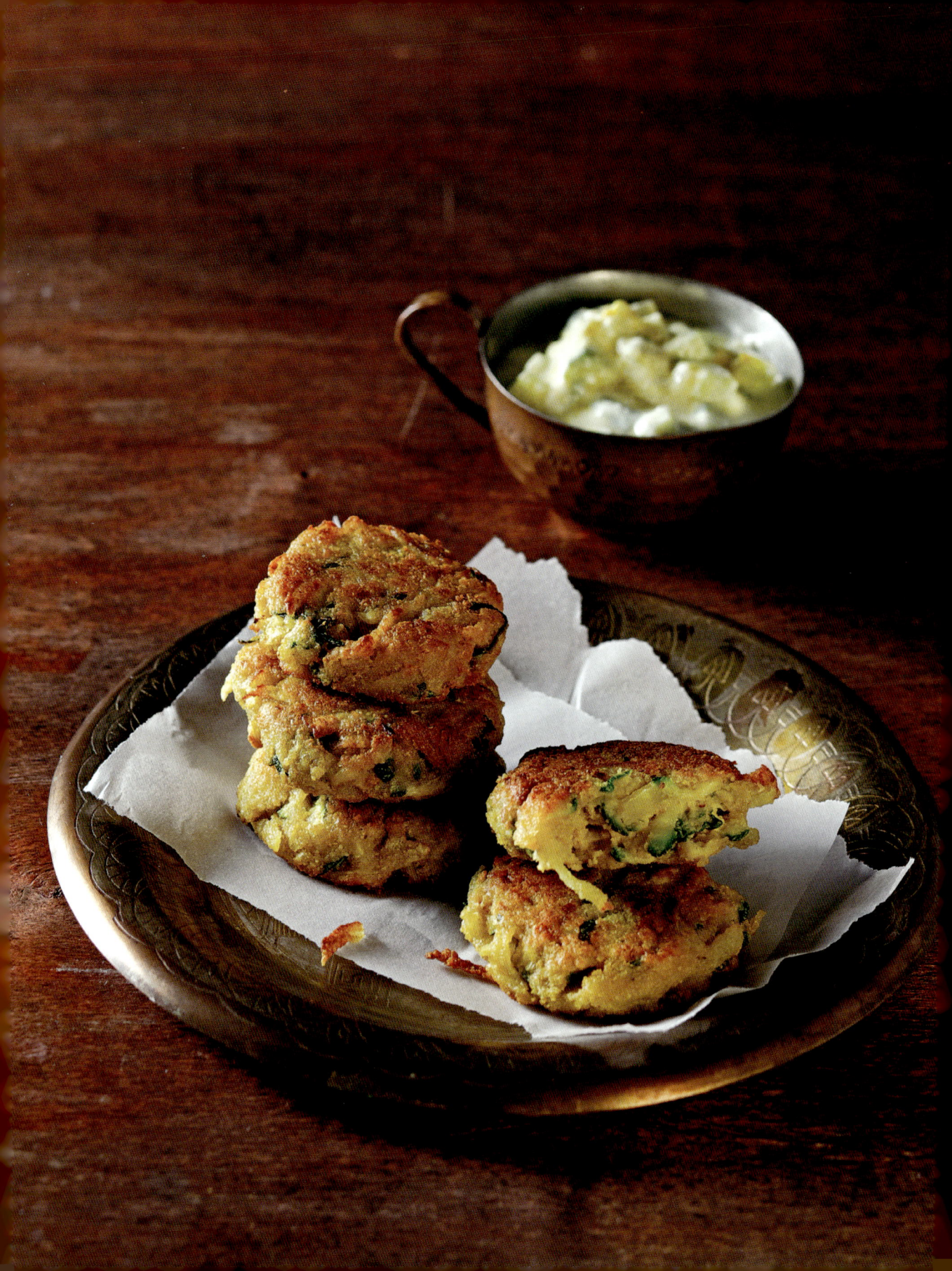

Bratlinge aus Kichererbsen

1 Zucchini waschen, putzen und grob raspeln. Petersilienwurzel und Kartoffeln waschen, schälen und ebenso grob raspeln. Blattpetersilie waschen, trockenschütteln und fein hacken.

2 Kichererbsenmehl mit 150 Milliliter Wasser verrühren. Zucchini-, Petersilienwurzel- und Kartoffelraspel sowie die Blattpetersilie untermischen. Den Teig mit allen Gewürzen würzen. Die Masse zu kleinen Frikadellen formen.

3 Ghee erhitzen und die Bratlinge portionsweise ausbacken.

Die Gemüse-Kichererbsen-Bratlinge sind nicht nur ausgesprochen lecker und schnell gemacht, sie eignen sich auch hervorragend zum Mitnehmen auf den Arbeitsplatz oder in die Schule. Zusammen mit etwas Rohkost und einem leckeren Chutney (s. Seite 302ff.) oder Raita-Joghurt (s. Seite 307) ergeben sie eine vollständige Mahlzeit für alle drei Doshas.

Zum Vata-Ausgleich eignet sich die Kombination aus Kürbis, Pastinake und Möhre mit Ingwer, Kreuzkümmel und Hing besonders gut.

Zum Pitta-Ausgleich kann auch eine Mischung aus Kartoffeln, Sellerie und Kürbis mit Fenchelsamen, Koriander und Piment verwendet werden.

Zum Kapha-Ausgleich eignet sich jede Gemüsemischung mit etwas frischem Ingwer oder Meerrettich, die, fein gerieben, unter den Teig gemischt werden.

Für 4 Personen

200 g Zucchini
200 g Petersilien- oder Selleriewurzel
150 g Kartoffeln
½ Bund Blattpetersilie
200 g Kichererbsenmehl
1 TL klassische Currymischung (siehe Seite 238)
¼ TL Hing (Asafoetida)
1 TL Kreuzkümmel
¼ TL Paprikapulver
1 TL Salz
3–4 EL Ghee zum Ausbacken

Zubereitungszeit 25 Minuten

Mungbohnen mit Spinat

Für 4 Personen

150 g gelber Mung-Dal

75 g Spinat, frisch oder tiefgekühlt

1 kleine Zwiebel

1 große Scheibe frischer Ingwer

1 Tomate

2 EL Ghee (s. Seite 236)

1 TL Kreuzkümmel

2 Nelken

1 Messerspitze Hing (Asafoetida)

½ TL Kurkumapulver

¼ TL Chilipulver

½ TL Salz

1 TL Methiblätter (Bockshornklee), getrocknet

2 EL Joghurt

¼ TL grob zerstoßene Pfefferkörner

Zubereitungszeit 25 Minuten

1 Mung-Dal in 400 Milliliter Wasser weich kochen, bis die Flüssigkeit verkocht ist; das dauert ca. 20 Minuten. Frischen Spinat waschen, putzen und kurz blanchieren.

2 Zwiebel abziehen, Ingwer schälen und beides fein hacken. Tomate mit kochendem Wasser überbrühen, häuten und in Würfel schneiden.

3 Ghee in einem Topf erhitzen und darin Kreuzkümmel, Nelken und Hing kurz anrösten. Zwiebel und Ingwer zufügen und anbräunen. Kurkuma, Chilipulver, Salz und Tomatenwürfel unterrühren.

4 Den gekochten Mung-Dal sowie den blanchierten bzw. gefrorenen Spinat zufügen, unterrühren und aufkochen lassen. Methiblätter, Joghurt und Pfeffer dazugeben und kurz mitköcheln lassen. Nach Bedarf noch etwas nachsalzen.

Dieser Dal lässt sich sehr gut vorbereiten. Die gelben Hülsenfrüchte können bereits im Vorfeld gekocht werden, so dass die Zubereitung des Gerichtes nur wenige Minuten dauert. Also ideal für hungrige Spät-Heimkehrer.

Zum Vata-Ausgleich kann zusätzlich noch eine Kartoffel gewürfelt und mitgekocht werden.

Um das Pitta zu besänftigen, können noch 2 Kardamomkapseln und frisches Koriandergrün zugefügt werden.

Für Kapha sollte am Ende noch mit frischem Ingwer und gegebenenfalls etwas mehr Pfeffer gewürzt werden.

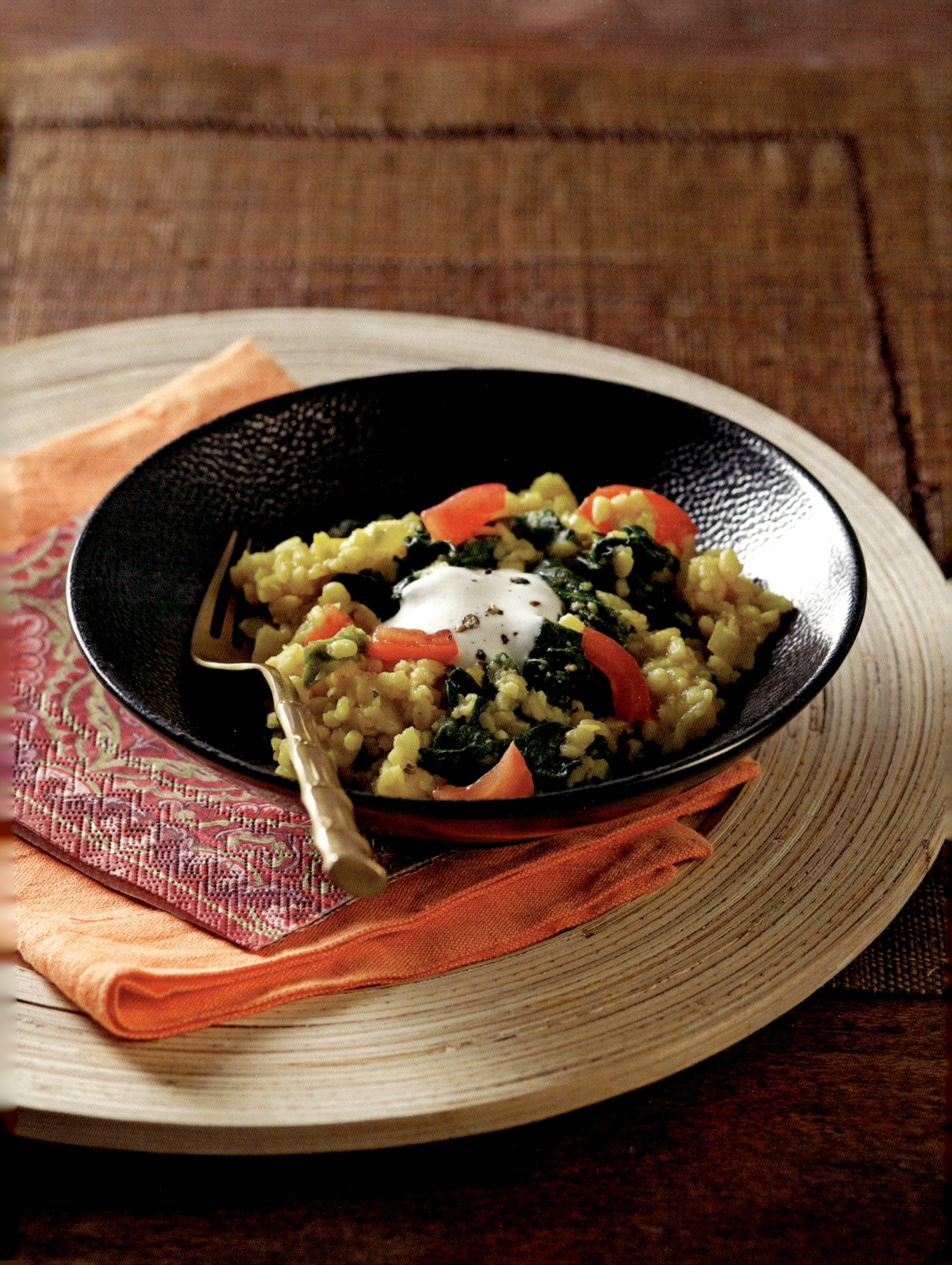

Grundrezept Khichari

Für 3 Personen

100 g Basmatireis
50 g Mung-Dal
1 dünne Scheibe frischer Ingwer
1 TL Ghee (s. Seite 236)
½ TL Kreuzkümmelsamen
(Cumin)
½ TL Ajwain
½ TL Garam Masala
(s. Seite 237)
½ TL Salz

Zubereitungszeit 45 Minuten

1 Reis und Mungbohnen unter fließendem Wasser waschen, abtropfen lassen und miteinander vermischen. Ingwer schälen und fein würfeln.

2 Ghee in einen Topf erhitzen. Ingwer, Kreuzkümmel, Ajwain und Garam Masala hinzufügen und unter Rühren darin anrösten. 600 Milliliter Wasser aufgießen und zum Kochen bringen.

3 Die Reis-Dal-Mischung in das kochende Wasser geben, umrühren und im geschlossenen Topf 40 Minuten sanft köcheln lassen.

4 Die Suppe salzen und nach Wunsch mit noch mehr Kreuzkümmel und Garam Masala sowie frischem Koriandergrün abschmecken.

Eine Suppe am Abend geht immer ... Sie stärkt Agni, gleicht die Doshas aus und schenkt dem ganzen Organismus Wärme, Kraft und Entspannung. So zählt die warme Suppe am Abend zu den wichtigsten Ernährungsempfehlungen des Ayurveda. Besonders Kartoffeln und Wurzelgemüse wirken nun sehr ausgleichend und helfen dem Stoffwechsel bei der Regeneration nach einem langen Tag. Mit cremigen Gemüsesuppen, klaren Brühen und kräftigen Getreideeintöpfen gleichen wir alle belastenden Stressfaktoren des Tages aus und regenerieren Körper und Geist. Somit sind Suppen die ideale Ernährung für jeden gestressten **Vata**-Typ und auch alle anderen Menschen, deren **Vata** durch die übermäßigen Aktivitäten des Tages ansteigt.

Die ayurvedischen Abendsuppen schmecken gut und sind schnell gekocht. Sie unterstützen den Stoffwechsel in der Ausleitung von Säuren und bilden eine wertvolle Grundlage für den gesamten Zellaufbau.

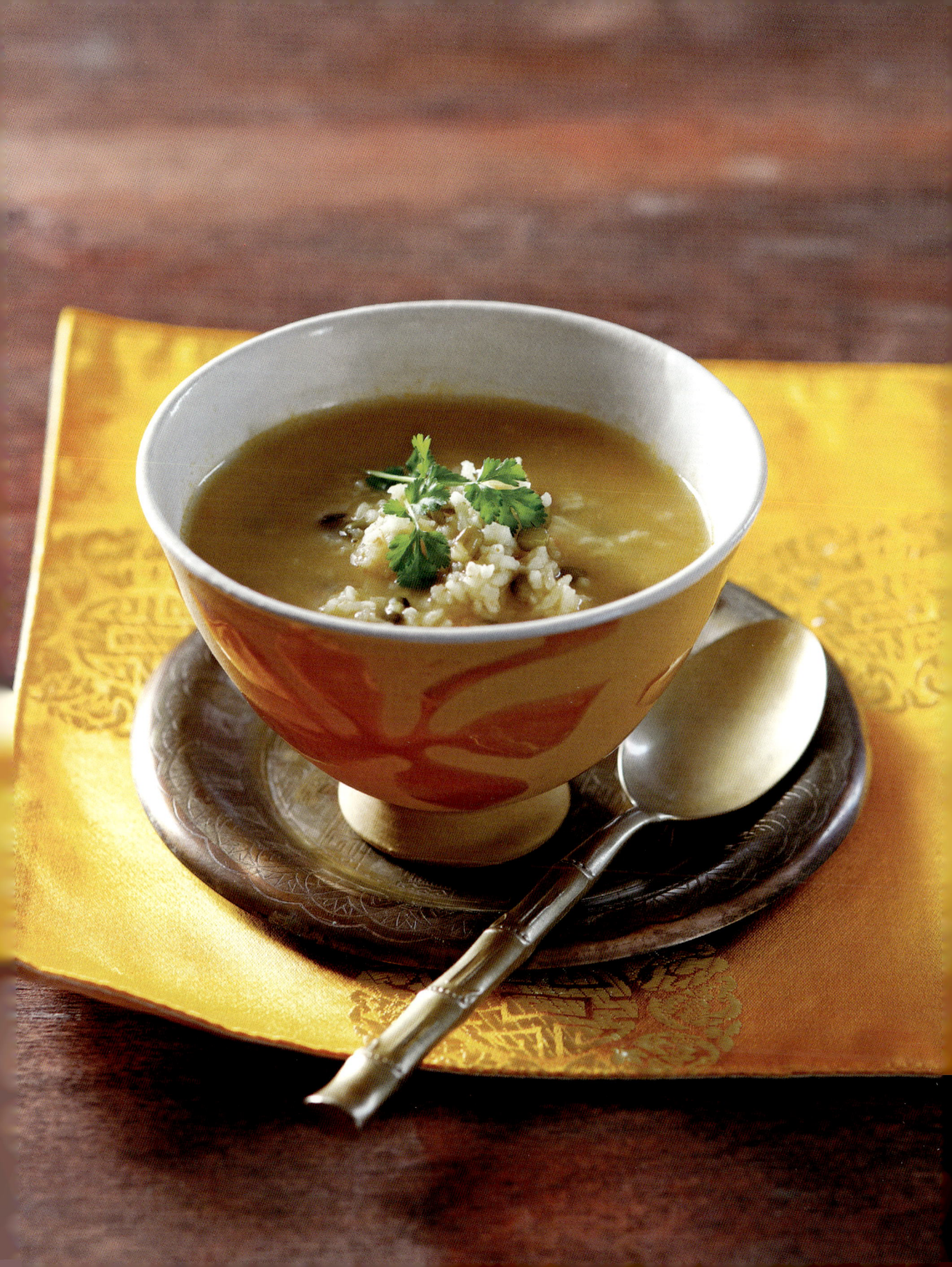

Ayurvedische Minestrone

Für 4 Personen

Suppengemüse (1 Möhre,
2 Stangen Staudensellerie,
1 kleiner Fenchel, 1 kleine
Stange Porree)
Gemüsereste (z.B. Kohlrabi-
blätter, Blumenkohlstrunk)
2 Zwiebeln
1 Stück Petersilienwurzel oder
Sellerieknolle
1 großes Stück frischer Ingwer
1 TL Salz
½ TL Methi
(Bockshornkleesamen)
1 EL Ghee (s. Seite 236)
1 Tomate
1 Kartoffel
1 TL Kreuzkümmel (Cumin),
gemahlen
100 g weiße Bohnen aus dem
Glas (Bio)
½ TL Paprikapulver, edelsüß
1 TL Apfelessig
1 Messerspitze Muskatnuss
Salz, Pfeffer
frische Kräuter nach
Geschmack

Zubereitungszeit 40 Minuten

1 Das Suppengemüse schälen, putzen und würfeln bzw. klein schneiden. Nur die Gemüseabfälle und -schalen (nicht das Gemüse an sich) mit den anderen Gemüseresten in einen Topf mit 2 Litern Wasser geben. Eine Zwiebel abziehen und vierteln. Petersilienwurzel oder Sellerieknolle putzen und grob schneiden. Ingwer schälen. Diese Zutaten mit etwas Salz in den Topf geben. Aufkochen und bei schwacher Hitze 30 Minuten auskochen. Die Gemüsebrühe abseihen.

2 Methi in einem Mörser grob zerreiben. Die zweite Zwiebel abziehen und fein würfeln. Ghee in einem Topf erhitzen und Methi darin anrösten. Zwiebelwürfel zufügen und kurz anbräunen lassen. Das eigentliche Suppengemüse unterrühren. Mit der soeben fertiggestellten Gemüsebrühe ablöschen und alles 20 Minuten köcheln lassen.

3 Tomate waschen und klein würfeln. Kartoffel schälen und roh fein raspeln. Beides mit dem Kreuzkümmelpulver und den Bohnen in den Topf geben. Die Suppe 5 Minuten sanft köcheln lassen. Mit Paprikapulver, Apfelessig, Muskatnuss, Salz und Pfeffer würzen. Kräuter zufügen.

Die Minestrone vereint alle Geschmacksrichtungen und gibt dem Körper alles, was er nach einem langen Tag braucht. Um das Grundrezept zu variieren:

Für Vata ist die Kombination aus Wurzelgemüse, Bohnen und der Säure durch die Tomate und den Apfelessig besonders wichtig.

Pitta braucht Wurzelgemüse und die geriebene Kartoffel zur Entsäuerung des Stoffwechsels, könnte aber die Tomate weglassen und stattdessen mehr frische Kräuter zufügen.

Für Kapha dem Suppengemüse etwas Deftiges, wie Chinakohl oder Weißkohl, zufügen und statt Paprikapulver Chilipulver verwenden.

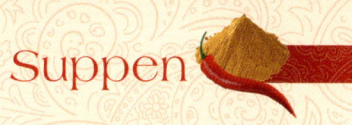

Feines Grießsüppchen

1 Gemüse waschen. Porree und Fenchel putzen, Süßkartoffel bzw.
Pastinake schälen und alles klein schneiden. Ingwer schälen und grob
schneiden. 1 Liter Wasser in einen Topf füllen, salzen und Gemüse und
Ingwer einlegen. Aufkochen, die Hitzezufuhr reduzieren und alles in
15 Minuten weich kochen. Mit einem Pürierstab fein mixen.

2 Ghee in einem Topf erhitzen und darin den Grieß unter Rühren
anrösten. Currypulver und Gemüsebrühe dazugeben. Das Gemüse-
püree untermischen und bei schwacher Hitze unter ständigem Rühren
2 bis 3 Minuten köcheln lassen – Vorsicht, es blubbert.

3 Sahne in die Suppe einrühren. Mit Piment und Pfeffer würzen.
Petersilie waschen, trockenschütteln, fein hacken und zur Suppe geben.
Falls die Suppe zu dickflüssig ist, mit etwas heißem Wasser verdünnen.

Diese Suppe ist ein sanfter Gaumenschmeichler aus der Rasayana-
Küche. Sie wird sehr gerne für Kinder, Schwangere, gestresste und
ältere Menschen gekocht. Mit ihren süßlichen, cremigen und aromatischen Eigenschaften nährt und beruhigt sie alle Sinne und Bedürfnisse.
Weniger gehaltvoll wird die Suppe, wenn man die süße Sahne gegen
Reismilch oder Sojamilch ersetzt und statt dem weichen Weizengrieß
den leichteren und trockeneren Maisgrieß verwendet. Mit dem Maisgrieß muss die Suppe jedoch noch einige Minuten länger köcheln.

Für die schnelle Küche kann man auch mal auf eine gekörnte Fertig-
brühe aus dem Glas zurückgreifen und das Gemüse schnell mit einer
Küchenmaschine hobeln.

Für 4 Personen

1 Stange Porree
1 Fenchel
1 Süßkartoffel oder Pastinake
1 Scheibe frischer Ingwer
½ TL Salz
1 EL Ghee (s. Seite 236)
5 EL Weizengrieß
½ TL milde Currymischung
(s. Seite 238)
2 TL Gemüsebrühe, gekörnt
100 g süße Sahne
1 Messerspitze Piment
schwarzer Pfeffer aus der Mühle
frische Blattpetersilie

Zubereitungszeit 20 Minuten

Möhren-Kokos-Suppe

Für 4 Personen

500 g Möhren
¼ Sellerieknolle
1 Kartoffel
1 kleine Stange Porree
1 Apfel (Sorte Boskop)
1 Stängel Zitronengras
2 EL Ghee (s. Seite 236)
1 TL klassische Currymischung
(siehe Seite 238)
1 kleine Dose Kokosmilch
½ TL Salz
¼ TL Pfeffer
frische Petersilie oder
Koriandergrün

Zubereitungszeit 30 Minuten

1 Gemüse waschen. Möhren, Sellerie und Kartoffel schälen, Porree putzen und alles in kleine Stücke schneiden. Apfel waschen, schälen, Kerngehäuse entfernen und das Fruchtfleisch klein schneiden. Zitronengras längs vierteln. Jedes Viertel in der Mitte mit einem Knoten zusammenhalten.

2 Ghee in einem Topf erhitzen und darin den Porree kurz andünsten. Currypulver einrühren, das Zitronengras einlegen und das restliche Gemüse dazugeben. Alles zusammen einige Minuten andünsten lassen.

3 Mit der Kokosmilch und ca. 300 Milliliter Wasser ablöschen, dass das Gemüse gut bedeckt ist. Etwa 20 Minuten kochen lassen.

4 Das Zitronengras herausnehmen. Die Suppe nach Wunsch so weit pürieren, wie man sie fein sämig oder grob stückig mag.

5 Mit Salz und Pfeffer würzen und mit frischen Kräutern garnieren.

Diese Suppe ist besonders nahrhaft: Mit Wurzelgemüse und Kokosmilch können wir die erschöpften Kräfte und Gewebe sehr gut aufbauen. Wer einen weniger starken Substanzgewinn hervorrufen möchte, der sollte das Ghee und die Kokosmilch auf ein Viertel reduzieren und die fehlende Flüssigkeit durch Ingwerwasser (s. Seite 206) ersetzen.

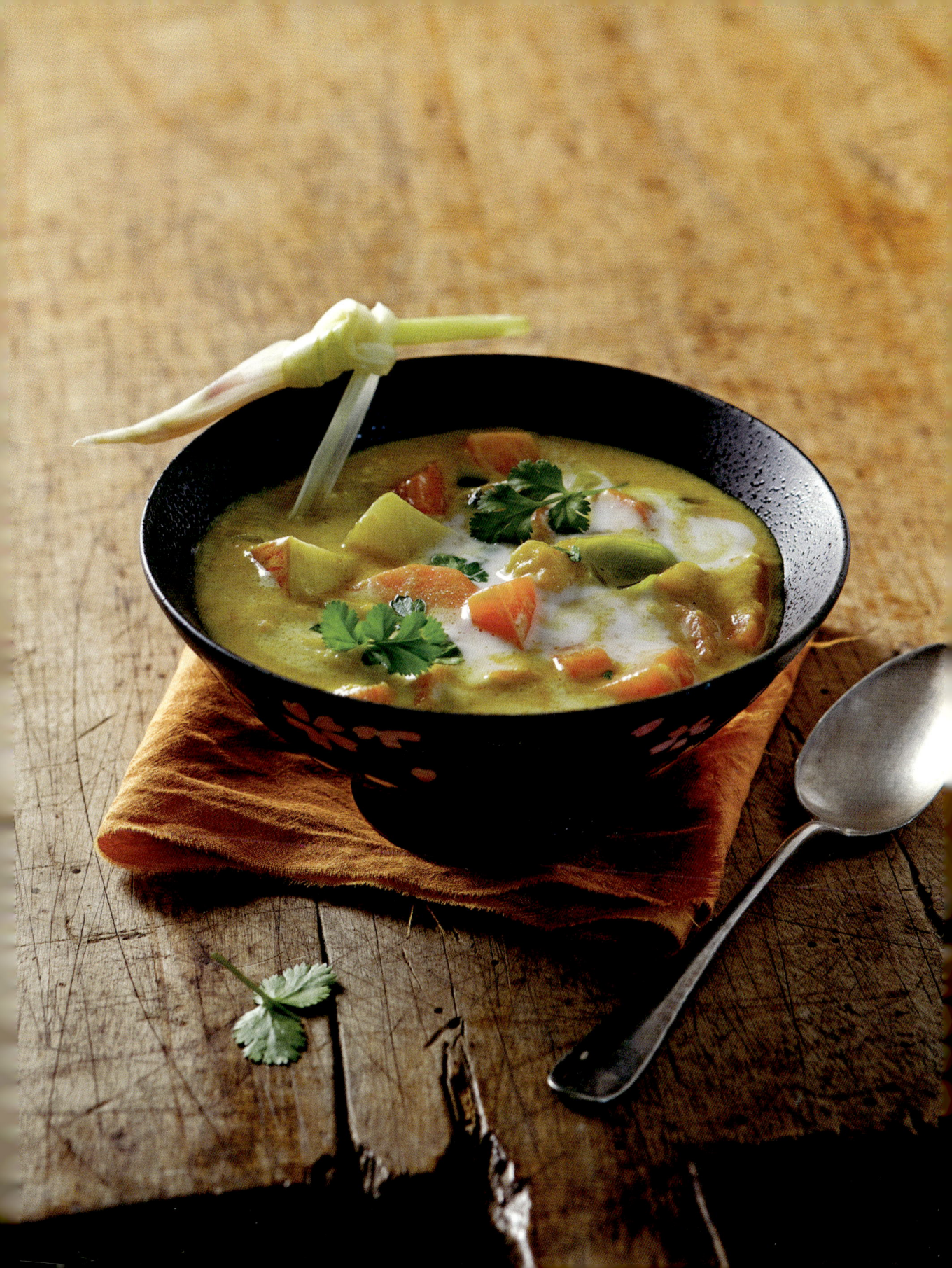

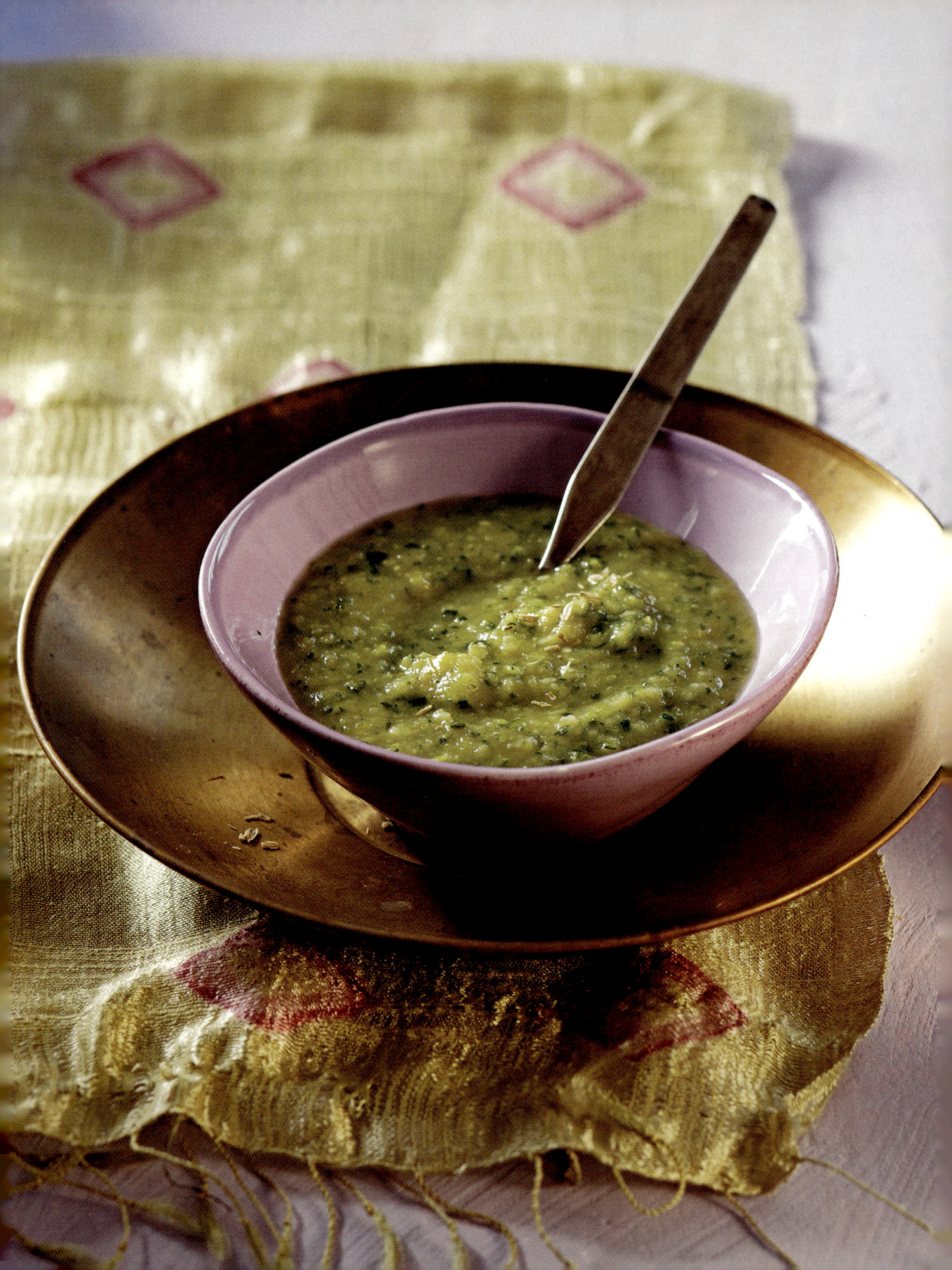

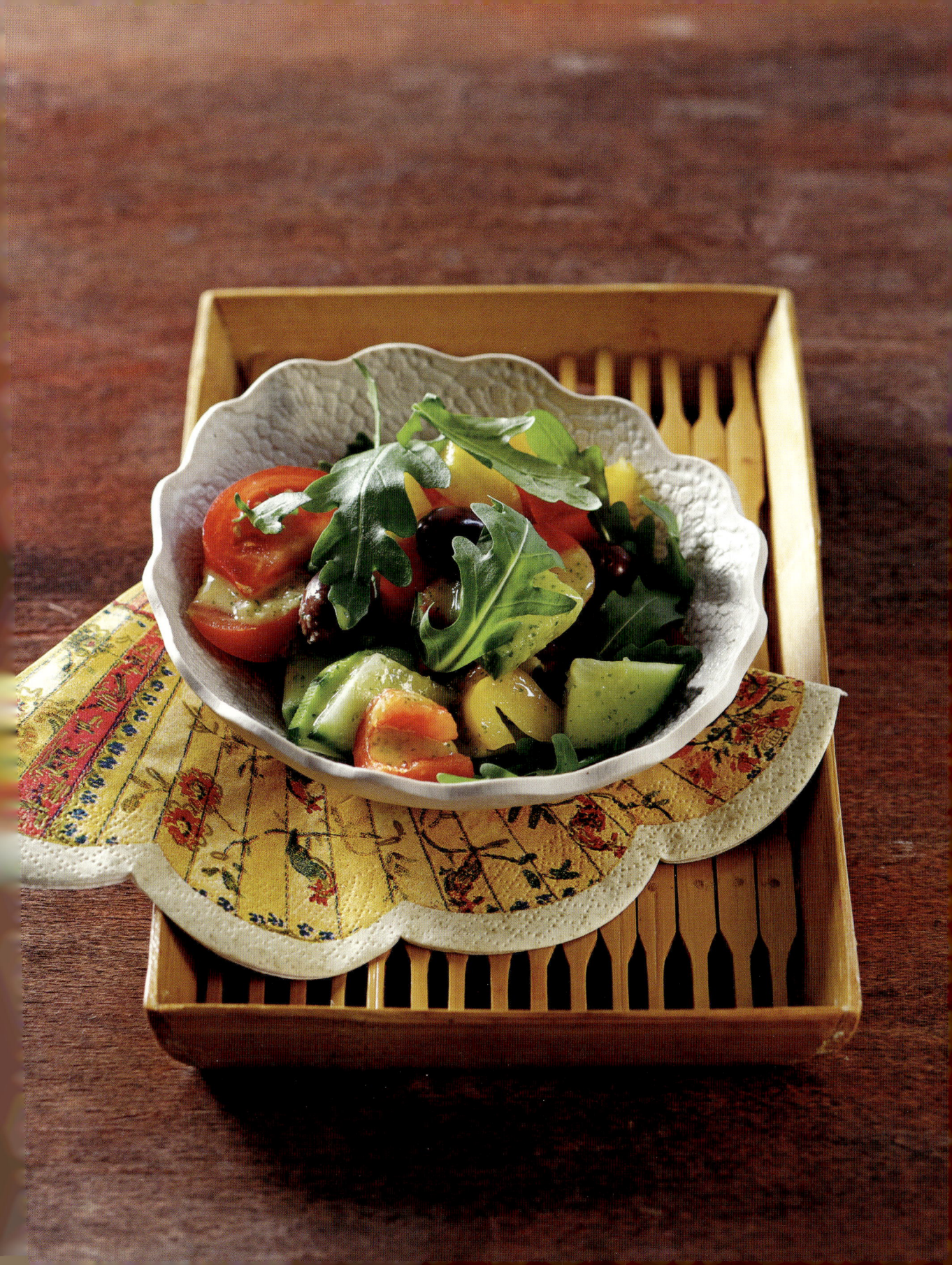

Soja-Rucola-Paste auf Chapatis

Für ca. 300 g

200 g Tofu
100 ml Sojamilch
1 TL Vollrohrzucker
¼ TL Salz
1 EL Sojasauce
2 EL frisch gehackte Rucola
1 TL frisch gehackte Salbeiblätter
½ TL grüner Pfeffer
1 EL Olivenöl

Zubereitungszeit 10 Minuten

1 Tofu mit Sojamilch, Zucker, Salz und Sojasauce gut durchmischen und pürieren.

2 Rucola, Salbei, Pfefferkörner und Olivenöl unter die Paste rühren.

Vegetarische Brotaufstriche sind eine wertvolle Alternative zu Käse oder Wurst, die in der ayurvedischen Ernährung meist fehlen. Brotaufstriche kann man auf der Basis von Dalgerichten, Butter, Nüssen, Gemüse oder Kräutern herstellen. Sie sind 2 bis 3 Tage im Kühlschrank haltbar und versorgen uns mit wertvollen Inhaltsstoffen und allen Geschmacksrichtungen. Auf einem vollwertigen Brot oder Pitta-Brot (in Naturkostläden erhältlich) und zusammen mit einer Suppe oder einem Salat machen Brotaufstriche auch die »schnelle Küche« zu einer hochwertigen Ayurveda-Mahlzeit – ideal nicht nur für Berufstätige, Schüler und Singles.

Tipp Wenn Sie viel Zeit haben, dann backen Sie doch einfach selbst frische **Chapatis** dazu!

Für den ungesäuerten Chapati-Teig 250 Gramm Weizenmehl, ca. 100 Milliliter Wasser und 1 Esslöffel Ghee mischen und zu einem geschmeidigen Teig verkneten. Daraus kleine Bällchen formen und diese zu dünnen Fladen von 10 bis 15 Zentimeter Durchmesser ausrollen. Chapatis direkt auf einer heißen Herdplatte oder in einer speziellen Chapati-Pfanne backen. Ein gutes Chapati erkennen Sie daran, dass es aufgeht und große Luftblasen bekommt. Probieren Sie es einfach einmal aus. Es lohnt sich!

Ananasaufstrich

1 Ananas schälen und klein schneiden.

2 In einer Pfanne Ghee erhitzen und darin Sonnenblumenkerne und Fenchelsamen anrösten. Ananasstücke zufügen und 5 Minuten schmoren lassen. Abkühlen lassen.

3 Den Pfanneninhalt in einen Mixer geben und fein pürieren.

4 Senf, Gewürze und Sojasahne untermischen, so dass eine streichfähige Masse entsteht.

Dieser Aufstrich schmeckt unwiderstehlich fruchtig!

Für ca. 350 g

½ kleine Ananas
2 TL Ghee (s. Seite 236)
50 g Sonnenblumenkerne
½ TL Fenchelsamen
1 TL Senf
1 TL milde Currymischung
(s. Seite 238)
½ TL Salz
¼ TL Pfeffer
2–3 EL Sojasahne

Zubereitungszeit 15 Minuten

Gurkenaufstrich

1 Salatgurke waschen, schälen, entkernen und quer in Scheiben schneiden. Etwas Salz darüber geben und kurz ziehen lassen.

2 Gurkenscheiben mit den Händen ausdrücken. Panier in Stücke schneiden. Dill waschen, trockenschütteln und grob hacken.

3 Gurke, Panier und Dill in einen Mixer geben und fein pürieren. Mit Salz, Pippali und Zitronensaft würzen.

Panier und Pippali haben ein süßes Vipaka, gleichen die Doshas aus und bauen die Gewebe auf. Alternativ kann der Aufstrich auch mit Quark und weißem Pfeffer zubereitet werden.

Für ca. 500 g

½ Salatgurke
¼ TL Salz
200 g Panier (s. Seite 262)
1 Bund Dill
1 Messerspitze Pippali
2 TL Zitronensaft

Zubereitungszeit 15 Minuten

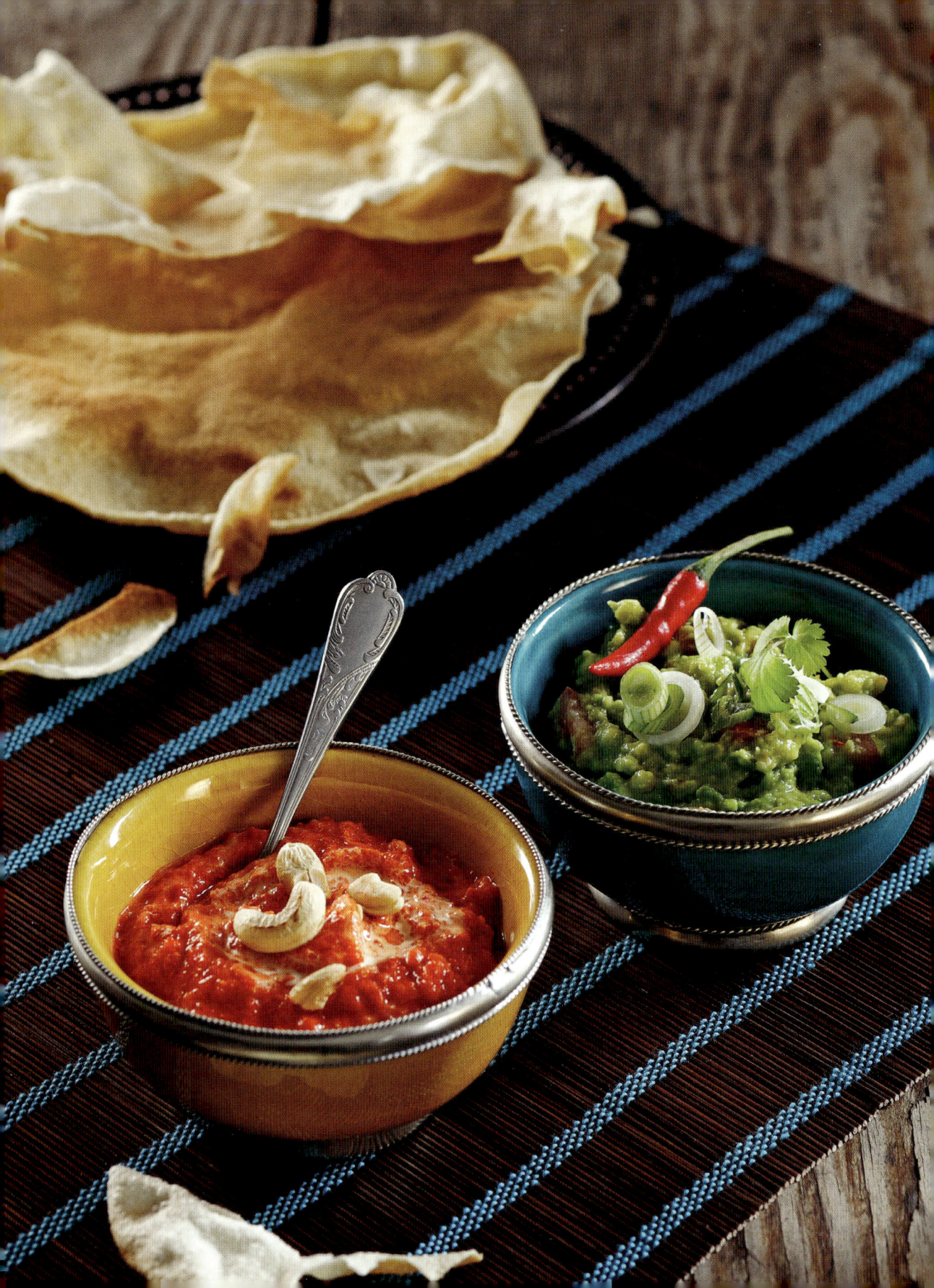

Avocadoaufstrich

1 Avocados halbieren, die Kerne entfernen und das Fruchtfleisch mit einem Löffel aus der Schale heben. In eine kleine Schüssel geben, Zitronensaft zugießen und das Fruchtfleisch mit einer Gabel zerdrücken.

2 Tomate, Frühlingszwiebel, Chilischote und Koriandergrün waschen, putzen und fein schneiden. Pistazien nach Bedarf schälen und ganz fein schneiden (oder im Mixer hacken).

3 Alle Zutaten mischen und einige Minuten durchziehen lassen.

Legt man die Kerne der Avocados bis zum Verzehr in die fertige Zubereitung, verhindert man, dass sich das Fruchtfleisch dunkel färbt.

Für ca. 350 g

2 reife Avocados
1 TL Zitronensaft
1 kleine Tomate
1 Frühlingszwiebel
½ grüne Chilischote
2 EL Koriandergrün
1 EL Pistazien
1 TL Olivenöl
1 EL Joghurt
1 Messerspitze Salz

Zubereitungszeit 10 Minuten

Paprika-Cashew-Dip

1 Paprikaschote waschen, putzen und in Würfel schneiden.

2 In einer Pfanne Öl erwärmen und darin die Cashewnüsse und die Kreuzkümmelsamen leicht anbraten. Paprikastücke und Thymian zufügen und 5 Minuten mitschmoren lassen. Abkühlen lassen.

3 Den Pfanneninhalt in einen Mixer geben, Senf und Paprikapulver dazugeben und alles fein pürieren. Mit Salz und etwas Sahne zu einem cremigen Dip verfeinern.

Möchten Sie diesem Dip noch etwas Schärfe verleihen, so können Sie auch noch eine frische Chilischote putzen, klein schneiden und untermischen.

Für ca. 200 g

150 g rote Paprikaschote
2 EL Olivenöl
40 g Cashewnüsse
½ TL Kreuzkümmelsamen
1 TL Thymian
2 TL Senf
1 TL Paprikapulver, edelsüß
1 TL Salz
2 EL Sahne

Zubereitungszeit 20 Minuten

Mangochutney

Für ca. 10 Portionen

2 Mangos
1 Chilischote
1 Scheibe frischer Ingwer
1 TL Ghee (s. Seite 236)
3 Pimentkörner
2 Nelken
¼ TL Garam Masala
(s. Seite 237)
¼ TL Salz
1 TL Honig
1 EL frisch gehacktes
Koriandergrün

Zubereitungszeit 10 Minuten

1 Mangos waschen, schälen, das Fruchtfleisch vom Kern lösen und in Würfel schneiden. Chilischote waschen und putzen, Ingwer schälen und beides fein hacken.

2 Ghee in einem Topf erhitzen und darin Pimentkörner und Nelken kurz anrösten. Mangofruchtfleisch, Chili und Ingwer dazugeben und 3 bis 4 Minuten köcheln lassen.

3 Den Topf von der Kochstelle nehmen und das Chutney mit Garam Masala, Salz, Honig und Koriandergrün würzen.

Ein Chutney ist das i-Tüpfelchen in jedem ayurvedischen Menü. Mit seiner fruchtigen Konsistenz und seinem ausgewogenen Geschmack befriedigt es alle Sinne und macht die Speisen besser bekömmlich. In der ayurvedischen Küche werden Chutneys meist aus Früchten, aber auch aus Kräutern, Nüssen und Gemüse zubereitet. Sie werten jedes Essen auf.

Chutneys vereinen immer alle sechs Geschmacksrichtungen in sich, akzentuieren aber meist eine oder zwei ausgewählte Rasa. Dies können wir auch individuell steuern, indem wir die Menge an Chili, Salz oder Zucker so abstimmen, dass sie eine perfekte Ergänzung für die anderen Menüzutaten bieten. So ergänzt dieses süß-saure Mangochutney wunderbar eine schöne Rohkostplatte mit vielen bitteren Blattsalaten.

Chutneys sind schnell zubereitet und lassen sich gut ein paar Tage im Kühlschrank aufbewahren.

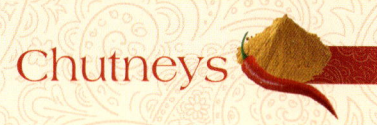

Minz-Koriander-Chutney

1 Chilischote waschen, putzen und grob hacken. Zwiebel abziehen, Ingwer schälen und beides nur grob schneiden.

2 Minze und Koriandergrün waschen und abtropfen lassen. Mit Blatt und Stiel in einen Mixer geben. Chili, Zwiebel und Ingwer in den Mixer geben. Zitronensaft zugießen und alles kräftig durchmixen. Kreuzkümmel, Zucker und Salz zufügen und kurz mitmixen.

3 Joghurt unter die Kräutermasse rühren. Chutney ½ Stunde kühlen.

Dieses Chutney passt zu gefüllten Blätterteigtaschen, Gemüsepuffern und Channa-Bratlingen. Ohne Koriander und Chili, aber mit mehr Minze/Basilikum und 200 Gramm Joghurt, schmeckt es auch Kindern.

Für ca. 8 Portionen

1 grüne Chilischote
½ rote Zwiebel
1 Scheibe frischer Ingwer
1 Bund frische Minze
½ Bund Koriandergrün
2 EL Zitronensaft
¼ TL Kreuzkümmel (Cumin)
1 EL brauner Rohrzucker
½ TL Salz
100 g griechischer Joghurt

Zubereitungszeit 10 Minuten plus Kühlzeit

Basilikum-Möhren-Chutney

1 Möhren schälen, grob raspeln und in etwas Wasser weich dünsten. Tomate waschen, putzen und würfeln. Knoblauch abziehen und fein hacken.

2 Öl schwach erhitzen und darin den Knoblauch anbraten. Tomate und Curry zufügen, salzen und 2 bis 3 Minuten köcheln lassen. Möhrenraspel dazugeben und 5 Minuten mitkochen lassen. Abkühlen lassen.

3 Basilikum waschen, ganz fein hacken und unter die Möhren-Tomaten-Masse geben. Joghurt unterrühren und mit Chili, Pfeffer, Kardamom und Ahornsirup verfeinern.

Für ca. 10 Portionen

2 Möhren, 1 Tomate
1 Knoblauchzehe
2 EL Olivenöl
je ½ TL Currypulver und Salz
1 großer Bund Basilikum
50 g Joghurt
1 Messerspitze Chilipulver
½ TL Pfeffer
1 Messerspitze Kardamom
1 EL Ahornsirup

Zubereitungszeit 15 Minuten

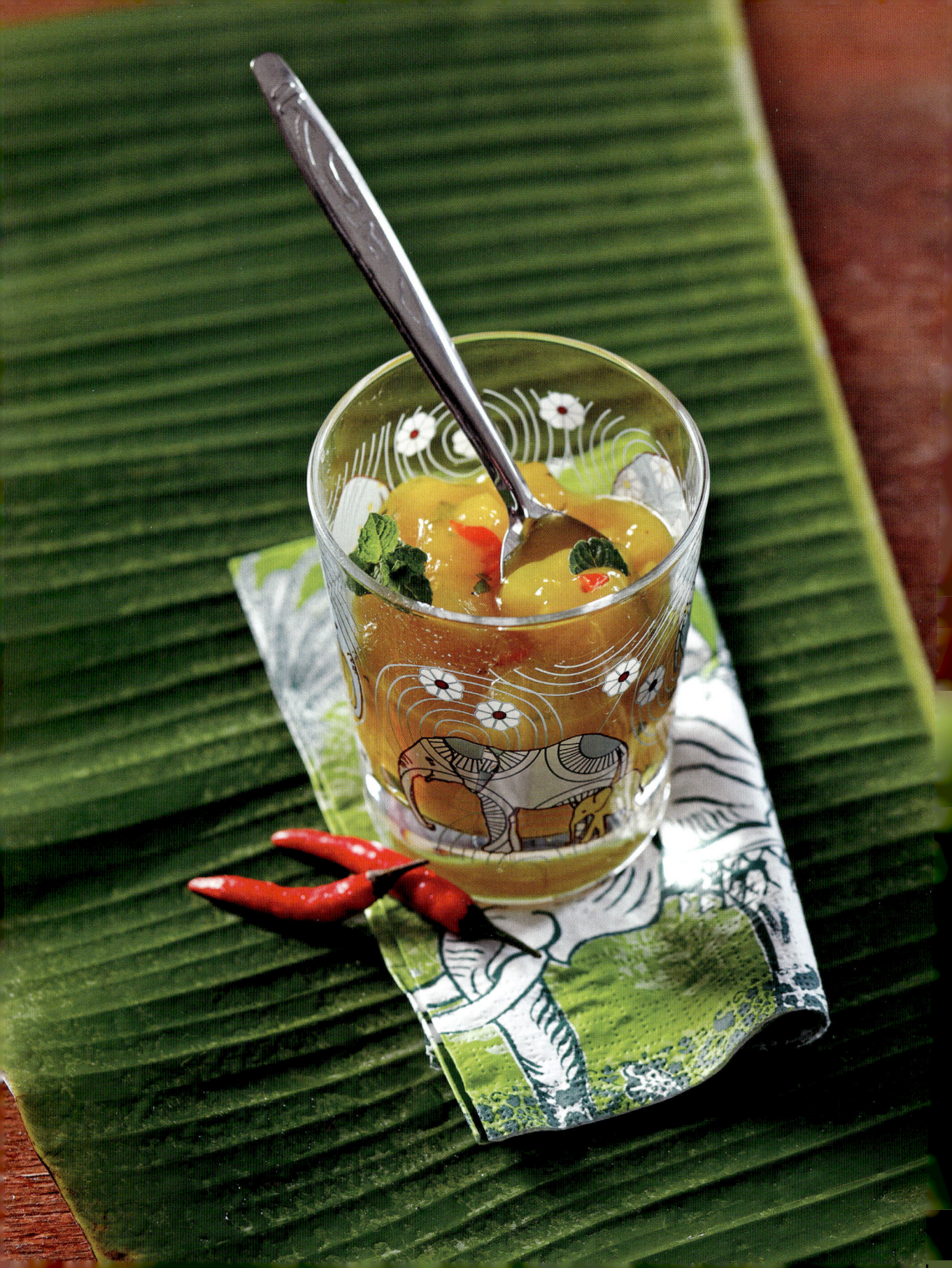

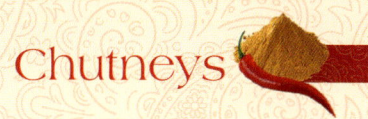

Grundrezept
Sechs-Rasa-Chutney

1 Früchte waschen, nach Bedarf schälen und klein schneiden. Chilischote putzen und fein hacken.

2 Ghee in einem kleinen Topf erhitzen und darin Chilistücke, Kurkuma und Ingwer ganz kurz anrösten. Früchte dazugeben und untermengen. Salz, Zucker, Zitronensaft/Essig und etwas Wasser (oder Fruchtsaft) darüber geben und zum Kochen bringen. Die Früchte so lange köcheln lassen, bis sie weich sind und ihre Struktur verlieren.

3 Kräuter fein hacken und unter das Mus mischen. Nach Bedarf nachwürzen, um die gewünschte Geschmacksrichtung zu erhalten.

Ein Chutney sollte alle sechs Geschmacksrichtungen enthalten:
Süß süße Früchte, Wurzelgemüse, Süßmittel, Sahne, süßen Fruchtsaft, Honig (diesen aber nicht mitkochen, sondern erst am Ende zufügen)
Sauer saure Früchte, Tomaten, Zitronensaft, Essig, Joghurt, Tamarinde
Salzig Steinsalz, Meersalz, Kräutersalz
Scharf Chili, Pfeffer, Ingwer, Meerrettich
Bitter und herb frische Kräuter, herbe Gewürze (Kurkuma, Bockshornklee)

Feine Chutneyvariationen – das passt gut zusammen:

❂ Apfel, Rosmarin, Rosinen, Ingwer, Chili, Essig, Salz , Akazienhonig

❂ Quitte, Apfel, Ingwer, Pippali, Zucker, Salz, Apfelessig, Koriandergrün

❂ Aprikose, Zitronensaft, Ingwer, Salz, Thymian, Waldhonig

❂ Tomate, Basilikum, Ingwer, schwarzer Pfeffer, Ahornsirup, Salz, Essig

❂ Kürbis, Apfelessig, Vollrohrzucker, Ingwer, Chili, Salz, schwarzer Tee

❂ Minze, Joghurt, Vollrohrzucker, Chili, Zitrone, Salz

❂ Petersilie, Joghurt, Ahornsirup, Senf, Zitrone, Salz

Für ca. 8 Portionen

150 g Früchte (z. B. Mango, Birne, Apfel, Pflaume)
¼ TL Chilischote (scharf)
1 TL Ghee (s. Seite 236)
¼ TL Kurkuma, gemahlen (bitter/herb)
½ TL Ingwer, gemahlen
1 TL Salz (salzig)
1 EL Vollrohrzucker (süß)
1 EL Zitronensaft oder Essig (sauer)
30 ml Wasser oder Fruchtsaft
20 g frische Kräuter (Koriander, Minze, Petersilie, Basilikum)

Zubereitungszeit 10 Minuten

Wassermelonen-Chutney

Für ca. 10 Portionen

¼ große Wassermelone
1 Scheibe frischer Ingwer
1 TL Chilipulver
¼ TL Kurkuma, gemahlen
¼ TL Koriander, gemahlen
1 EL frische Minzeblätter
Salz
¼ TL Kreuzkümmelsamen
(Cumin)
¼ TL Fenchelsamen
1 EL Olivenöl
2 EL brauner Zucker
Saft von 1 Zitrone

Zubereitungszeit 15 Minuten

1 Wassermelone in 3 Zentimeter dicke Scheiben schneiden, schälen und die Kerne herauslösen. 100 Gramm Wassermelone in einen Mixer geben. Das restliche Fruchtfleisch in Würfel schneiden. Ingwer schälen und grob hacken.

2 Die Wassermelone im Mixer kurz pürieren. Mit Chilipulver, Kurkuma, Koriander, Ingwer, Minze und Salz würzen und nochmals kurz aufmixen.

3 Kreuzkümmel- und Fenchelsamen in einem Mörser grob zerreiben. Olivenöl in einem Topf erhitzen und darin die Samen anbraten. Nach wenigen Sekunden das Wassermelonenpüree zufügen. Die Hitze reduzieren und den Topfinhalt 5 Minuten sanft köcheln lassen. Zucker unterrühren.

4 Wassermelonenstücke und Zitronensaft dazugeben. Einmal aufkochen lassen und bei schwacher Hitze 3 bis 4 Minuten durchziehen lassen. Chutney vorsichtig umrühren, damit sich der Gewürzsud verteilt, ohne dass die Wassermelonenstücke ganz zerfallen.

Als kaltes und leichtes Nahrungsmittel reduziert die Wassermelone **Pitta**. Der Kochvorgang und die Gewürze regen Agni an und machen es auch für die anderen Doshas sehr wohlschmeckend und bekömmlich. Das Chutney passt sehr gut zu Couscous-Salat im Sommer oder Risotto zu jeder Jahreszeit.

Wer möchte, kann auch andere Gewürzmischungen ausprobieren:
Für Vata Ingwer, Ajwain und Kreuzkümmel,
für Pitta Fenchel, Koriander und frische Minze und
für Kapha Ingwer, Chili und Piment.

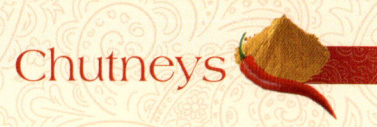

Dattelchutney

1 Datteln vierteln und in etwas Wasser mit ein paar Spritzern Zitronensaft einweichen.

2 Koriandersamen in einem Mörser grob zerreiben. Chilischote putzen, Ingwer schälen und beides fein hacken.

3 Ghee in einem Topf erhitzen und darin die Koriandersamen wenden. Chili und Ingwer zufügen und anbräunen. Die eingeweichten Datteln untermischen und etwa 3 Minuten köcheln lassen.

4 Koriandergrün waschen, trockenschütteln und fein hacken. Koriandergrün, Salz, Zimt- und Nelkenpulver zu dem Chutney geben. Mit Zitronensaft abschmecken.

Für ca. 12 Portionen

250 g getrocknete Datteln
Saft von 1 Zitrone
1 TL Koriandersamen
1 Chilischote
1 große Scheibe frischer Ingwer
2 TL Ghee (s. Seite 236)
frisches Koriandergrün
½ TL Salz
1 Messerspitze Zimt, gemahlen
1 Messerspitze Nelken, gemahlen

Zubereitungszeit 15 Minuten

Raita

1 Kartoffel nach Bedarf pellen und klein würfeln. Gurke waschen, schälen und auch klein würfeln. Beides mit dem Joghurt vermischen.

2 Die Zubereitung mit Kreuzkümmel, Kurkuma, Pfeffer und Salz würzen. 15 Minuten durchziehen lassen.

Raita ist ein mild gewürzter Joghurt mit Gemüse, der als Beilage zu Reis- und Gemüsegerichten gereicht wird. Raita wirkt neutralisierend, nährend, leicht kühlend und das Verdauungsfeuer ausgleichend. Die Gewürze erhöhen die Verdaulichkeit des Milcheiweißes, und die Körperkanäle (Srotas) bleiben durchlässig. Im Winter kann Raita mit fein geraspelter Möhre, Kreuzkümmel- und Fenchelsamen oder mit im Backofen vorgegarten Auberginenwürfeln zubereitet werden.

Für ca. 8 Portionen

1 gekochte Kartoffel
¼ Gemüsegurke
250 g Joghurt
1 TL Kreuzkümmel (Cumin), gemahlen
½ TL Kurkuma, gemahlen
¼ TL Pfeffer
¼ TL Salz

Zubereitungszeit 20 Minuten

Reispudding
mit Safran und Kardamom

Für 6 Personen

3 EL Basmatireis
1 TL Ghee (s. Seite 236)
1½ l Milch
4 EL Zucker
¼ TL Safran, in Fäden
½ TL Kardamom, gemahlen
¼ TL Mark von 1 Vanilleschote
2 EL Mandelstifte
2 EL Pistazien, gehackt

Zubereitungszeit
1½ Stunden

1   Reis 10 Minuten in Wasser einweichen und dann abgießen.

2   Ghee in einem Topf erhitzen und darin den Reis anschwitzen. Milch aufgießen und zum Kochen bringen. Ab und zu umrühren und bei schwacher Hitze in ca. 1 Stunde auf ein Drittel einkochen lassen.

3   Die Reismilch mit Zucker süßen und weitere 10 Minuten köcheln lassen.

4   Safranfäden in einem Mörser fein zerreiben. Den Reispudding mit Safranpulver, Kardamom und Vanille würzen.

5   Den Pudding warm oder kalt genießen. Vor dem Verzehr mit Mandelstiften und gehackten Pistazien bestreuen.

Dieses klassische Rezept aus der sattvischen Küche ist auch ein echtes Rasayana. Es erneuert die körperliche und mentale Kraft, schenkt Ruhe und Stabilität. Für **Vata**- und **Pitta**-Typen ist der Reispudding der ideale Ausgleich nach einer anstrengenden Tätigkeit. **Kapha** sollte nur wenig davon genießen und kann zur besseren Verträglichkeit noch etwas getrockneten Ingwer zufügen.

Durch das lange Kochen wird die Milch kompatibel mit anderen Speisen. Achten Sie jedoch darauf, dass Sie während dieser Mahlzeit keine Tomaten, sauren Früchte, Fisch oder Fleisch essen. Wenn statt Kuhmilch Reismilch verwendet wird, kann der Reispudding auch als diätetisches Panchakarma-Rezept in der Aufbauphase verwendet werden.

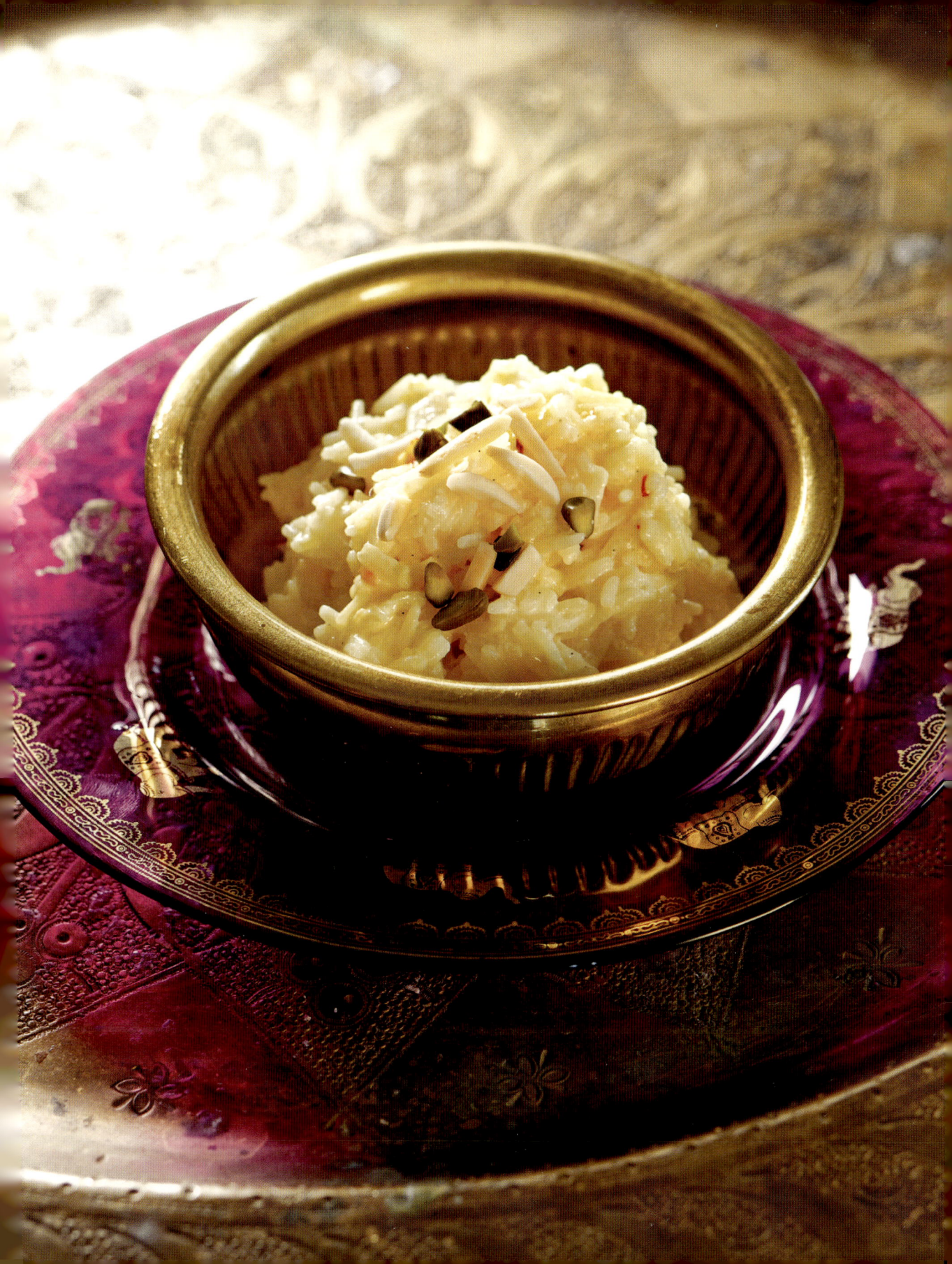

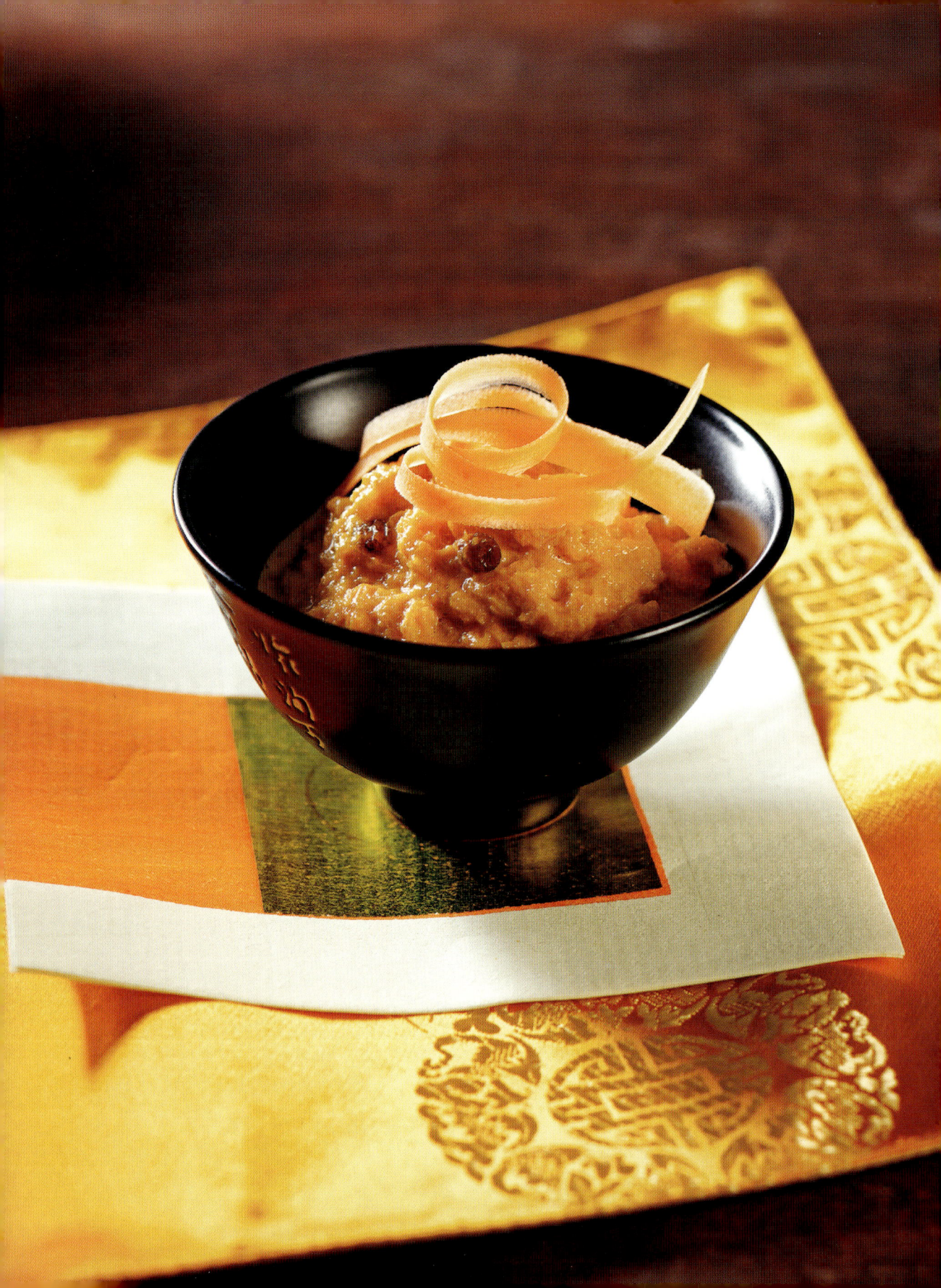

Möhrenhalva

1 Milch in einen großen Topf geben und einmal aufkochen. Die Hitzezufuhr reduzieren und die Milch bei schwacher Hitze unter häufigem Rühren 1 Stunde lang auf etwa die Hälfte einkochen lassen.

2 Inzwischen die Möhren waschen, schälen und fein raspeln.

3 Möhrenraspel in die reduzierte Milch einrühren. Erneut aufkochen und bei schwacher Hitze unter häufigem Rühren ca. 1 Stunde lang weiterköcheln lassen, bis die ganze Milch verkocht ist.

4 Zucker zufügen und unter Rühren auflösen. Das Halva unter Rühren weiter köcheln lassen, bis die Masse ganz trocken ist.

5 Ghee dazugeben und die Masse weitere 20 Minuten garen. Inzwischen die Rosinen 10 Minuten in Wasser einweichen. Kardamom und Rosinen unter die Süßspeise mischen. Warm servieren.

Möhrenhalva ist eine klassische indische Süßspeise. Die sattvische Süßigkeit wird häufig in Tempeln und zu festlichen Zeremonien gereicht. Ebenso ist sie als aphrodisierendes Rasayana sehr beliebt. Die vielen Rasayana-Zutaten sind sehr nahrhaft und stärkend, doch wir benötigen ein starkes Agni, um sie gut zu verdauen. **Kapha**-Typen sollten deshalb lieber nur sehr wenig davon essen.

Das Möhrenhalva kann variiert werden, indem wahlweise am Ende ca. 1 Esslöffel gehackte Mandeln, Cashewnüsse oder Pistazien untergerührt werden. Auch weitere Gewürzen können das Halva verfeinern: Je nach Geschmack noch etwas Anis, Zimt, Ingwerpulver oder Rosenwasser zusetzen.

Für 4–6 Personen

2 l Vollmilch
1 kg Möhren
200 g heller Vollrohrzucker
100 g Ghee (s. Seite 236)
1 EL Rosinen
1 TL Kardamom, gemahlen

Zubereitungszeit
2½ Stunden

Mangocreme mit Obstsalat

Für 4 Personen

150 g süße Sahne
100 g Quark
2 EL Joghurt
2 EL Reismehl
1 TL Kardamom, gemahlen
¼ TL Zimt, gemahlen
2 TL Vanillezucker
200 g püriertes Mangomark
(Bioladen)
1 Mango
frische Kerne von ½ Granatapfel
2 EL Ahornsirup
1 EL Pistazienkerne, gehackt

Zubereitungszeit 10 Minuten

1 Sahne, Quark und Joghurt mit den Quirlen eines Handrührgerätes cremig verrühren. Reismehl, Kardamom, Zimt, Vanillezucker und Mangopüree zufügen und unterrühren. Die Creme kühl stellen.

2 Mango schälen, das Fruchtfleisch vom Kern lösen und würfeln. Granatapfelkerne aus der Schale lösen. Beides miteinander vermischen und mit Ahornsirup süßen. Mit der Mangocreme auf Dessertteller anrichten und mit Pistazien dekorieren.

Mango und Granatapfel sind die einzigen Früchte, die aufgrund ihrer speziellen Eigenschaften auch ungekocht mit anderen Speisen kombiniert werden können. So passt dieser einfache Nachtisch zu allen Gemüse- und Getreidegerichten, aber auch zu Hülsenfrüchten und sogar zu Geflügel.

Laut Ayurveda sollte jedes vollständige Mittagessen von einem kleinen Dessert abgerundet werden. Der süße Geschmack harmonisiert das **Pitta**-Dosha, und ist somit besonders wohltuend, wenn die Sonne am Zenit des Himmels steht. Für Menschen mit einem ausgeprägten **Pitta**-Dosha ist es ratsam, den süßen Nachtisch vor dem Hauptmenü zu essen, während **Kapha**-Menschen ganz auf ihn verzichten dürfen.

Die meisten ayurvedischen Desserts sind Rasayanas, süße Verführungen, die Leib und Seele stärken. Mit hochwertigen Inhaltsstoffen wie Nüsse, Samen, Milch, Ghee, Weizen und Trockenfrüchte wirken sie wie Nährstoffkonzentrate, die Ojas aufbauen und alle Sinne befriedigen. Leicht verdaulich sind diese »Energiebomben« nicht, deshalb benötigen wir nur eine kleine Portion, um den vollen Genuss zu erfahren.

Kokospudding

1 Butter in einem schweren Kochtopf schmelzen lassen. Kokospaste, Palmzucker und Kokosmilch zufügen und unter Rühren erhitzen.

2 Milch, Reismehl und Gewürze zufügen und alles zusammen unter ständigem Rühren aufkochen. Mit etwas Rosenwasser würzen.

3 Den Pudding in Portionsschälchen umfüllen und kalt stellen. Zum Servieren mit gehackten Pistazien garnieren.

Im Normalfall reicht ein Dessert in der Größe einer Eiskugel aus, um als vitalreiche Süßigkeit die erschöpften Kräfte von Körper und Geist zu erneuern.

Für 4 Personen

1 EL Butter

100 g Kokospaste oder einge-weichte Kokosflocken

50 g Palmzucker

150 ml Kokosmilch

300 ml Milch

4 EL Reismehl

Mark von 1 Vanilleschote

1 TL Kardamom

½ TL Lebkuchengewürz

1 Messerspitze Muskatnuss

1 EL Rosenwasser

1 EL gehackte Pistazien

Zubereitungszeit 15 Minuten

Mokkacreme

1 In einem Topf Kaffee, Sahne und Zucker vermischen und zum Kochen bringen. Gewürze dazugeben und unterrühren. Orangenschale fein raspeln und unterrühren.

2 Maisstärke mit wenig Wasser glatt rühren und in die Crememasse einrühren. Unter ständigem Rühren 2 bis 3 Minuten köcheln lassen, bis die Creme angenehm angedickt ist.

3 Die warme Masse in Dessertschälchen abfüllen und abkühlen lassen. Zum Servieren mit etwas geschlagener Sahne garnieren.

Für 6 Personen

250 ml Kaffee oder Getreidekaffee

250 g Sahne

50 g Rohrzucker

½ TL Zimt

½ TL Kardamom

1 TL Ingwer, gemahlen

Schale von ½ unbehandelter Orange

4 EL Maisstärke

Zubereitungszeit 15 Minuten

Kürbiskuchen (Foto)

Für 1 Backblech

300 g Kürbisfruchtfleisch
1 Tasse Walnüsse
5 Tassen Dinkelmehl
2 TL Weinsteinbackpulver
2 Tassen Rohrzucker
1 TL Zimt, gemahlen
½ TL geriebene Muskatnuss
1 TL Piment, gemahlen
1 TL Kardamom, gemahlen
½ TL Nelken, gemahlen
2 Tassen Joghurt

Zubereitungszeit 75 Minuten

1 Kürbisfruchtfleisch fein raspeln. Die Walnüsse grob hacken.

2 Mehl, Backpulver, Zucker und alle Gewürze miteinander vermischen. Joghurt und etwa 2/3 Tasse Wasser unterrühren. Kürbisraspel und Walnüsse zugeben und alles zu einem Teig miteinander verkneten.

3 Den Backofen vorheizen auf 170 °C (Umluft 150 °C, Gas Stufe 2). Ein Backblech mit Ghee fetten und den Teig darauf verstreichen. Den Kuchen etwa 1 Stunde backen.

Tipp Statt Kürbis Möhren oder Zucchini als Teigzutat wählen.

Im Ayurveda werden die Kuchen grundsätzlich ohne Ei gebacken und berücksichtigen dabei die richtige Kombination aller Inhaltsstoffe.

Nusskuchen

Für 1 Backblech

je 100 g Haselnüsse, Cashewnüsse und Mandeln
Ghee, 250 g Butter, 200 g Zucker
250 g Dinkel- oder Weizenmehl
50 g Maisstärke
50 g Kakaopulver
1 Päckchen Backpulver
½ TL Zimt, gemahlen
100 ml Apfelsaft
1 EL Rosenwasser

Zubereitungszeit 65 Minuten

1 Nüsse und Mandeln mit dem Mixer einer Küchenmaschine fein vermahlen. Den Backofen auf 170 °C (Umluft 150 °C, Gas Stufe 2) vorheizen. Eine Springform mit Ghee einfetten.

2 Butter und Zucker in eine Schüssel geben und schaumig rühren. Mehl, Stärke, Kakao, Backpulver und Zimt miteinander mischen und zusammen mit dem Apfelsaft unter die Butter-Zucker-Masse rühren. Die Nüsse und Mandeln unter den Teig ziehen. Zum Schluss das Rosenwasser zusetzen.

3 Den Teig in die Springform füllen und den Kuchen im heißen Backofen etwa 1 Stunde backen.

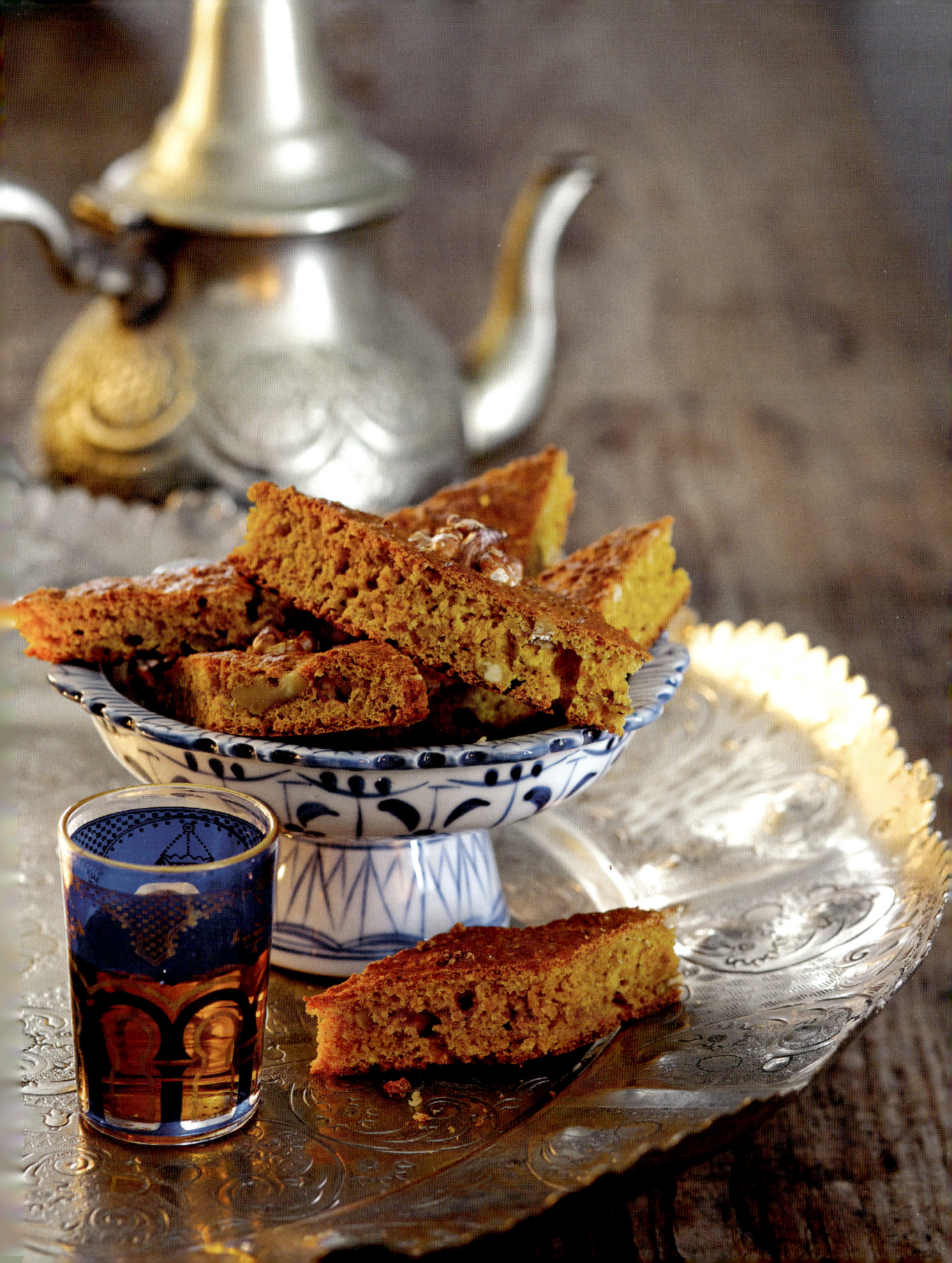

Rezeptregister

Sachregister

Sachregister

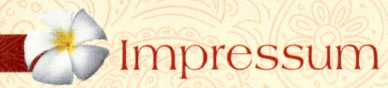
Über dieses Buch

Impressum

Hinweis

Die Ratschläge/Informationen in diesem Buch sind von Autorin und Verlag sorgfältig erwogen und geprüft. Dennoch kann eine Garantie nicht übernommen werden. Eine Haftung der Autorin bzw. des Verlags und seiner Beauftragten für Personen-, Sach- und Vermögensschäden ist ausgeschlossen.

Bildnachweis

Foodfotografie und Covermotive Currypulver und Chilischote: Fotos mit Geschmack: Ulrike Schmid & Sabine Mader (www.fotos-mitgeschmack.de)
Mit Ausnahme von: iStockphoto: 17 (Stefano Lunardi), 29 (Tomas Bercic), 49 (Manley099), 50 (Wilson Valentin), 107 (Vika Valter), 143 li. (Anatoli Styf), 143 re. (Bartosz Hadyniak), 159 li. (Jim Jurica), 165 (Kelly Cline), 168 (Bill Noll), 172 (Olga Miltsova), 175 (Aylinstock), 178 (Will Selarep), 183 (Paul Johnson), 187 li. (Peter Garbet), 188 li. (Joshua Resnick), 191 o. (Tatyana Nyshko), 198 re. (travellinglight), 212 li. (Amanda Rohde), 214 li. (Jamiel), 214 re. (Yula Zubritsky), 232 re. (Janet Layher); Panthermedia: 97 (Steffen Lohse-Koch), 101 (Daniel Schoenen); RF: 22 (Plainpicture/Fancy), 38 li. (Gettyimages/Philip Lee Harvey), 47 (Stockbyte); Rosenberg gGmbH - Europäische Akademie für Ayurveda: 135; Shutterstock: 12, 73 re. (Rafal Cichawa), 15 (Auremar), 35, 75 (Phil Date), 37 (Hannes Eichinger), 38 re. (holbox), 43 (Yco), 53 li. (javi_indy), 53 re. (Patrizia Tilly), 54 (Juha Sompinmäki), 57, 230 (Yuri Arcurs), 58 (Johan Larson), 70 (Ximagination), 73 li. (Anyamay), 80 (Sean Nel), 89 (Galyna Andrushko), 95, 140 (Eva Gruendemann), 98 (Lilyana Vynogradova), 109 (hart photography), 126 (matka Wariatka), 147 (Monticello), 149 (Niderlander), 157 (Elena Ray), 159 re. (Morgan Lane Photography), 162 (Daniel J. Heinlin), 171, 205 re. (Elena Schweitzer), 187 re. (Oliver Hoffmann), 188 re. (matin), 191 u. (Dallas Events Inc.), 193 li. (Patty Orly), 193 re. (R-photos), 194 (Steve Estvanik), 197 li. (Nadezhda V. Kulagina), 198 li. (highviews), 201 (Faraways), 203 (Monkey Business), 205 li. (Vladimir Melnik), 206 li. (Subbotina Anna), 206 re. (Kailash K. Soni), 209 li. (Karel Gallas), 209 re. (Silvia Bogdanski), 211 (Gravicapa), 212 re. (Bernd Jürgens), 227 (Matka Wariatka); Südwest Verlag, München: Covermotiv - Blüte, 2, 4 (Blüte), 7, 111, 115, 137, 197 re., 217, 219, 232 li. (Michael Holz), 61 (Jan-Dirk Hansen)

Vita Autorin

Kerstin Rosenberg ist international bekannt als Spezialistin, Dozentin und Autorin für Ayurveda-Ernährung, -Therapie und -Psychologie. Sie verfügt über eine mehr als 20-jährige Praxiserfahrung und bildet seit 1996 Interessierte zu Ayurveda-Therapeuten und -Beratern in Deutschland, Österreich und der Schweiz aus. Die Mutter von drei Kindern ist Gesellschafterin und Geschäftsführerin der Europäischen Akademie für Ayurveda, die sie gemeinsam mit ihrem Mann leitet. Zudem ist sie Fachbereichs- und Ausbildungsleiterin der Europäischen Akademie für Ayurveda sowie Gründungs- und Vorstandsmitglied des VEAT – Verband Europäischer Ayurveda-Therapeuten. Ihre hervorragende kreative Ayurveda-Küche, die indische und europäische Elemente vereint, genießt unter Kennern großes Ansehen.

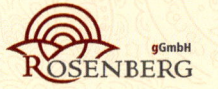

Die Europäische Akademie für Ayurveda bietet ein einzigartiges Angebot rund um Ayurveda, Yoga und die verwandten vedischen Wissenschaften an. Internationale Ayurveda-Ärzte und -Dozenten, langjährige Erfahrung, Fachwissen und hohe Qualität zeichnen die renommierte Ausbildungsstätte aus.

Europäische Akademie für Ayurveda Deutschland
Forsthausstr. 6; 63633 Birstein
Tel ++49-(0)6054-9131-0
info@ayurveda-akademie.org
www.ayurveda-akademie.org

Redaktionsleitung Susanne Kirstein
Redaktion Dr. Ute Paul-Prößler
Bildredaktion/Leitung der Fotoproduktion Tanja Nerger
Umschlaggestaltung v*büro – Jan-Dirk Hansen, München
Layout, DTP, Gesamtproducing
v*büro – Jan-Dirk Hansen, München
Korrektorat Susanne Langer
Litho Artilitho snc, Lavis (Trento)
Druck und Verarbeitung Neografia, Martin
Printed in Slovakia

Das für diesen Titel verwendete FSC®-zertifizierte Papier *Profisilk* wurde produziert von Sappi Alfeld.

ISBN 978-3-517-08696-5
817 2635 4453 6271